桡动脉入路神经介入诊疗技巧与图解

梁军利　罗杰峰　主编

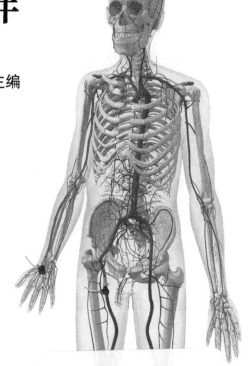

🦡 广西科学技术出版社

·南宁·

图书在版编目（CIP）数据

桡动脉入路神经介入诊疗技巧与图解 / 梁军利，罗
杰峰主编.—南宁：广西科学技术出版社，2023.10（2024.1重印）

ISBN 978-7-5551-2048-3

Ⅰ.①桡… Ⅱ.①梁… ②罗… Ⅲ.①脑血管造影②
脑血管疾病—介入性治疗 Ⅳ.①R816.2②R743.5

中国国家版本馆CIP数据核字（2023）第195261号

桡动脉入路神经介入诊疗技巧与图解

RAODONGMAI RULU SHENJING JIERU ZHENLIAO JIQIAO YU TUJIE

梁军利　罗杰峰　主编

策划组稿：黎　坚　　　　　　　　责任校对：冯　靖

责任编辑：黎　坚　　　　　　　　责任印制：韦文印

装帧设计：韦娇林

出 版 人：梁　志　　　　　　　　出版发行：广西科学技术出版社

社　　　址：广西南宁市东葛路66号　邮政编码：530023

网　　　址：http://www.gxkjs.com

印　　　刷：北京虎彩文化传播有限公司

开　　　本：787mm×1092mm　1/16

字　　　数：329千字　　　　　　　印　　　张：24

版　　　次：2023年10月第1版　　　印　　　次：2024年1月第2次印刷

书　　　号：ISBN 978-7-5551-2048-3

定　　　价：155.00元

编　委　会

序

　　根据人体血管解剖特点及导管设计的局限，经股动脉入路是目前脑血管介入诊疗的主流选择。由于患者髂动脉闭塞、股动脉闭塞、主动脉迂曲、Ⅲ型主动脉弓型，以及术后股动脉穿刺处的并发症（穿刺处血肿、腹膜后出血、假性动脉瘤、动脉瘘和静脉瘘等）等原因，寻找替代介入路径势在必行。在冠状动脉介入中，桡动脉入路是一种常用的替代股动脉入路的介入诊疗方式，与常规股动脉入路相比，桡动脉穿刺处无须使用封堵器或缝合器，容易压迫止血，并发症少，术后患者舒适度高。由于桡动脉属于体循环二级动脉，血管较细，受刺激后易痉挛，且颅内外动脉介入诊疗需要在管径较粗大的导管内操作，这给桡动脉入路操作带来困难。

　　目前，经桡动脉入路脑血管病介入诊疗技术尚不成熟，国内外亦无该手术方式的参考用书。本书由长期从事神经介入工作的国内专家编撰，以数字减影血管造影检查图谱及手绘图谱相结合的形式，详细阐述了桡动脉入路脑血管病介入诊疗的手术过程及操作技巧，内容涉及经桡动脉入路脑血管造影术、颅内外动脉球囊/支架成形术、急性缺血性脑卒中前后循环支架取栓或抽栓术、颅内动脉瘤栓塞术等多种手术，对桡动脉入路神经介入高值耗材也做了相关介绍。本书对初学神经介入诊疗技术的医生，以及技术成熟的股动脉入路拟更换为桡动脉入路神经介入的医生具有较强的理论和技术指导意义，亦对桡动脉入路脑血管病介入诊疗优势方案及高值耗材的改进有很好的参考价值。

在此，我衷心感谢我的神经介入学习启蒙老师——河南省人民医院脑血管病区王子亮主任，以及夏金超和汪勇峰老师，他们严谨的工作态度和娴熟的介入技术是我学习的榜样和前进的动力，也感谢各位同仁在开展桡动脉入路脑血管病介入诊疗工作中给予我的指导、帮助、支持和包容。由于时间紧迫和个人能力有限，本书若存在不足及疏漏之处，恳请各位同仁及读者批评指正。

梁军利

2023 年 7 月 12 日

目录

第一章
桡动脉、尺动脉和肱动脉解剖

第一节 桡动脉走行及变异

一、桡动脉走行

桡动脉（radial artery）是肱动脉的终支之一，较尺动脉稍小。桡动脉长约21.2 cm，起端外径约0.3 cm。肱动脉分出后，行向外下，先经肱桡肌与旋前圆肌之间，继而位于桡侧腕屈肌与肱桡肌之间，至桡骨下端斜过拇长展肌腱和拇短伸肌腱深面至手背后进入解剖学鼻烟窝，穿第1掌骨间隙入手掌深部，分出拇主要动脉后，即与尺动脉掌深支吻合成掌深弓。桡动脉在桡骨下端与桡侧腕屈肌腱之间位置较浅，是扪脉和穿刺的理想部位。上肢动脉血管解剖如图1-1所示。

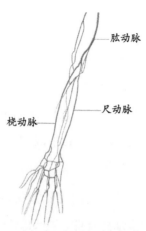

肱动脉

尺动脉

桡动脉

图1-1 上肢动脉血管解剖

桡动脉位置表浅，手掌有双重供血通过掌弓连接，而且桡动脉附近无重要的血管和神经，位置较固定且易于穿刺。桡动脉血管内径约 2.5 mm。桡动脉先经肱桡肌与旋前圆肌之间，继而在肱桡肌腱与桡侧腕屈肌腱之间下行，绕桡骨茎突至手背，穿第 1 掌骨间隙到手掌，与尺动脉掌深支吻合构成掌深弓。桡动脉下段仅被皮肤和筋膜遮盖，是临床触摸脉搏的部位。

穿刺部位：桡动脉越靠近远端，其走行越表浅越容易被摸到，也越容易穿刺；桡动脉越靠近远端，分支血管也越多，在穿刺的时候误入分支血管的可能性也更大。一般穿刺点选择在桡骨茎突近端 0.5 ～ 1.0 cm（腕横纹）处的桡侧腕屈肌肌腱和桡骨头之间，因该处桡动脉相对表浅、走行较直且分支血管相对较少。穿刺点体表定位如图 1-2 所示。

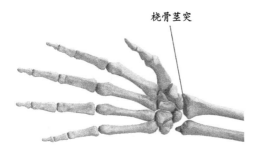 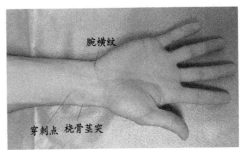

图 1-2　穿刺点体表定位

二、桡动脉迂曲

据报道，有 3.8% ～ 4.2% 的患者存在桡动脉迂曲（tortuous radial artery）的情况。桡动脉迂曲的部位多在桡动脉近心端 1/3 处，老年患者桡动脉迂曲的发生率明显高于其他人群。根据桡动脉迂曲的形态可进一步将其细分为 "S""α""Ω" 及 "Z" 等多种类型，其中以 "S" 和 "Ω" 形迂曲最为常见，不同类型的桡动脉迂曲处理难度亦不相同。例如，桡动脉 "S" 形迂曲的处理相对容易，顺利通过泥鳅导丝后，迂曲的血管变直，导管即可顺利通过，其操作成功率要高于其他类型的桡动脉迂曲。桡动脉迂曲如图 1-3 所示。

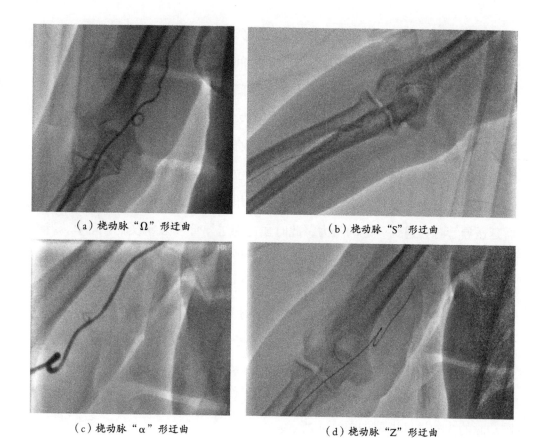

（a）桡动脉"Ω"形迂曲   （b）桡动脉"S"形迂曲

（c）桡动脉"α"形迂曲   （d）桡动脉"Z"形迂曲

图1-3 桡动脉迂曲

三、前臂动脉分支异常

前臂动脉分支异常（anomalous branching of upper extremity artery）常见类型包括高位桡动脉、高位尺动脉、双桡动脉、双尺动脉和副肱动脉等，其中高位尺动脉、双尺动脉、双桡动脉一般不会对经桡动脉介入诊疗的操作带来影响。

1. 高位桡动脉

高位桡动脉（high origin of radial artery）是前臂动脉分支异常中最常见的类型，发生率为2.4%～8.3%，多数高位桡动脉患者合并有桡动脉迂曲的情况。在高位桡动脉的患者中，约有2/3起源于肱动脉，其桡动脉多起源于肱骨中段水平，该类动脉水平的高位桡动脉患者经桡动脉介入诊疗的成功率相对高。另外 1/3 的患者桡动脉起源于腋动脉，又可细分为 3 种常见的类型：第一类为桡动脉直接从腋动脉发出，与肱动脉、尺动脉间无交通支；第二类为桡动脉起源于腋动脉，在肘关节水平与肱动脉和尺动脉间存在交通支；第三类自腋动脉发出细小桡动脉支，但在肘关节水平有较粗大的桡 – 尺吻合支。前两种变异类型一般不会出现过细的桡动脉，因此一般不会给经桡动脉介入诊疗操作带来太大的障碍；对于第三种类型的变异，由于高位桡动脉支的成角明显小于桡 – 尺吻合支，导丝导管更容易进入此支前行，常出现的情况是长的导丝在顺利前送后延送导管时会遇到一定的阻力，此时强行推送导管常会导致血管痉挛。当遇到导丝能够顺利通过但沿送导管阻力较大的情况时，术者应想到存在高位桡动脉的可能。此时，可在原位经导管行逆向动脉造影了解桡动脉的走行状况，必要时应换用外径更小的导管（如 4F 导管）才可能通过异常段血管。对于存在高位桡动脉的患者，需要注意的是术者在整个手术过程中动作一定要轻柔，尽量避免过多的操作，以防止患者发生桡动脉痉挛。对于桡动脉支过于细小的患者，可视具体情况改为尺动脉或对侧桡动脉入路完成介入治疗。桡动脉起源于腋动脉的 3 种常见类型如图 1–4 所示。

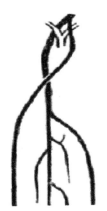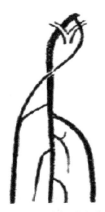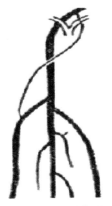

（a）桡动脉起源于腋动脉，与肱动脉、尺动脉间无交通支

（b）桡动脉起源于腋动脉，在肘关节水平与肱动脉和尺动脉间存在交通支

（c）细小桡动脉起源于腋动脉，在肘关节水平有较粗大的桡 – 尺吻合支

图 1–4　桡动脉起源于腋动脉的 3 种常见类型

2. 副肱动脉

副肱动脉（accessory brachial artery）也是临床上常见的一种变异类型。腋动脉在肩部水平发出双肱动脉，其中 1 支平行于肱动脉主支，管径较细的分支血管为副肱动脉。经桡动脉介入治疗时，泥鳅导丝通常能顺利通过副肱动脉到达腋动脉，但如果导管误入副肱动脉，常会发生推送阻力增加或推进受阻的情况。经导管动脉造影很容易证实副肱动脉的存在。由于副肱动脉管腔较小且易发生痉挛，因此导管误入副肱动脉后切忌在副肱动脉内进行过多操作，避免引发血管痉挛，应先通过造影了解血管走行情况，在透视下调整导丝至主肱动脉后再沿送导管。

四、桡尺动脉环

桡尺动脉环（radial-ulnar artery loop）是一种相对少见的解剖变异类型，发生率约为 1%，其典型表现是桡动脉近端在肘关节部位附近形成一袢状结构后再汇入肱动脉。桡尺动脉环的位置相对高，桡动脉鞘多能成功置入，但送导丝进入肱动脉时常会受阻。由于桡尺动脉环多合并走行较直、近心走向的小分支，长导丝很容易误入该分支血管，因此如果术者强行推送导丝，很容易造成该分支血管穿孔而引发前臂张力性血肿。

利用导管行桡动脉逆行造影可以证实桡尺动脉环的存在，常用的处理办法是选择泥鳅导丝，在透视下耐心调整导丝的前行方向，并试图通过血管袢，一旦导丝能够通过此变异段血管，沿送导管后常可起到拉直血管的作用，即能够保证后续操作具有较高的成功率。对于某些导丝难以通过的桡尺动脉环，可借助造影导管进行操作，具体操作方法：前送造影导管至血管弯曲段，并通过旋转导管来调节导丝的指向，同时结合前送导丝动作常有助于导丝通过桡尺动脉环；对于某些桡动脉严重弯曲的患者，还可考虑利用通过性能更好波科 V18 可控导丝先行通过桡尺动脉环，随后在该导丝支持下送入造影导管至肱动脉，随后再交换引导钢丝以完成后续操作。

五、桡动脉发育不良

桡动脉发育不良（hypoplasia of the radial artery）是指先天性因素造成的桡动脉明显较同侧尺动脉细小的变异类型，发生率约 7%。桡动脉发育不良一般不会影响 Allen 试验的结果，但常表现为桡骨茎突处桡动脉搏动要弱于同侧尺动脉。大部分存在桡动脉发育不良的患者均能成功接受经桡动脉介入诊疗操作，但对于少数严重患者，由于桡动脉过于细小，会导致动脉鞘管的置入困难，此时可试用外径更小的鞘管或改为其他路径进行介入操作。

第二节　尺动脉走行及变异

一、尺动脉走行

尺动脉（ulnar artery）为肱动脉较大的终支，在桡骨颈平面开始，经前臂浅、深两层屈肌之间斜向下内，尺神经伴行于尺动脉下 1/3 的尺侧，在接近桡腕关节时，尺动脉位于指浅屈肌和尺侧腕屈肌腱之间，位置较浅，继续下行至豌豆骨桡侧，经腕掌侧韧带和腕横韧带之间进入手掌，立即分出掌深支入手掌深处，尺动脉主干则转向外，与桡动脉的掌浅支吻合构成掌浅弓。

二、尺动脉变异

尺动脉起始的变异较多见。高位尺动脉常见于双干型肱动脉，约占 5.59%，往往由深肱动脉延续而来。尺动脉可行进于旋前圆肌和前臂屈肌群浅面，形成尺浅动脉，约占 4.34%。与正中神经伴行的正中动脉有时从腋动脉或肱动脉直接发起，比较粗大（占 3.74%），可经前臂和腕部直达手掌，参加掌浅弓，或直接分支布于手指。

第三节　肱动脉走行及变异

一、肱动脉走行

肱动脉（brachial artery）是腋动脉的延续，它是臂部的动脉干，在背阔肌低支部的下缘，续腋动脉而起，沿肱二头肌内侧下行到肘窝中间，行至桡骨颈高度分为桡动脉和尺动脉两条终支。

穿刺定位：肱动脉在肘窝正中稍下方，即肘横纹下约 1 cm 处分出桡动脉和尺动脉。桡动脉走行于肱二头肌腱的浅面肘横纹下约 1 cm 处，为肱骨内侧肌筋膜室远端。肱动脉穿刺点为肘横纹下 0.5 ～ 1.0 cm 处，即肱动脉在肘部分叉前搏动最强处。

二、肱动脉变异

1. 肱动脉起始处变异

腋动脉在移行为肱动脉时，分为两支，即深肱动脉和浅肱动脉。深肱动脉移行为尺动脉，浅肱动脉移行为桡动脉。其中，18.1% 的深肱动脉和浅肱动脉在腋动脉第二段发出，深肱动脉和浅肱动脉还可从腋动脉第一段发出，肱动脉也可由腋动脉在背阔肌下缘移行而成，9.0% 的肱动脉是腋动脉在大圆肌下缘移行而成，至肘窝平桡骨颈处分桡动脉和尺动脉。肱动脉也可由腋动脉在大圆肌下缘处分深肱动脉、浅肱动脉。极少情况下，腋动脉可分为肱动脉和变异分支。肱动脉发出尺侧下副动脉，在臂部发出肌支，在桡骨颈分为桡动脉、尺动脉；变异分支发出尺侧上副动脉，并与尺动脉汇合。肱动脉起始处变异如图1-5 所示。

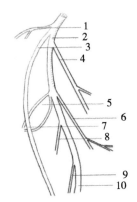

1- 胸肩蜂动脉；2- 肱动脉；3- 浅肱动脉；4- 胸外侧动脉；5- 旋肱前、后动脉；

6- 肩胛下动脉；7- 桡动脉；8- 深肱动脉；9- 骨间总动脉；10- 尺动脉。

（a）深肱动脉、浅肱动脉起始于腋动脉第二段

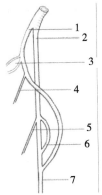

1- 浅肱动脉；2- 肱动脉；3- 旋肱前、后动脉；4- 深肱动脉；5- 桡动脉；6- 尺侧下副动脉；7- 尺动脉。

（b）深肱动脉、浅肱动脉起始于大圆肌下缘处腋动脉

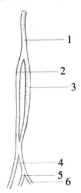

1- 腋动脉；2- 第一支肱动脉；3- 第二支肱动脉；4- 外侧支；5- 中间支；6- 内侧支。

（c）腋动脉仅分出肱动脉和变异分支动脉

图 1-5　肱动脉起始处变异

2. 肱动脉主干变异

肱动脉在大圆肌下缘分为两支肱动脉（极小概率下），第一支肱动脉沿肱二头肌内侧沟下行至肘窝；第二支肱动脉分内侧支、中间支、外侧支。

3. 肱动脉分支变异

14%的肱动脉可在正中神经袢、胸小肌上下缘、肱骨三角肌粗隆、臂上中1/3交界处、髁间线下处方分为深肱动脉和浅肱动脉，深肱动脉延续为尺动脉，浅肱动脉延续为桡动脉。肱动脉分为深肱动脉和肱动脉主干后，肱动脉主干按照肱动脉的正常走行，深肱动脉作为一变异支可分3条分支：第1分支移行分为旋肱前动脉和旋肱后动脉，第2分支移行分为2条肌支，行于后方的第3分支分为深肱动脉和尺侧上副动脉。肱动脉在起始处发出深肱动脉，深肱动脉分2支，1支分为桡动脉和尺动脉；另一支发出尺侧下副动脉，继续下行分深浅2支，浅支延续为正中动脉，深支发出骨间前动脉和骨间后动脉。肱动脉提前分出桡动脉和尺动脉，肱动脉可在大圆肌下缘或胸大肌止点处分为桡动脉、尺动脉，尺动脉发出尺侧上副动脉和尺侧下副动脉，桡动脉在分支处下方跨过正中神经行于其外侧至肘窝。也可出现有1条吻合支连于桡动脉和尺动脉之间的情况。肱动脉发生扭曲变异，肱动脉的分支深肱动脉末端分出不规则圆环形动脉。在正中神经浅面肱二头肌内侧缘围成最大外径为15 mm，最大内径为4.02 mm的不规则圆环，中间有浅筋膜和脂肪填充。肱动脉分支变异如图1-6所示。

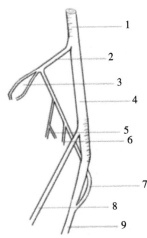

1- 肱动脉；2- 深肱动脉；3- 旋肱前、后动脉；

4- 肱动脉主干；5- 两条肌支；6- 深肱动脉；

7- 尺侧上副动脉；8- 桡动脉；9- 尺动脉。

（a）深肱动脉3条分支变异

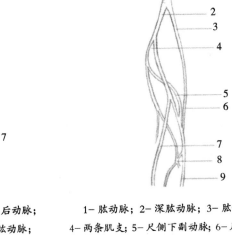

1- 肱动脉；2- 深肱动脉；3- 肱动脉主干；

4- 两条肌支；5- 尺侧下副动脉；6- 尺侧上副动脉；

7- 桡动脉；8- 骨间前、后动脉；9- 尺动脉。

（b）深肱动脉两条分支变异

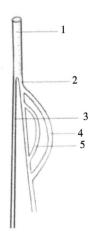

1- 肱动脉；2- 桡动脉；3- 尺动脉；

4- 尺侧上副动脉；5- 尺侧下副动脉。

（c）肱动脉提前分出桡动脉、尺动脉

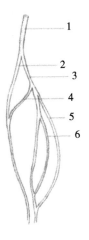

1- 肱动脉；2- 尺动脉；3- 桡动脉；4- 吻合支；5- 尺侧上副动脉；6- 尺侧下副动脉。

（d）桡动脉、尺动脉靠吻合支相连

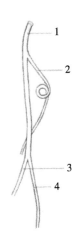

1- 肱动脉；2- 深肱动脉；3- 尺动脉；4- 桡动脉。

（e）肱动脉扭曲变异

图 1-6　肱动脉分支变异

第四节　其他常见变异类型

1. 锁骨下动脉和头臂干迂曲

锁骨下动脉和头臂干迂曲（tortuous subclavian artery and tortuous brachiocephalic trunks）也是一种常见的变异类型，是影响经桡动脉介入诊疗操作成功的重要原因之一，多见于高血压病患者、老年患者。锁骨下动脉和头臂干迂曲不仅会增加导丝、导管通过的难度，而且会增加患者发生血管痉挛、导管扭折和血管内斑块脱落的风险。处理锁骨下动脉和头臂干迂曲的常用方法：选用亲水涂层导丝试图通过迂曲动脉段，前送导丝时可嘱患者配合深吸气动作以缓解血管的迂曲程度，有利于导丝顺利通过此异常段血管；对于迂曲程度较高，单纯操作导丝难以通过的复杂病例可考虑前送造影导管至血管迂曲段，通过旋转导管调整导丝的尖端走向，有助于导丝顺利通过。

2. 食管后起源右锁骨下动脉

食管后起源右锁骨下动脉（retroesophageal origin of subclavian artery）是一种较为少见的变异类型，发生率约为 0.5%。正常情况下，右锁骨下动脉起源于头臂干，而在食管后起源右锁骨下动脉的患者，其右锁骨下动脉是在右颈总动脉、左颈总动脉和左锁骨下动脉发出后直接起源于主动脉的，随后绕行于食管的后方。由于食管后起源右锁骨下动脉进入主动脉的位置过于靠后，因此操作时导丝非常容易进入降主动脉。通过降主动脉导管成绊是经桡动脉介入诊疗的常用方法，详见第八章。对于部分特殊的患者，即使应用上述方法也很难使导丝到位，不得不更换为对侧桡动脉或股动脉路径。食管后起源右锁骨下动脉如图 1-7 所示。

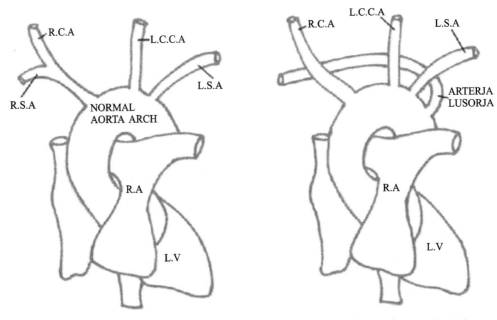

R.S.A-右锁骨下动脉；R.C.A-右侧颈总动脉；L.C.C.A-左侧颈总动脉；L.S.A-左侧锁骨下动脉；

R.A-肺动脉；L.V-左心室；NORMAL AORTA ARCH：正常主动脉弓；

ARTERJA LUSORJA-迷走的锁骨下动脉。

图1-7　食管后起源右锁骨下动脉

第二章
经桡动脉入路脑血管造影术的适应证、禁忌证

　　脑血管造影术由葡萄牙神经科医生 Egas Moniz 于 1927 年首次在人体成功实施。最初需要直接暴露颈动脉或经皮穿刺颈动脉、椎动脉注射造影剂，而后引入经皮动脉穿刺置鞘技术（Seldinger 穿刺法）和数字减影血管造影（digital subtraction angiography，DSA）。随着不断探索，最后发展为成熟的经皮动脉插管脑血管造影术。目前，DSA 主要用于评估脑血管的异常，其可以动态观察脑血流和侧支循环，并可同期完成介入治疗，是计算机体层血管成像（CT angiography，CTA）、磁共振血管成像（magnetic resonance angiography，MRA）等检查手段无法替代的重要方法。

　　经股动脉入路（transfemoral approach，TFA）行脑血管造影是神经介入的经典入路。1989 年，加拿大 Campeau 首次报道经桡动脉入路（transradial approach，TRA）行冠状动脉造影术。2000 年，Matsumoto 等开始尝试经桡动脉脑血管造影术，日后经桡动脉入路介入手术得到了迅猛发展。与 TFA 相比较，TRA 的优势在于能降低穿刺部位出血等并发症发生的概率，缩短患者的住院时间，减少患者的痛苦与不适，提高患者术后的生活质量，并大大降低术后护理工作量。随着神经介入诊疗技术及器械的发展，国内外部分学者开始探索经桡动脉入路进行神经介入手术，并取得了一定成就。我们结合国内外专家共识、流程规范及文献指导，对经桡动脉入路脑血管造影术的适应证、禁忌证进行了总结。

一、经桡动脉脑血管造影的适应证

（1）正在接受抗凝治疗或凝血功能异常的患者，股动脉穿刺出血并发症发生率高的病症。

（2）重度肥胖，股动脉难以扪及，股动脉穿刺置鞘困难。

（3）肥胖、难以控制的高血压、咳嗽、腹胀，以及其他原因导致的腹压增高，并难以压迫止血。

（4）高龄、存在特殊疾病或体态异常，无法在完成术后长时间卧床；通过术前训练无法完成卧床排尿、排便。

（5）双下肢股动脉局部存在破溃、感染等，股动脉穿刺继发感染风险较高。

（6）先天发育、手术、外伤等原因导致双下肢解剖结构异常，胸主动脉至腹主动脉路径迂曲，无法完成股动脉穿刺置鞘及通路建立。

（7）既往行双侧股动脉、髂动脉或胸腹主动脉支架置入或其他外科手术干预。

（8）妊娠期、儿童及其他原因需减少腹部、盆腔、生殖器官等 X 射线照射量。

（9）腹部及腹股沟区存在腹股沟疝等疾病；外科手术后 3 周内，切口尚未愈合。

（10）对个人隐私有较高要求，不愿意经股动脉完成介入操作。

（11）其余适应证同经股动脉脑血管造影：怀疑血管本身病变或寻找脑血管的病因；怀疑脑静脉病变；脑内或蛛网膜下腔出血病因检查；头面部富血性肿瘤术术前检查；了解颅内占位病变的血供与邻近血管的关系及某些肿瘤的定型；实施血管介入或手术治疗前明确血管病变和周围解剖关系；急性脑血管病需行动脉溶栓者；头面部及颅内血管性疾病治疗后复查。

二、经桡动脉脑血管造影的禁忌证

（1）碘造影剂过敏或不能耐受。

（2）介入器材过敏。

（3）严重心、肝、肾功能不全。

（4）穿刺点局部感染。

（5）并发脑疝。

（6）慢性肾病的患者，需要保留上肢血管系统以便未来建立透析通路。

（7）已进行透析及肾功能不全的患者，要避免损伤桡动脉－头静脉人工动静脉瘘。

（8）改良 Allen 试验和 Barbeau 试验评估手部双循环功能，并提示桡动脉－尺动脉侧支循环不良。

（9）超声检查提示桡动脉与动脉鞘外径不匹配；桡动脉直径＜ 2 mm 的患者不宜置入 6F 桡动脉鞘管。

（10）桡动脉走行异常或扭曲。

（11）右上肢动脉压高于左上肢 20 mmHg 者。

（12）超声检查提示右侧锁骨下动脉存在明确的动脉粥样硬化斑块、狭窄或闭塞。

（13）特殊情况可经过各方讨论，让患者知情同意后采取个体化处理。

第三章
经桡动脉入路脑血管造影术材料的准备

一、介入手术包

用于建立无菌手术台和操作区域等的介入手术包如图 3-1 所示。介入手术包的基本配置：一次性无菌手术衣、一次性手术洞巾、一次性中单。选用配置：一次性治疗巾、医用脱脂纱布块、一次性医用垫、一次性灭菌橡胶外科手套、一次性镊子、无菌塑柄手术刀、一次性配药用注射器、无菌保护罩、肾形盘、药碗、塑料杯、托盘。

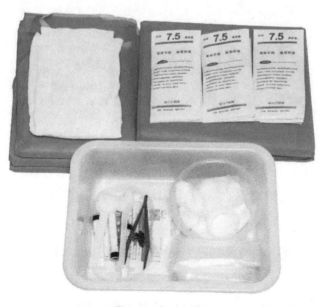

图 3-1　介入手术包

二、桡动脉穿刺材料

1. 桡动脉鞘管套装

血管鞘是连接血管腔到皮肤外界通路的装置，血管鞘尾端有防止血液喷溅的止血阀，导丝、导管等介入器具可经此阀进出。经桡动脉入路脑血管造影术通常可采用 4F 或 5F 造影管完成，因此选择 5F 桡动脉鞘可以满足造影需求。应用 5F 桡动脉鞘则通常需要桡动脉直径 ≥ 1.5 mm；大部分神经介入治疗需放置 6F 桡动脉鞘，以通过 6F 导管系统建立通路，建议桡动脉直径 ≥ 2.3 mm。桡动脉鞘（短鞘）如图 3-2 所示。

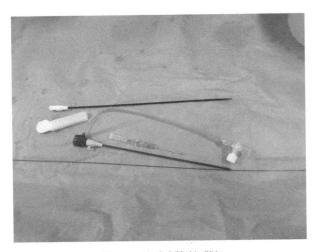

图 3-2　桡动脉鞘（短鞘）

2. 消毒及麻醉用品

可选择碘伏进行消毒，2% 利多卡因及 5 mL 注射器用于麻醉。

3. 抗血管痉挛用药

常用的抗血管痉挛药物及剂量为硝酸甘油 200 μg、维拉帕米 2.5 ～ 5.0 mg。

4. 抗凝药物

置鞘成功后经桡动脉给予 3000 U 肝素（或按 50 U/kg 给予），之后每小时追加 1000 U 肝素。

5. 其他用品

垫板及手垫、小方纱若干，静脉留置针（留置于左上肢备用）。桡动脉穿刺体位及垫板、手垫如图 3-3 所示。

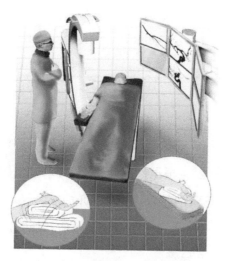

图 3-3 桡动脉穿刺体位及垫板、手垫

三、桡动脉造影材料

1. 导丝

导丝是用于引导导管进入血管，利用导丝的导向和支撑作用配合介入器械进入血管及其分支血管的重要器械。导丝表面遇水后，上手给人一种摸到泥鳅的感觉，因此也叫泥鳅导丝或超滑导丝。导丝以直径"inch"表示，头端呈直形或"J"形，有 3 ～ 10 cm 柔软段。直径 0.035 ～ 0.038 inch，长度 150 ～ 180 cm 的导丝为常用导丝；直径 0.035 ～ 0.038 inch，长度 260 cm 的导丝可叫作长导丝或交换导丝，且根据硬度还可叫作加硬交换导丝。桡动脉造影时常使用 260 cm 的导丝用于交换，如需行超选择性血管造影或利用主动脉瓣时则使用 150 cm 导丝。导丝的规格和特点见表 3-1。

注：inch 为废弃单位名称，医用导管惯用"inch"为单位，1 inch 约等于 2.54 cm。

表 3-1　导丝的规格和特点

分类	规格 inch/cm	特点	品牌
常用导丝	0.035/180	柔软，3 cm 软头，直头或"J"形	Terumo
加长导丝	0.035/260	柔软，3 cm 软头，"J"形	Terumo
加硬交换导丝	0.035/260	加硬，3 cm 软头，"J"形	Terumo
加硬交换导丝	0.038/260	加硬，3 cm 软头，直头	Cook

2. 导管

导管是介入诊疗最基础的器械，可用于造影、引流、灌注等。导管的尺寸和规格有多种（表 3-2），根据性能及作用不同分类，如 simmons 2 导管及猪尾巴导管（图 3-4）。导管的管径以外径单位 F 表示。桡动脉造影常用的导管有猪尾巴导管（4F/5F）、simmons 2 导管（4F/5F），如需进行超选择性血管造影，则建议选择 4F simmons 2 导管。

表 3-2　导管尺寸和规格

品名	型号（F/cm）	内径 /inch	耐受压力 /psi	品牌
猪尾巴导管	5/110	0.038	1000	Terumo
Vertebra	5/100	0.038	1200	Cordis
MPA（1）	5/125	0.038	1200	Cordis
simmons 2	5/100	0.038	1200	Cordis
simmons 2	5/100	0.038	1200	Cook
VTK	5/125	0.038	1200	Cook
蛇管 C2	5/80	0.038	1200	Cook
猎人头	5/100	0.038	1200	Cook

注：1 psi=6894.76 Pa。

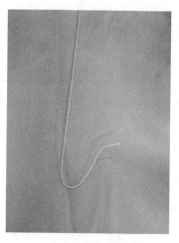
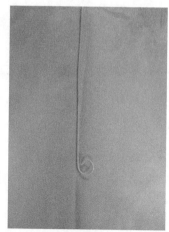

（a）simmons 2 导管　　　　　　（b）猪尾巴导管

图 3-4　simmons 2 导管及猪尾巴导管

3. 压力延长管及造影剂

压力延长管（图 3-5）是用于连接高压注射器和造影导管等的透明管道，用以实现高压造影。管径大小以 F 表示，长度 50 ～ 150 cm，常用 5F/150 cm，最高耐压达 1200 psi，容量 3.88 mL。

造影剂（contrastmedia）又称对比剂，是为增强影像观察效果而注入人体组织或器官（或服用）的化学制品。脑血管造影剂主要有碘海醇、威视派克、泛影葡胺、泛影酸钠、碘化油等。造影剂如图 3-6 所示。

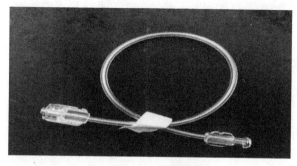
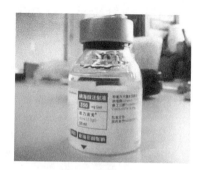

图 3-5　压力延长管　　　　　　　　　图 3-6　造影剂

4. 止血阀及三通管

止血阀是血管成形术常用的套件，由两部分组成。一是旋转头，用于止血、导入或介入的器械，二是另一端口可连接冲洗装置及高压注射器。止血阀起到减少失血的作用，有两向和三向之分。三通连接管是一种阀门或旋转塞，用于控制液体在管腔内流动，通过调节三通接头的开关帮助施术者快速切换造影通道或灌注通道。三通及止血阀连接冲洗装置如图 3-7 所示。

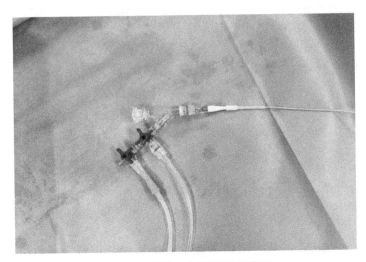

图 3-7　三通及止血阀连接冲洗装置

5. 监护设备

在脑血管造影过程中进行生命体征监护是十分必要的，部分患者在造影过程中可能出现心律失常或血压升高等症状，因此术者需要时刻关注患者的生命体征。此外，桡动脉穿刺侧进行指脉氧监护还有助于及时发现肢体缺血等情况。

6. 术后压迫止血的材料准备

术后压迫止血需要小方纱及弹力绷带加压包扎，也可使用止血器压迫（图 3-8）。

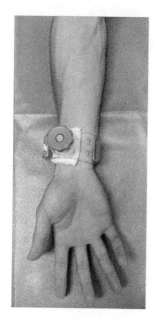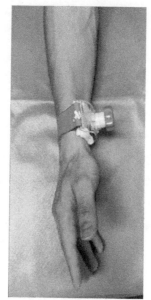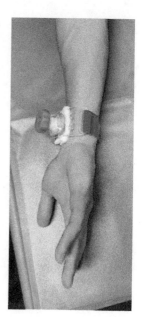

图 3-8 止血器压迫止血

第四章
桡动脉、肱动脉穿刺和置鞘技术

第一节 概述

随着我国人口老龄化加剧及人民生活水平日益提高，脑血管发病率逐年升高，经皮脑血管介入治疗作为诊治脑血管疾病的重要手段，在临床中的应用日益普及。我国在 1973 年首次开展经桡动脉穿刺入路冠状动脉造影，1989 年加拿大 Campeau 首先报道了经皮穿刺桡动脉进行冠状动脉造影技术，1992 年荷兰 Kiemeneij 报道了采用经桡动脉穿刺入路进行经皮冠状动脉球囊成形术的结果，随之又报道了置入支架的结果。此后，经桡动脉入路进行冠状动脉造影和冠状动脉介入治疗的可行性和优越性逐渐被认同。近年来，由于介入治疗器械的改进，以及桡动脉穿刺固有的优点，经桡动脉行脑血管介入诊断和治疗渐渐被世界上许多国家和地区的术者所采用。此技术近几年在我国也受到重视，对多数患者来说，桡动脉入路和股动脉入路可基本满足脑血管介入治疗的需要。成功穿刺桡动脉建立经皮动脉通路是经桡动脉行脑血管造影和介入诊治的首要问题和术者需要熟练掌握的基本技能。但近年临床治疗中，常见部分患者因桡动脉过细且易出现痉挛，Allen 试验阳性，雷诺现象，髂总动脉闭塞，主动脉夹层，主动脉瘤，桡动脉、股动脉入路所经途径血管畸形、狭窄、闭塞等原因而无法进行桡动脉及股动脉穿刺。目前，越来越多的患者需要二次甚至多次介入治疗，桡动脉闭塞的发生率较以往增高。股动脉入路虽然穿刺成功率较高，易于操作，但是术后卧床时间较长，部分患者难以耐受，且护理相对困难。此外，穿刺左侧桡动脉、股动脉，使介入操作极为不方便。鉴于以上种种原因，肱动脉穿刺不失为一种更好的选择，但肱动脉穿刺术后并发症发生率较高，如局部血肿、假性动脉瘤形成、正中神经损伤等。目前，有关肱动脉穿刺术后并发症的文献、报道较少，且对并发症的处理方法无统一结论。

如今桡动脉穿刺仍是常见的心脑血管介入诊治的穿刺路径，成功的桡动脉穿刺是建立桡动脉入路、顺利进行桡动脉介入操作的前提。相比于股动脉，桡动脉较为细小且易于痉挛，所以穿刺桡动脉的操作难度要高于股动脉，尤其是对于存在桡动脉发育异常、精神紧张等不利因素的患者，穿刺可能会变得更为困难。可以说，桡动脉穿刺是桡动脉入路介入治疗的第一个技术难关，无法成功地进行桡动脉穿刺也是导致桡动脉入路脑血管介入操作失败最常见的原因。掌握规范、合理的穿刺技术有利于提高桡动脉穿刺的成功率。

第二节　桡动脉穿刺术术前准备和穿刺方法、技巧及注意事项

一、桡动脉穿刺术术前准备

患者体位：患者取平卧位，手臂呈自然外伸，外展位，置于托板上，与身体保持 20°～30° 夹角，可将腕部适当垫起，以便于穿刺桡动脉及随后的导管操作。消毒铺巾：常规用碘伏消毒铺巾，消毒范围包括整个手掌、前臂、肘关节及肘上 1/3 处，以备必要时改行肱动脉穿刺，也可以同时消毒右侧或双侧腹股沟部备用。

二、桡动脉穿刺方法、技巧及注意事项

1. 穿刺点的选择

选择合适的穿刺点能降低术者穿刺的难度，有助于提高穿刺的成功率，所以穿刺点的选择非常重要。由于桡动脉越靠近远端其走行越为表浅，但其分支也越多，因此如果穿刺点的选择过于靠近远端，误入分支血管的可能性就会增加；若穿刺点过于靠近心端，而且桡动脉的走行较深，也会增加穿刺的难度，一旦在选定部位穿刺失败，常需要向近心端前移重新选择穿刺点，会给重新选择穿刺点带来一定的困难。通常情况下，穿刺点一般选择在桡骨茎突近端1 cm 处，因该部位桡动脉的走行较直且相对表浅，穿刺容易成功，而且桡动脉在该部位的分支相对少，穿刺误入分支血管的概率较小。但对于某些患者，由于受到桡动脉迂曲、变异等因素的影响，该部位可能不是最合适的穿刺点，因此穿刺点的选择应因人而异。理想的穿刺点应选择在桡动脉走行较直且搏动明显的部位。

2. 局部麻醉的技巧

在局部浸润麻醉时，穿刺前皮下注射过多的麻醉药物会造成穿刺部位的肿胀，从而影响术者对桡动脉搏动的判断，进而增加穿刺的难度，因此建议用"两步法"给予局麻药物，即穿刺前皮下少量注射麻药，穿刺成功后在鞘管置入前再补充一定剂量的麻醉药物。笔者认为，皮下注射适量麻药后适当按压肿胀区使麻药散开亦可准确判断桡动脉搏动处，且无须再次补充麻醉药物。应注意在注射麻醉药物时进针不宜过深，以免误伤桡动脉。

3. 穿刺的手法

在桡动脉穿刺时最好能够将患者的腕部垫高，保持腕关节处于过伸状态，有利于提高桡动脉穿刺的成功率。穿刺时术者将左手的食指、中指、无名指自穿刺部位由远至近依次轻放于患者桡动脉搏动最强处，指示患者桡动脉的走行方向。食指所指部位即为穿刺的"靶点"，三指所指线路即为进针的方向。术

者应避免过度按压桡动脉，这样会造成桡动脉远端的血流受阻，增加了穿刺的难度。进针的角度一般为30°～45°，笔者认为30°角度穿刺更合适。对于血管较粗或较硬者，进针角度应稍大；对于血管较细者进针角度应略小；进针后如果针尾部见血液流出，可再前送穿刺针少许后，缓慢回撤（对于选用Terumo套管针穿刺者，应先退出针芯后再回撤套管，应注意的是在退出针芯时应确保固定套管的位置）直至针尾部喷血后再送入导丝。如果进针后未见针尾部回血，不要急于回退穿刺针，可用左手食指判断一下此时穿刺针与桡动脉的位置关系，再回撤穿刺针至皮下，调整针尖方向后再次进针，每次进针如果未见回血，都应先判断针尖的位置后再重新穿刺。

4. 送入导丝

如果穿刺针尾部喷血良好，术者左手食指和拇指固定针柄以确保穿刺针位置不动，同时右手送入导丝，动作应轻柔，一旦遇到阻力，应立即停止前送导丝，可部分回撤导丝后，通过改变穿刺针的角度或旋转穿刺针调整导丝的前进方向后再次试送，以利于导丝顺利前送，此时切忌强行推送导丝，以免误伤小分支导致前臂血肿的发生。有时穿刺针尾部喷血良好，但通过上述方法送入导丝仍困难，可选择近心端穿刺点，其原因可能是远心端桡动脉存在迂曲。通常情况下要求前送导丝至少应超过尺骨鹰嘴水平后再沿送鞘管。

5. 置入鞘管

置入鞘管前，为减少患者的痛苦，常需在穿刺部位补充一定量的麻醉药物，并做一皮肤切口以减少鞘管送入时的阻力。目前使用的桡动脉鞘管表面多附有亲水涂层材料，鞘管经水浸润后有助于降低鞘管送入时的摩擦力，防止桡动脉痉挛的发生。送入鞘管时，术者左手食指和中指固定穿刺点导丝的位置，拇指压住导丝的体外部分，右手持鞘的尖端，保持与血管走行方向一致，缓慢推进。如遇阻力应通过前送和回撤导丝来判断鞘管是否穿出血管。置入鞘管后一同撤出扩张管及导丝，如能经侧管顺利回抽出动脉血，可判定鞘管位于血管真腔，桡动脉穿刺成功。桡动脉穿刺和置鞘过程如图4-1所示。

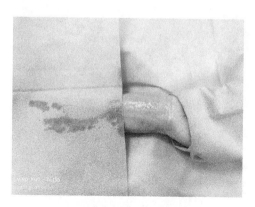

（a）桡动脉穿刺体位，腕部垫起

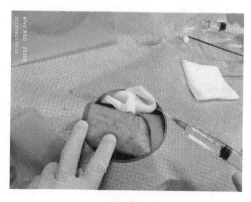

（b）穿刺处局部麻醉

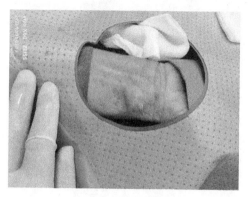

（c）局部麻醉后皮丘形成

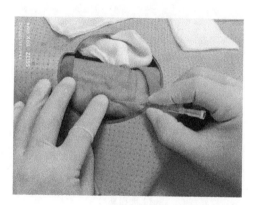

（d）穿刺点进针

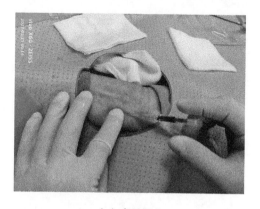

（e）穿刺成功

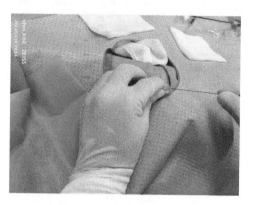

（f）退钢针

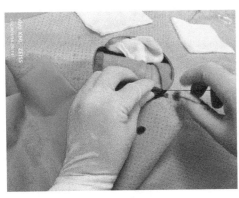
（g）喷血后进导丝

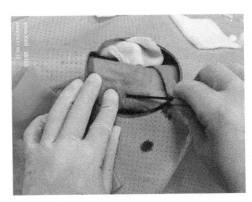
（h）进鞘

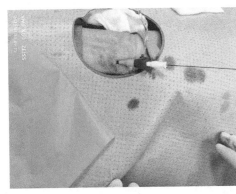
（i）进鞘成功

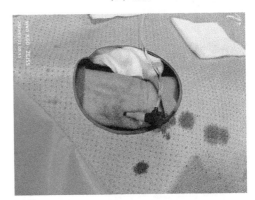
（j）进鞘成功后退鞘内芯

图4-1 橈动脉穿刺和置鞘过程

第三节 橈动脉穿刺过程中常见的问题及处理

一、同一部位反复穿刺不成功的常见原因

1. 未能刺中橈动脉

在橈动脉穿刺过程中，如果仍存在橈动脉搏动，说明穿刺失败，此时不要急于重复穿刺操作，应分析导致穿刺失败的可能原因，再针对不同情况改变穿刺手法后进针。例如，对于较硬且易于滚动的橈动脉，虽然患者的动脉搏动

很强，但却难以刺中，这种情况下选择裸针穿刺更具优势。穿刺时，应适当加大进针的角度和速度，这样有助于刺中桡动脉；对于桡动脉较细、搏动较弱的患者，选择套管针穿刺进入真腔的成功率较高，这种情况下应小角度穿刺，同时缓慢进针，这样有利于穿刺成功。

2. 穿刺部位桡动脉走行迂曲

在这种情况下，通常难以保证穿刺时的进针方向与桡动脉走行一致，因此穿刺难以成功。即使穿刺成功，喷血较好，但也难以送入导丝。这时，需调整穿刺针角度或轻轻旋转穿刺针观察是否能顺畅送入导丝，必要时需要更换穿刺点，即找到桡动脉走行较直部位后再行穿刺，如近心端穿刺点。

3. 桡动脉发生痉挛

桡动脉发生痉挛常表现为桡动脉的搏动减弱甚至消失，此时盲目穿刺可能会进一步加重桡动脉痉挛的程度，等待桡动脉搏动恢复后再行穿刺或许是更为明智的选择。有学者认为，皮下给予硝酸甘油有助于缩短桡动脉痉挛后的恢复时间，但笔者认为，建议患者握拳活动亦可达到缩短桡动脉痉挛后恢复时间的效果。

4. 穿刺局部形成血肿

此种情况下，原部位继续穿刺很难获得成功，应避开血肿部位，重新选择穿刺点。

二、穿刺针刺入桡动脉时发生穿刺针尾部血流不畅的原因

1. 穿刺针针尖斜面未完全进入血管腔

在这种情况下，针尖的位置可能位于桡动脉的前壁或后壁，术者常可通过调整穿刺针的深度和进针角度使针尖完全进入血管腔。

2. 桡动脉痉挛

多数情况下，穿刺配套导丝常可顺利前送，一般不会对桡动脉入路的建立带来太大的障碍。如果导丝上行中头端成袢，或操作较为粗暴，桡动脉受刺

激后会出现痉挛，导致导丝上行困难。

3. 穿刺针进入桡动脉分支

调整穿刺针位置后仍无法顺利前送导丝常提示穿刺针进入桡动脉分支的可能，这种情况常见于穿刺点过于靠近腕部时，需向近心端前移穿刺部位后再次进针。

4. 穿刺针回血良好，但送入导丝时阻力较大的常见原因

（1）导丝进入桡动脉分支。常表现为送入部分导丝后继续前送导丝时感到阻力，此时可沿导丝送入部分桡动脉鞘管，通过鞘管侧管回抽血液证明鞘管位于血管真腔后，再沿鞘管送入长导丝，由于该导丝前端弯曲且较软，导丝常能塑形成袢后成功前送至主支血管远端，随后再沿长导丝置入动脉鞘管。

（2）桡动脉严重迂曲。可沿送鞘管，确保鞘管位于血管真腔后，换送长导丝，有利于通过迂曲血管段。

（3）导丝顶在桡动脉壁上。此情况多是前送导丝不久即感阻力，可回撤导丝，通过旋转穿刺针方向调整导丝的前进方向，或改变穿刺针的进针深度后再次送入导丝。

（4）桡动脉严重弯曲。透视下调整导丝的前进方向后再尝试通过弯曲段血管，必要时需要更换穿刺部位。

（5）桡动脉畸形。如残余桡动脉、桡动脉发育细小等原因也会造成前送导丝时阻力增大。

三、置入鞘管时阻力较大的主要原因

1. 鞘管送入桡动脉分支

鞘管送入桡动脉分支时可先部分回撤鞘管，通过回抽血液证实鞘管已退至主血管腔后，沿鞘送入长的亲水涂层导丝至肱动脉水平，随后沿送造影导管，在造影导管的帮助下沿送鞘管。

2. 桡动脉痉挛

桡动脉痉挛可经造影证实，遇到此种情况时可考虑沿鞘管走行方向追加局部麻醉药物，如利多卡因等，有助于解除桡动脉痉挛；必要时需更换小外径桡动脉鞘管（如 4F 桡动脉鞘管）。此时，应先沿原鞘管送入长导丝至近心端，随后沿导丝撤出原鞘管并沿送 4F 桡动脉鞘管。

3. 鞘管穿破血管壁

鞘管穿破血管壁常表现为送入鞘管后经鞘管侧管不能顺利回抽血液，可在保持持续回抽状态的同时回撤鞘管，一旦能够顺利回抽血液说明鞘管已进入桡动脉管腔，此时沿送长导丝顺利前送至远端后，再沿送鞘管。初学者很难做到"一针见血"，因而我们不过分强调第一针穿刺的成功率，千万不要因此而丧失信心。掌握正确的穿刺方法，保持充足的信心及良好的心态很重要，切忌烦躁，这样才能更准确地判断导致穿刺失败的可能原因，做出正确的选择。

第四节　桡动脉穿刺常见并发症与处理

一、桡动脉痉挛

据国内的相关报道，男性桡动脉平均直径为（3.1±0.6）mm，女性为（2.8±0.6）mm，完全可以通过 6F（直径约为 2.0 mm）造影导管或指引导管。桡动脉血管壁薄、直径相对细小，对血液中的儿茶酚胺极度敏感，因此在术中穿刺针或导丝的直接刺激容易引起患者精神紧张、疼痛而导致交感神经兴奋，出现血管痉挛。女性桡动脉较男性更细小，手术操作程中更易发生痉挛。有些患者血管变异或因施术者动作不熟练等也会诱发桡动脉痉挛。如果患者感到局部疼痛剧烈，同时术者导丝、导管操作不畅时，用造影剂造影即可发现桡动脉细小。

处理措施：①术前对患者做好充分的解释工作，取得患者信任，消除患者的紧张情绪，必要时可给予适量镇静剂。②术者应动作熟练、轻柔，尽量减少对桡动脉的刺激。③可在鞘管内给予解痉、扩张血管的药物，如维拉帕米、硝酸甘油等。④以上措施效果均不佳时，不可强行拔管，以免造成血管内膜损伤，可暂时中止此穿刺点的操作，保留导管，选用其他穿刺入路，如肱动脉或股动脉入路。

二、假性动脉瘤

假性动脉瘤是穿刺动脉血管的一项严重并发症，多见于穿刺压力较大的大动脉。相对股动脉，桡动脉因表浅，易于按压，穿刺时发生假性动脉瘤的情况较少，但由于术中和术后大量抗凝、抗血小板聚集药物的应用，以及提前松解加压包扎，可能会增加桡动脉假性动脉瘤的形成。

处理措施：①酌情增加穿刺点的压迫时间。经桡动脉入路行脑血管介入治疗的患者，若无明显肢体肿胀及疼痛，可延长压迫时间至 12 h。②对于老年患者或消瘦、手腕部细小的患者，可行交叉米字型绷带加压包扎，避免压迫纱条的移位，同时尽量避免手腕部位的过早活动。③在术后 24 ～ 36 h 发现的假性动脉瘤，可以在无创超声定位下进行局部压迫，绝大多数患者可以治愈，若患者能忍受肿胀或疼痛，可持续压迫 48 h。④对于压迫无效的患者，可以考虑在超声设备的指引下，给予动脉瘤内局部注入凝血酶冻干粉 100 ～ 500 IU，致使瘤体内血栓形成，达到治愈的效果。⑤如以上处理效果皆不佳，则可采用外科手术行动脉修补治疗。

三、前臂血肿

血肿是经桡动脉入路介入诊疗最常见的出血并发症，严重时可表现为前臂肿胀、局部皮肤青紫、皮温升高、张力水疱、疼痛，甚至发展成为骨筋膜室综合征。

处理措施：①尽量减少对桡动脉的多次穿刺，穿刺点压迫时力度适中，并适时轻微松解绷带，实践中发现采用纱布条对穿刺点绷带加压包扎，压力松解时不便，故建议使用动脉压迫器进行穿刺点压迫止血，可以明显减少因压力过低而导致血肿的发生。②导管及导丝在操作过程中应保持患者肘部平放，术者操作动作应轻柔，若前行遇阻力，切忌强行进入。应及时透视，必要时使用造影剂稀释后造影，观察桡动脉走形，若遇血管严重畸形，应及时更换路径，切勿强行进入。③若出现前臂肿胀明显的情况，可给予肿胀部位适当加压及硫酸镁冷敷。

四、桡动脉闭塞

桡动脉闭塞也较为常见，发生率为 6% ～ 10%，表现为术后桡动脉搏动消失，常见原因与桡动脉细小，以及长时间强压迫止血、延迟拔鞘管血栓形成有关。术后桡动脉闭塞目前无有效治疗方法，在早期发现桡动脉搏动减弱时可反复压迫同侧尺动脉，以增加桡动脉血流，而减少桡动脉闭塞的可能。为了防止术后桡动脉闭塞引起肢体远端缺血、坏死，术前必须进行常规的 Allen 试验，确保同侧尺动脉通畅。

第五节 桡动脉穿刺技巧

桡动脉穿刺为什么难呢？一是因为桡动脉的直径较小，难以刺入。二是因为周围组织较少，容易滑动，好不容易刺进去又滑掉了。桡动脉穿刺时，体位很重要，采用手臂过伸位，使前臂充分暴露，有助于穿刺及后面的操作；局部麻醉要充分，因手腕部组织较疏松，打麻醉药物出现一个皮丘后应适当按压，皮丘一压就全部散开，一般不会导致麻醉前能够摸清楚的桡动脉在麻醉后就摸不清楚的情况发生；穿刺时用手指尖（任意手指的指尖）摸清桡动脉远心端的搏动最强点，这时指尖用力或轻轻地按压皮肤，直到感觉搏动最强的力度才是按压最合适的力度。在最强搏动点进针，进针时的角度30°～45°为宜，一旦针尖刺进表皮，可立即压低进针角度（30°内较合适），使针的方向沿血管的方向继续刺入。临床实践证明，这样压低进针角度，刺进桡动脉的概率会大些，或斜着进针，即穿刺针与桡动脉走行不在一个垂直平面上，且穿刺针不在桡动脉上方，而在桡动脉侧面；穿刺针在手臂外侧与手臂约呈20°，从外侧进针，桡动脉因被中间的肌腱和下面的桡骨挡住而相对固定，此方法成功率很高。笔者初学桡动脉穿刺时，曾有幸得到一位护士老师的指导，她教我使用扇形穿刺法，即快速深插，针头呈扇状辐射扫描，先向搏动感强的方向穿刺，然后缓慢拔针时见血，成功率较高。有些有经验的术者采取深刺、快刺、慢退的操作也很有效。穿刺成功喷血后，如果导丝无法进入，解决的方法为抽回导丝，首先继续沿原方向深插，直到不喷血，然后再慢慢回撤，直到喷血良好。如不成功，调整穿刺方向即可。需要注意，在尝试的过程中，一定要轻轻捻动导丝。如果导丝已出针尖较多，但未全进，解决方法为通过透视设备观察导丝进入的程度，如导丝出针尖4 cm以上，应在透视下进鞘管，切记不要超过导丝，且进鞘管时一定要固定导丝。

第六节　肱动脉穿刺的方法、位置、注意事项、并发症及防治措施

一、肱动脉穿刺方法

患者取仰卧位，常规使用消毒铺巾。右上肢外展，掌心向上，肘关节过伸，外旋位。右上肢肘下垫高，便于触及肱动脉搏动，寻找最佳穿刺点。穿刺点选择在肘横纹下0.5～1 cm处，即肱动脉在肘部分叉前搏动最强处。使用

2% 利多卡因局部麻醉后采用桡动脉穿刺针倾斜 30°～45° 沿肱动脉走向向近心端方向穿刺。采用单壁穿刺技术，即肱动脉前壁穿刺法刺入，进针应缓慢，尽量不要穿透肱动脉后壁。针尾喷血流畅时置入导丝，然后置入鞘管。穿刺时注意避开浅静脉及其神经，穿刺时注意询问患者有无手指麻木情况，避免损伤神经。肱动脉穿刺和置管过程如图 4-2 所示。

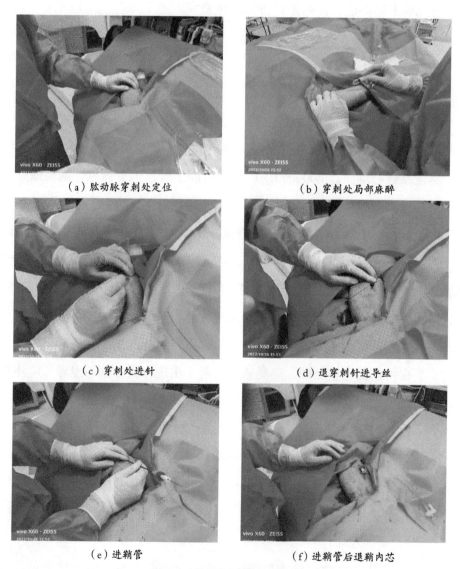

（a）肱动脉穿刺处定位　　　　　　　　（b）穿刺处局部麻醉

（c）穿刺处进针　　　　　　　　（d）退穿刺针进导丝

（e）进鞘管　　　　　　　　（f）进鞘管后退鞘内芯

图 4-2　肱动脉穿刺和置管过程

二、肱动脉鞘管拔出及包扎方法

一般手术结束后即可拔出鞘管，将一块无菌敷料横向三等分折叠，然后纵向三等分折叠成小方块状，置于穿刺点稍上方，以确保压迫点在血管穿刺点，包扎后注意动态观察患者穿刺点有无渗血、血肿，上肢有无肿胀、发绀，手指有无麻木等不适，并嘱患者勿弯曲肘关节。

三、肱动脉穿刺并发症及预防

1. 局部血肿

局部血肿多发生于术后 1～3 h，表现为患肢肿胀、疼痛，以前臂为主，伴有前臂局部张力增高。患者出现局部血肿后，应立即用血压计袖带缠绕上臂，尽量靠近心端。以 200 mmHg 的压力阻断上臂及前臂血流，随后撤除原有绷带，尽量将血肿局部的渗血由伤口挤出，减轻局部张力。将一块无菌敷料横向三等分折叠，然后纵向三等分折叠成小方块状，置于穿刺点稍上方，以确保压迫点在血管穿刺点，按压穿刺点 15～20 min，再使用弹力绷带加压包扎，患者疼痛剧烈或难忍时可给予强痛定（布桂嗪）肌内注射。同时，监测臂围变化，以了解血肿有无加重或缓解。若出现骨筋膜室综合征，应尽早行外科手术切开，减轻局部张力，避免出现患肢或局部肌肉坏死的情况。患者出现张力水疱时，要保持创面完整干燥，避免感染。对于出现张力水疱的患者，应注意保持创面无菌，尽量避免水泡破裂，水泡较大或局部张力较高者，可使用无菌注射器将水泡液抽出，操作时应注意保持创面完整，且每日局部碘伏消毒 1～2 次。若水泡皮破裂，创面暴露后应注意保持无菌，局部可使用碘伏消毒后涂抹莫匹罗星软膏，使用无菌敷料保护创面，隔日换药直至创面愈合，必要时可使用多磺酸粘多糖乳膏促进血肿吸收。

2. 假性动脉瘤

可先采取压迫法尝试将瘤口压闭，必要时在超声设备下精确定位瘤口并压迫，以提高成功率。压迫无效可在超声设备地引导下行凝血酶冻干粉注射治疗。不适于凝血酶冻干粉注射治疗或注射治疗无效者可考虑行外科切除手术治疗。

3. 正中神经损伤

正中神经支配前臂旋前、屈腕、屈指、屈拇及拇指外展活动，在感觉方面，正中神经供应桡侧三个半手指的皮肤，因此正中神经损伤早期可做屈指动作检查。发生正中神经损伤时，可给予硫酸镁外敷减轻血肿，口服甲钴胺等营养神经类药物治疗，同时配合康复理疗。正中神经损伤一旦被确诊，应尽早在一期修复，争取最大限度的恢复。

随着脑血管发病率逐年升高，经皮脑血管疾病介入治疗作为诊治脑血管的重要手段，能使更多的患者获益。由于部分患者存在桡动脉或股动脉穿刺禁忌证，肱动脉穿刺不失为一种良好的选择。与桡动脉相比，肱动脉血管直径较粗，对合并外周动脉硬化的老年患者，肱动脉穿刺成功率较高，操作器械相对方便；与股动脉穿刺相比，肱动脉穿刺术后仅需单臂制动，患者活动较为方便，无须卧床，适用于高龄、高栓塞风险及合并心功能不全的患者。据相关文献报道，肱动脉穿刺术后并发症发生率约为11%，如局部血肿、假性动脉瘤形成、局部神经损伤等，严重并发症（如骨筋膜室综合征）发生率为1.7%。

第七节　典型并发症病例

一、病例 1

患者女，48 岁，因"左侧肢体无力、麻木 1 天"于 2023 年 1 月 8 日在神经内科住院治疗。诊断：1. 大脑血栓形成脑梗死；2. 高血压 3 级（极高危组）。入院后头颅 MRI 提示左侧大脑中动脉重度狭窄，于 2023 年 1 月 12 日行经桡动脉全脑血管造影术，术后 6 h 解除弹力绷带加压包扎，术后第二天右侧桡动脉穿刺区出现一个约 3 cm×4 cm 的肿块，伴有疼痛不适，诊断为穿刺区皮下出血，再次给予弹力绷带加压包扎 12 h，后患者穿刺区包块明显缩小，但仍疼痛不适。于 2023 年 1 月 15 日行穿刺区彩色超声检查。检查提示右上肢桡动脉旁见一混合性回声团，大小约 2.4 cm×0.4 cm，边界清晰，形态规则，内回声不均匀。彩色多普勒血流成像（color Doppler flow imaging，CDFI）：混合性回声团内有紊乱血流，呈五彩，病灶与桡动脉之间有分流口，分流口内径约 0.13 cm。脉冲多普勒超声检查：分流口处测得动脉频谱。

报告结论：右上肢桡动脉旁混合性回声团，考虑桡动脉假性动脉瘤合并血栓形成可能。桡动脉旁混合性回声团及分流口血流频谱图如图 4-3 所示。

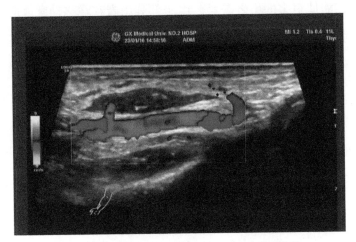

图 4-3　桡动脉旁混合性回声团及分流口血流频谱图

超声检查后给予患者口服利伐沙班 20 mg（每天 1 次），并再次给予弹力绷带加压包扎 12 h，解除加压包扎后局部肿胀较前缩小，疼痛减轻。于 2023 年 1 月 20 日再次行超声检查，复查穿刺区。检查提示右上肢桡动脉旁见一混合性回声团，大小约 2.1 cm×0.7 cm，边界清晰，形态规则，内回声不均匀。CDFI：混合性回声团内有紊乱血流，呈五彩，团块与桡动脉之间有分流口，分流口内径约 0.13 cm，动脉管腔内快速血液充填完整。脉冲多普勒超声检查：

分流口处测得双向动脉频谱。右上肢锁骨下动脉、腋动脉、肱动脉、尺动脉管壁弹性尚好，内膜平整面光滑，连续性尚好，管腔内透声好，未见实质回声。

　　报告结论：右上肢桡动脉旁混合性回声团，考虑桡动脉假性动脉瘤合并血栓形成可能。桡动脉旁混合性回声团及分流口血流频谱图（复查）如图4-4所示。

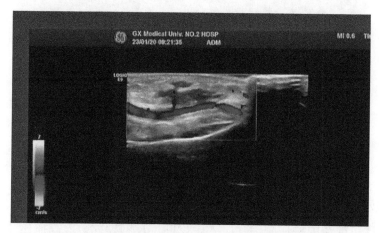

图4-4　桡动脉旁混合性回声团及分流口血流频谱图（复查）

　　继续给予利伐沙班抗凝治疗。于2023年2月6日再次行超声检查，复查穿刺区。检查提示右上肢桡动脉旁见一低回声团，大小约0.8 cm×0.5 cm，边界清晰，形态规则，内回声不均匀。CDFI：低回声团内未探及明显血流信号。右上肢锁骨下动脉、腋动脉、肱动脉、桡动脉、尺动脉管壁弹性尚好，内膜平整面光滑，连续性尚好，管腔内透声好，未见实质回声，动脉管腔内快速血流充填完整。

　　报告结论：右上肢桡动脉旁混合性回声团，考虑桡动脉假性动脉瘤，内未见血流信号（体积较前明显缩小），右上肢动脉二维超声检查及彩色超声检查未见明显异常。患者无不适，停止口服利伐沙班，改为阿司匹林抗血小板聚集药物治疗。桡动脉假性动脉瘤血流频谱图（瘤内未见血流信号）如图4-5所示。

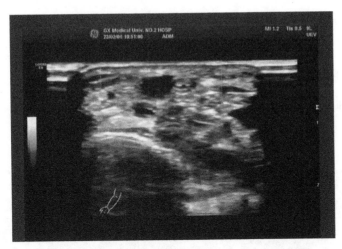

图 4-5 桡动脉假性动脉瘤血流频谱图（瘤内未见血流信号）

二、病例 2

患者男，39 岁，因"头晕、视野缺损 1 个多月，读写障碍 1 周"于 2021 年 8 月 6 日在神经内科住院治疗。入院诊断：1. 脑梗死；2. 高血压 3 级（很高危组）。患者头颅 MRA 提示烟雾病可能，于 2021 年 8 月 10 日行经桡动脉全脑血管造影术，术中使用 0.035 inch（260 cm）泥鳅导丝交换 4F simmon 2 时误入右侧肾动脉。术后患者诉腰痛，急查双肾 CT 平扫结果：右肾周脂肪间隙模糊，肾包膜下、腰大肌前方见环状及片状不规则高密度影，CT 值约 76 HU，最厚处约 3.6 cm，右肾实质受压变形，肾实质明显强化，中下极肾实质强化不均匀，右侧肾盂、肾盏及近端输尿管未见扩张，未见造影剂填充；左侧肾实质未见异常，肾盂、肾盏及近端输尿管未见扩张，可见造影剂填充。所见肝、胰、脾未见异常。肾门区及腹主动脉旁未见增大淋巴结。

报告结论：考虑右肾肾包膜下及肾周积血。急请泌尿外科会诊，建议绝对卧床，内科暂时给予患者头孢哌酮钠他唑巴坦钠抗感染、酚磺乙胺注射液止血，动态复查双肾 CT 平扫。双肾 CT 平扫（第一次）如图 4-6 所示。

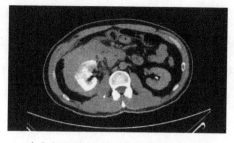
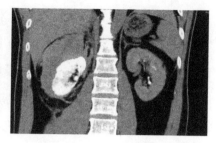

（a）轴位可见右肾肾包膜下及肾周积血　　　　　　　（b）冠状位可见右肾肾包膜下及肾周积血

图 4-6　双肾 CT 平扫（第一次）

治疗中患者无血尿，多次复查肾功能均正常。患者腰痛逐渐减轻，于 2021 年 8 月 11 日复查双肾 CT。双肾 CT 检查提示右肾周脂肪间隙模糊，肾包膜下、腰大肌前方见环状及片状不规则高密度影，CT 值约 81 HU，最厚处约 2.9 cm，右肾实质受压变形，肾实质明显强化，强化不均匀，右侧肾盂、肾盏及近端输尿管未见扩张，未见造影剂填充；左侧肾实质未见异常，肾盂、肾盏及输尿管未见扩张，近端输尿管可见造影剂填充。膀胱充盈良好，内见造影剂填充，未见占位性病变。前列腺形态、大小未见异常，内见多发结节状致密影。直肠形态正常，未见占位病变。肾门及腹主动脉旁、盆腔未见肿大的淋巴结。肝周、脾周见片状积液。与 2021 年 8 月 10 日双肾 CT 对比，右侧肾周出血较前减少；新见肝周及脾周积液。

报告结论：1.考虑右肾肾包膜下及肾周积血；2.腹腔少量积液。双肾 CT 平扫（第二次）如图 4-7 所示。

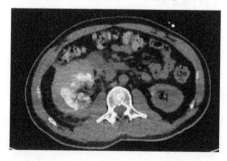
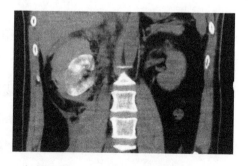

（a）轴位可见右肾肾包膜下及肾周积血，积血较前减少　　　（b）冠状位可见右肾肾包膜下及肾周积血，积血较前减少

图 4-7　双肾 CT 平扫（第二次）

于 2021 年 8 月 18 日再次复查双肾 CT。双肾 CT 检查提示右肾周脂肪间隙模糊，肾包膜下、腰大肌前方见环状及片状不规则高密度影，CT 值约 67 HU，最厚处约 2.9 cm；右侧腹膜增厚；双肾实质见斑片状稍高密度影；双侧肾盂、肾盏及输尿管未见扩张。膀胱充盈良好，壁均匀，未见占位性病变。前列腺形态、大小未见异常。直肠形态正常，未见占位病变。肾门及腹主动脉旁、盆腔均未见肿大的淋巴结。肝周见少许积液影。两侧胸腔见弧形积液影。与 2021 年 8 月 11 日双肾 CT 对比，右侧肾周血肿密度较前降低；肝周积液较前减少，脾周积液吸收消失，前列腺内致密影消失，两侧胸腔积液较前增多，其他方面所见大致同前。

报告结论：1. 右肾肾包膜下及肾周积血；2. 腹腔少量积液。停止血药物，继续卧床。双肾 CT 平扫（第三次）如图 4-8 所示。

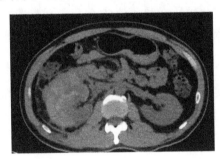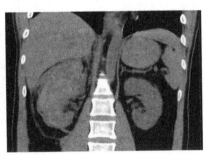

（a）轴位可见右肾肾包膜下及肾周积血，积血较前明显减少

（b）冠状位可见右肾肾包膜下及肾周积血，积血较前明显减少

图 4-8　双肾 CT 平扫（第三次）

2021 年 8 月 28 日再次复查双肾 CT。检查结果提示右肾周脂肪间隙模糊，肾包膜下、腰大肌前方见环状及片状不规则高密度影，CT 值约 67 HU，最厚处约 2.7 cm；右侧腹膜增厚；双侧肾盂、肾盏及输尿管未见扩张。膀胱充盈良好，壁均匀，未见占位性病变。前列腺形态、大小未见异常。直肠形态正常，未见占位病变。肾门及腹主动脉旁、盆腔未见肿大的淋巴结。与 2021 年 8 月 18 日的双肾 CT 对比，右侧肾周血肿密度较前稍减低；肝周积液消失；其他方面所见大致同前。

报告结论：右肾肾包膜下及肾周积血。双肾CT平扫（第四次）如图4-9所示。

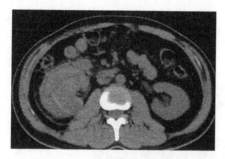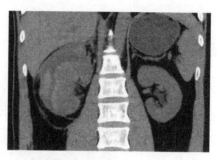

（a）轴位可见右肾肾周积血较前明显减少　　（b）冠状位可见右肾肾周积血较前明显减少

图4-9　双肾CT平扫（第四次）

于2021年9月13日行肾彩色超声检查。检查提示双肾切面大小、形态正常，实质回声均匀，未见占位性病变，集合系统未见分离，未见异常回声团。右肾周探及低回声区，范围8.5 cm×2.2 cm。CDFI：右肾周低回声区未见血流信号，双肾血流灌注好，呈指状分布，均匀。

报告结论：1.右肾肾周低回声区，考虑血肿；2.双肾回声未见明显异常。右肾肾周低回声血肿（范围8.5 cm×2.2 cm）如图4-10所示。

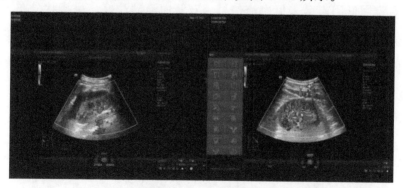

图4-10　右肾肾周低回声血肿（范围8.5 cm×2.2 cm）

于2021年9月23日行肾彩色超声检查。检查提示双肾切面大小、形态正常，实质回声均匀，未见占位性病变，集合系统未见分离，未见异常回声团。右肾周探及混合回声区，范围9.1 cm×5 cm×1.4 cm，边界清晰，内回声不均匀。CDFI：右肾周混合回声区未见血流信号，双肾血流灌注好，呈指状分布，均匀。

报告结论：1.右肾周混合回声区，考虑血肿；2.双肾回声未见明显异常。右肾肾周低回声血肿如图 4-11 所示。

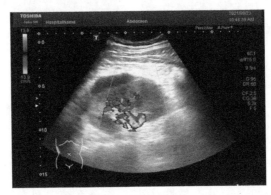

图 4-11　右肾肾周低回声血肿（范围 9.1 cm×1.4 cm）

于 2021 年 11 月 3 日行肾彩色超声检查。检查提示双肾切面大小、形态正常，实质回声均匀，未见占位性病变，集合系统未见分离，未见异常回声团。右肾周探及低回声区，范围 1.8 cm×0.7 cm，边界清晰，内回声不均匀。CDFI：右肾周低回声区未见血流信号，双肾血流灌注好，呈指状分布，均匀。

报告结论：1.右肾周低回声区（血肿团块较 2021 年 9 月 23 日肾彩色超声检查的血肿团明显减小）；2.双肾回声未见明显异常。右肾肾周低回声血肿如图 4-12 所示。

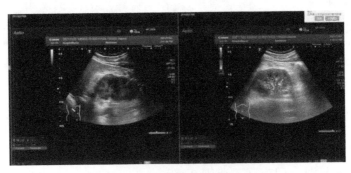

图 4-12　右肾肾周低回声血肿

第五章
桡动脉入路脑血管介入诊疗的术后护理

经桡动脉穿刺者术后拔除鞘管，对穿刺点局部压迫 4～6 h 后，即可去除加压弹力绷带。目前，国内开始使用专门的桡动脉压迫装置进行止血，有气囊充气式止血器、螺旋式止血器或自制纺纱支点压迫止血，使用桡动脉气囊充气式止血器或螺旋式止血器止血时，保持腕部制动即可，患者的痛苦相对较小。但是，桡动脉压迫装置具体的压迫时间、压迫力量、减压时间间隔、每次减压程度等在各地医院尚未统一。

一、自制纺纱支点压迫止血

先用两块小纺纱十字叠加，然后用弹力绷带包紧，纺纱支点即可完成（图 5-1）。拔除桡动脉鞘管后，先用无菌纺纱垫在穿刺点的上方，加上自制纺纱支点压迫，再用弹力绷带包扎 4 圈，塑形后完成包扎止血一般每过 1 小时松解 1 圈，4 小时后即可去除加压绷带。支点压迫止血方法如图 5-2 所示。

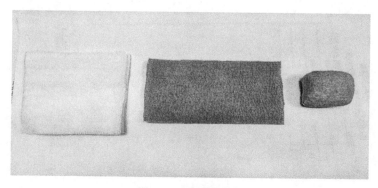

图 5-1　自制纺纱支点

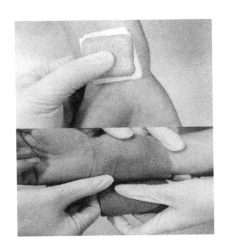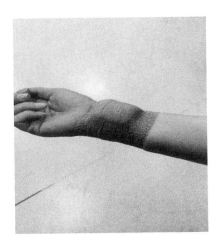

图 5-2　支点压迫止血方法

二、使用止血器压迫止血

　　临床上使用的穿刺部位止血器品种较多，有气囊充气式止血器、螺旋式止血器、旋钮式加压止血器（图 5-3）。桡动脉止血器减压的方法：需由两名医护人员配合完成，其中一人将鞘管稍微向后撤，覆盖无菌纱布，然后在穿刺点上固定压迫器压板，另一人使用固定胶带将压板固定，按顺时针旋转压迫器手柄，增加压力，将鞘管拔出，再次调节手柄，保证穿刺点不再渗血，连续压迫 4 ～ 6 h。腕部制动，定时逆时针旋转减压。

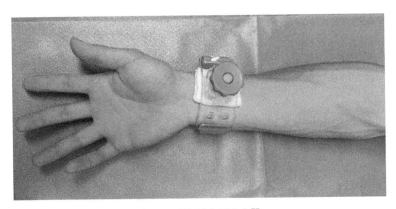

图 5-3　旋钮式加压止血器

三、术后护理

1. 穿刺部位的护理

使用自制纺纱支点止血方法约每小时松解 1 圈，4～6 h 内松解完毕；气囊充气式止血器每 2 h 缓慢抽气 1～2 mL；螺旋式止血器每 2 h 旋转按钮放松一圈，注意边减压边观察。若发现患者穿刺部位渗血，应及时适当还原压力，直至止血，若穿刺部位有出血，患者术肢前臂肿胀、青紫情况，应报告医生及时处理。

2. 术肢活动

如无特殊病情变化，不严格强调患者卧床休息，但仍需注意观察病情。对于术侧肢体，应嘱患者以握拳、张开的方式促进肢体末梢循环，减缓肢体因加压包扎引起血液回流不畅而导致的肿胀。术侧肢体要保持伤口敷料清洁干燥，穿刺口 24 h 内应保持清洁干燥。

3. 严密观察生命体征及其他症状

严密观察患者的意识、瞳孔、血压、脉搏、呼吸、肢体活动及双侧桡动脉搏动情况，并做好记录工作。注意患者有无头晕、头痛、呕吐、失语、肌力下降、癫痫等神经系统症状。

4. 生活护理

指导患者合理饮食，少食多餐，以清淡易消化的饮食为主，避免过饱，保持大便通畅。卧床期间加强对患者的生活护理，满足患者的生活需要。

5. 排尿要求

无禁忌的情况下指导患者多饮水，加速造影剂的排泄，以减少造影剂对肾脏的影响；当患者存在慢性肾脏疾病、高龄、糖尿病、低血压病、高血压病、心力衰竭等多种危险因素时，对比剂肾病的发生风险升高。临床上应对此类患者多加监护，给予静脉水化治疗，可于术前 6～12 h、术后 6～24 h 遵医嘱给予等渗晶体液，如等渗盐水（0.9%）或等渗碳酸氢钠，输注速率为

$1 \sim 3$ mL/（kg·h）。同时，术前、术后要监测患者的肾功能变化，准确记录尿量和 24 h 出入水量，保持尿量 $75 \sim 125$ mL/h；及时发现肾功能异常，并予以干预措施。

四、加强基础护理，防止并发症

1. 穿刺部位血肿

穿刺部位血肿是 DSA 最常见的并发症，术后穿刺点的压迫非常关键，使用桡动脉压迫止血器或自制纺纱支点压迫止血需要掌握一定的力度和技巧。每间隔 $30 \sim 60$ min 观察患者的穿刺点伤口，一旦发现出血或形成血肿，应立即给予压迫止血。同时，及时告知医师对穿刺部位进行重新包扎等处理。因穿刺部位血肿、渗血、出血而造成患者产生的不良情绪，护士应做好患者及其家属的解释工作，缓解患者的心理压力。

2. 脑血管痉挛

血管受到刺激后可引起血管痉挛，如导管、导丝进入血管壁的直接刺激，一次注射高浓度造影剂或患者紧张、恐惧、高血压等因素都可能造成继发性脑血管痉挛。术前应给予患者心理安抚，在手术操作中术者的动作应轻柔和规范，才能有效避免该并发症的发生。如发生血管痉挛，应及时处理，可根据情况使用扩张血管的药物，采取有效的预防和治疗措施，能降低脑血管痉挛发生的概率。

3. 血栓形成和栓塞

血栓形成和栓塞是 DSA 的常见并发症。动脉硬化斑块的崩解脱落可导致血管栓塞，表现为偏瘫、失语、偏身感觉障碍等。术前规范用药和术中规范化操作能有效地降低血栓的脱落。严密观察患者的病情变化，做到早期发现早期处理。

4. 脑出血

由于导管的刺激可导致颅内动脉瘤或血管畸形破裂再出血，也可能因患者情绪紧张、激动、排便及剧烈活动等引起动脉压突然升高、头部静脉回流受阻而再出血，表现为头痛、恶心、呕吐、颈项强直、意识障碍、肌力减退或丧失、小便失禁等。避免引起血压增高的不利因素，遵医嘱常规给予患者通便药物，保持大便通畅。术中注意询问患者排尿情况，必要时给予插尿管。根据血压随时调整药量，防止因血压骤然升高而诱发出血。

5. 术后低血压

患者表现为心率减慢及血压下降。术后严密监测患者的血压，备好阿托品等抢救药品。

6. 碘过敏反应

如发生造影剂过敏，患者可出现头晕、呕吐、荨麻疹、血压下降等。此时，应立即通知医生进行抢救，术前应准备好常用的抗过敏药物。

7. 术后感染

严格按照规范做好无菌操作、消毒隔离。医护人员术前做好局部皮肤消毒，术中规范无菌操作，病室每天消毒通风，并注意空气的温度、湿度监测。

8. 高灌注综合征

由于狭窄的动脉突然扩张，颅内血流明显增加导致脑水肿。表现为头痛、头胀、恶心、呕吐、意识障碍等，严重者可发生颅内出血。术后应密切观察患者的神志、瞳孔及生命体征变化。72 h 内严格控制血压，避免血压过低或骤然升高。

第六章
介入手术中含碘对比剂的使用注意事项

第一节　含碘对比剂的分类

现有碘对比剂均为三碘苯环衍生物，根据离子特性、分子结构，以及渗透压、碘浓度的不同，可分为多种类型。

一、根据离子特性分类

可分为离子型对比剂和非离子型对比剂。前者主要是钠盐和葡甲胺盐，在水中会电离成阴离子和阳离子，故称为离子型对比剂。后者不是盐类，不带羧基，在水溶液中不产生离子，不带电荷，称为非离子型对比剂。离子型对比剂可扰乱电离环境和电解质平衡，增加血浆蛋白的结合率，其渗透压偏高，不良反应较常见，已被淘汰，现在临床上使用的均为非离子型对比剂。

二、根据对比剂含苯环数量分类

可分为单体对比剂和二聚体对比剂。分子越大，黏度越高，现在临床上使用的大多为单体对比剂。

三、根据渗透压分类

可分为等渗对比剂、次高渗对比剂和高渗对比剂。第一代碘对比剂属于高渗对比剂，不良反应发生率高。第二代次高渗对比剂渗透压几乎是人体血浆渗透压的 2 ~ 3 倍，如碘普罗胺、碘海醇、碘帕醇等。第三代对比剂是以碘克沙醇为代表的等渗对比剂，其渗透压与血浆渗透压相同。

四、根据碘浓度分类

可分为低浓度对比剂、中等浓度对比剂、高浓度对比剂（< 300 mgI/mL 为低浓度对比剂；300 ~ 350 mgI/mL 为中等浓度对比剂；> 350 mgI/mL 为高浓度对比剂）。神经介入常用对比剂名称、类别及理化特点见表 6-1。

表 6-1　神经介入常用对比剂名称、类别及理化特点

通用名	原研商品名	类别	渗透压（mOsm/kg）	相对分子质量	浓度（mg/ml）	37 ℃条件下的黏滞度（mPa·s）
碘普罗胺	优维显®	非离子次高渗单体	590	791	300	4.7
碘海醇	欧乃派克®	非离子次高渗单体	770 680	821	370 300	10.0 6.3
碘帕醇	碘比乐®	非离子次高渗单体	830 680	777	350 300	10.4 4.7
碘佛醇	安射力®	非离子次高渗单体	800 710	807	370 320	9.4 5.8
碘美普尔	碘迈仑®	非离子次高渗单体	790 620	777	350 350	9.0 7.5
碘克沙醇	威视派克®	非离子等渗双体	290	1550	320 270	11.8

第二节　含碘对比剂的选择

含碘对比剂的合理选用需全面考虑多种因素，我们主要从含碘对比剂的安全性、碘浓度、患者的不适感等方面考虑。

一、含碘对比剂的安全性

含碘对比剂的渗透压与不良反应息息相关。目前，国内外指南多推荐使用等渗对比剂和次高渗对比剂。与次高渗对比剂相比，使用等渗对比剂手术后对比剂诱导的急性肾损伤（contrast-induced acute kidney injury，CI-AKI）和心血管不良事件的发生风险均降低。在神经毒性上，高渗性是发生对比剂神经毒素的因素之一，相对高渗对比剂，等渗对比剂神经毒性更小。

二、对比剂的碘浓度

碘浓度与渗透压和黏度息息相关（碘克沙醇除外，其不同碘浓度的渗透压相同，仅黏度不同），同时又与造影效果息息相关。高碘浓度能带来更好的对比度，但是同时也会带来更高的渗透压和黏度。

全脑血管造影术通常采用约 300 mgI/mL 的低、中等浓度对比剂，既能获得足够清晰的图像，还能实现较低的渗透压和黏度。

三、患者的不适感

影响患者注射舒适度的痛感、热感等也需考虑。与次高渗对比剂相比，使用等渗对比剂时患者的痛感、热感等不适感的发生率更低。

第三节　含碘对比剂使用前的评估

一、禁忌证

含碘对比剂的应用虽然没有绝对禁忌证，但是甲状腺功能亢进未治愈的患者不推荐使用含碘对比剂，急性甲状腺危象患者需要避免使用碘对比剂，因为碘对比剂可加重甲状腺毒症。此类患者如果一定要使用含碘对比剂，需平衡风险获益，慎重使用。

二、碘过敏试验

目前，大多数含碘对比剂的说明书上都标注不需要进行碘过敏试验，碘过敏试验对于过敏样反应发生风险的预测价值非常有限，除非产品说明书特别要求，否则不需要进行碘过敏试验。

三、预防性用药

针对不良反应高风险患者，预防性药物可有效避免不良反应发生，因此在考虑预防性用药获益的同时，还需考虑预防性药物带来的不良反应。预防性用药不能预防所有的不良反应，即使在使用了预防性药物的情况下，仍可发生过敏样反应。此类患者如果再次使用预防性用药，依然可以有效降低过敏样反应的发生率。

四、水化

水化是现阶段得到普遍认可的预防对比剂诱导的急性肾损伤发生的有效方法，但关于水化的具体方法，目前尚无统一建议。2014 年欧洲心脏病学会推荐：中重度慢性肾病患者可在对比剂注射前 12 h 至注射后 24 h 进行水化、静脉输注等渗盐水，但无水化总量的推荐。中国心血管领域专家共识推荐：对于估计肾小球滤过率 < 60 mL·min^{-1}·1.73 m^{-2} 的患者，对比剂注射前 3 ～ 12 h 至对比剂注射后 6 ～ 24 h，持续静脉输注 0.9% 生理盐水（1 ～ 1.5 mL·kg^{-1}·h^{-1}），并监测尿量。2017 年美国放射学会指南推荐：以 100 mL/h 速度静脉输注生理盐水或口服水化。2018 年欧洲泌尿生殖放射学会推荐：高危患者应进行预防性水化，在注射对比剂前 1 h 给予 1.4% 碳酸氢钠（3 mL·kg^{-1}·h^{-1}），之后 4 ～ 6 h 给予 1.4% 碳酸氢钠（1 mL·kg^{-1}·h^{-1}）或在注射

对比剂之前 3 ～ 4 h 和注射之后 4 ～ 6 h 均给予 0.9% 生理盐水（1 mL·kg⁻¹·h⁻¹）。基于以上指南及共识，建议根据临床实际情况，选择合适的时间、速率及总量进行水化。水化途径可选择静脉补液、口服补液或口服联合静脉补液，不建议只采用口服补液的方式进行水化，对于充血性心力衰竭的患者，应注意减少水化用量。

第四节　对比剂的使用

一、对比剂预热

对比剂在使用前应预热至人体温度（37 ℃），此举可有效降低对比剂的黏度，并可在一定程度上有效降低并发症的发生概率。

二、对比剂限量

对比剂用量与 CI-AKI 的发生率息息相关，为了避免 CI-AKI 的发生，应根据患者的肾功能情况限制对比剂的最大用量。通常对比剂总量与肌酐的比率 < 3.7 作为对比剂使用的上限。

三、血管造影对比剂自动注射参数推荐

血管造影对比剂自动注射参数推荐表见表 6-2。

注射参数的设定原则：对比剂注射流速应与导管头端所在部位的血管内血流速度相匹配，对比剂注射量应为刚好能充分显示病变的最小值（最优化原则）。

不同血管疾病对造影效果的要求不同，术者需要在推荐的基础上根据实际情况调整，切忌生搬硬套，否则容易对血管内膜造成压力性损伤。

表 6-2　血管造影对比剂自动注射参数推荐表

导管位置	流速 mL/s	注射量 /mL	压力限制 /psi
主动脉弓	15～20	15～20	600
锁骨下动脉	4～6	6～10	200～300
颈总动脉	5	8	300
颈内动脉	3～4	6	150
颈内动脉 3D	3	15	150
颈外、椎动脉	3	5	100
颈外、椎动脉 3D	3	12	100

注：1 psi=6894.76 Pa。

第五节　对比剂的不良反应

一、生理性反应

生理性反应又称为非特异性反应，多为剂量、浓度依赖性。通常生理性反应轻中度时就能察觉，一般不需特殊处理。

1. 轻度生理性反应

自限性的恶心、呕吐；一过性面部潮红、发热、寒战；头痛、眩晕、紧迫感；轻度高血压；自行缓解的迷走神经反射。

2. 中度生理性反应

持续性恶心、呕吐；高血压急症；无法自行缓解的迷走神经反射。

3. 重度生理性反应

持续性的迷走神经反射；心律失常、心脏骤停；抽搐、癫痫、高血压危象。

二、过敏样反应

过敏样反应的表现与过敏相类似，又称为特异性反应，与对比剂的剂量无关。过敏样反应可导致严重后果，需要重视及专门处置。

1. 过敏样反应的程度

（1）轻度过敏样反应。自限性的瘙痒、荨麻疹、皮肤水肿；自限性的喉部瘙痒；鼻塞、流鼻涕；结膜炎。

（2）中度过敏样反应。弥散性的瘙痒、荨麻疹、水肿；喉头紧迫感、声嘶、有哮鸣音；支气管痉挛。

（3）重度过敏样反应。弥漫性水肿伴有呼吸困难；弥漫性红斑伴有低血压；喉头水肿且伴有哮鸣音和缺氧；过敏性休克、心脏骤停。

2. 过敏样反应的类型

（1）速发型过敏样反应。速发型过敏样反应的发生率较低，几乎所有严重的不良反应均发生在对比剂注射后 20 min 内，因此，使用对比剂后 30 min 内应重点观察患者的生命体征，如出现过敏样反应，应立即停用。

（2）迟发型过敏样反应。迟发型过敏样反应的发生率比速发型过敏样反应的发生率要高，迟发型过敏样反应通常都是自限性的，绝大多数发生于注射后 3 h 至 2 天，大多数情况下不需要或只需要很少的治疗。

（3）过敏样反应的高危人群。

①过敏史。既往有对比剂过敏样反应或不明确的不良反应病史的患者，再次使用对比剂的不良反应风险较普通人群显著增高。因此，既往过敏史是预测不良反应发生的关键因素。

②哮喘史。既往哮喘病史会增加对比剂过敏样反应的风险，其过敏样反应常表现为支气管痉挛，重者可发生窒息。哮喘发作期的患者不良反应发生的风险较一般人群显著升高。

③焦虑。焦虑也容易诱发对比剂不良反应，对术前焦虑的患者应进行良

好的沟通及安抚，可减少轻度不良反应的发生。

三、对比剂诱导的急性肾损伤

对比剂诱导的急性肾损伤（CI-AKI）是指使用造影剂 48 h 内发生的急性肾功能损伤，表现为血清肌酐绝对升高（≥ 3 mg/L）或血清肌酐较基线升高 50%。应用对比剂进行神经介入治疗的 CI-AKI 总发生率仅为 1% ～ 7%，而对于慢性肾功能不全的潜在人群，其发生率可高达 30% ～ 37%。

在进行神经介入治疗前，需评估肾功能，对明显肾功能不良者，需权衡利弊后确定是否进行介入治疗。应用等渗对比剂导致的肾毒性比次高渗对比剂小，CI-AKI 风险更低。对于急性肾损伤的高风险患者，特别是血液透析的患者，应尽量选用等渗对比剂。

第七章
桡动脉入路介入术中对辐射的防护

在桡动脉入路介入术中的放射诊疗过程中，患者和医护人员不得不接受较高的辐射剂量，为了评估医护人员的辐射危害，要求对医护人员进行辐射剂量的监测，而患者作为手术的受益者很少关注自身射线受照的剂量。对于术者，我们有非常多的物理防护的方法，例如铅屏、铅衣、铅玻璃，这些防护用具利用铅的高原子序数来隔绝射线。但是对于患者，我们无法对其进行物理防护。因此，我们在任何时候、任何介入手术中都应积极应用本章节所介绍的方法，竭尽所能地降低辐射剂量，从而保护患者和术者的安全。

第一节　认识 DSA 剂量监测表

DSA 剂量监测表通常包含射线总时间、剂量率、射线累积量、剂量面积乘积。各种低剂量技术都是围绕这些指标去优化辐射剂量的，其中射线累积量即代表着这台手术的总剂量，它和急性放射性损伤息息相关，为重点关注的指标。

第二节　基础降低辐射剂量的方法

一、平板探测器尽可能贴近患者

平板探测器和患者的距离，将会直接影响辐射剂量和图像质量。平板探测器过于远离患者，会造成图像产生几何失真和几何模糊，前者不利于测量血管的管径，后者将降低图像边缘的锐利度。

在术中，患者应尽可能远离球管，而平板探测器则尽可能靠近患者，因此应升高导管床至合适的高度，将平板探测器下降至靠近患者的位置后，再开始透视。平板探测器和床的高度如图 7-1 所示。

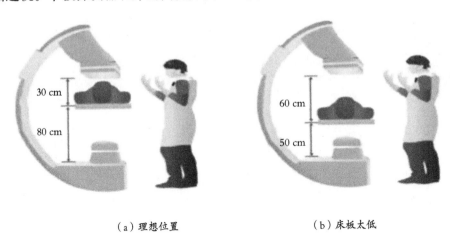

（a）理想位置　　　　　　　　　（b）床板太低

图 7-1　平板探测器和床的高度

部分 DSA 会配备有平板探测器自适应功能，能自动贴近而不触碰患者，利用这个功能可以有效降低辐射剂量。

二、最大化地使用遮线器

辐射剂量和照射野的照射面积成正比，使用遮线器将照射野的大小控制在恰好能完成手术的范围内，与完全不使用遮线器的手术相比，可显著降低辐射剂量。

在术中，术者应根据手术需要使用合适的视野，并实时使用遮线器调整照射野的大小，例如在椎动脉开口处支架置入术中可对左右两侧的无用视野使用遮线器，通常可将照射野减小至50%，术中辐射剂量也将会减少50%。合理使用遮线器控制照射野如图7-2所示。

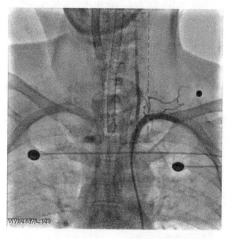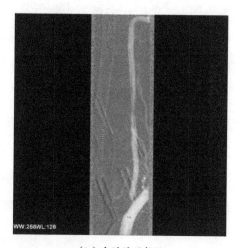

（a）不合适的照射野（虚线为合适的照射野）　　　（b）合适的照射野

图7-2　合理使用遮线器控制照射野

第三节　进阶降低辐射剂量的方法

一、使用低剂量透视程序

尽管 DSA 自动射线控制技术发展得非常成熟，但不同的术者用相同的时间做相同的造影手术，依然还会产生相当大的剂量差别。这是因为，DSA 虽然会自动控制管电压、管电流和曝光时间以维持图像信噪比在同一水平，但并不是万能的。面对不同体型的患者，DSA 自动控制系统仅凭图像信噪比这一个参考值无法始终准确地控制曝光量，而不同熟练度的术者，在做同一种手术时，对图像质量的要求也不尽相同。为了能让术者更好地平衡图像质量和射线剂量之间的关系，DSA 自动控制系统通常都会提供不同的自动剂量等级供施术者选择。

低剂量透视程序是高熟练度的术者在做造影检查时的最佳选择。通常在这类程序下，管电压会被适当降低，而曝光时间则会大幅降低，这会让图像的对比度、边缘锐利度有一定的下降，噪声水平上升，但同时辐射剂量也会有显著的下降。

在术中，术者可以根据情况，在不影响手术观察的前提下，适当使用更低剂量的透视程序去完成造影手术，技师也应根据术者需求设定合适的低剂量透视程序。例如，熟练的术者在超低剂量下行全脑造影术时，超低剂量图像（图 7-3）中可见 4F simmons 2 导管显影已不太清晰，胸部及两侧体较厚的肩部因射线量不足而产生大量的随机噪声（图 7-3 中的白色斑点）。

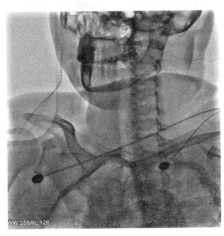

图 7-3　超低剂量图像

利用少量造影剂填充导管，术者可以在超低剂量图像下，清晰观察导管的形态（图 7-4）。

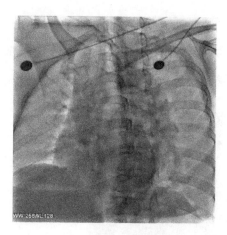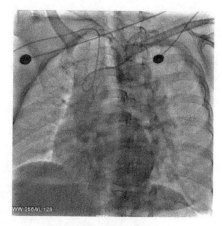

（a）未填充造影剂　　　　　　　　　　　　（b）填充造影剂后

图 7-4 少量造影剂填充导管

二、设定合理的采集和透视的帧率

DSA 的球管不是一个"水龙头"，而是一个能迅速开关的"电灯"，球管发射的射线是呈脉冲式的，每一张图像都是球管进行一次"开关"所生成的，图像帧率也和辐射剂量相关。因此，尽管现在的 DSA 能够做到非常高的采集和透视帧率，让图像显示非常流畅，但是术者并不应随意地使用最高的采集帧率。相反，在射线最优化的原则下，术者应使用恰好满足诊断需求的最低的采集帧率。

1. 根据造影检查的目的来设定采集帧率

（1）对于脑缺血和静脉血栓患者，造影的目的是观察造影剂是否有充盈或缺损，以及是否有造影剂达峰时异常的血管，此类检查达到 3～4 每秒传输帧数（frames per second，FPS）即可满足诊断要求。

（2）对于脑出血的患者，如果是动脉瘤破裂出血，3～4 FPS 即可满足动脉瘤检出；如果是脑动脉、脑静脉的畸形，应使用 7～10 FPS 甚至更高的帧率，确保能够观察到畸形血管在主干上的开口，为下一步治疗方案的确定提供更多的信息。

2. 透视帧率的设定与低剂量透视程序类似

熟练度高的术者在做造影检查时，可以适当用更低的透视帧率去完成造影手术。应用超低剂量和低帧率下的图像如图 7-5 所示。

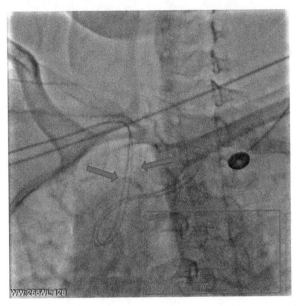

箭头处可见低帧率下的运动伪影，方框处可见低剂量下的随机噪声

图 7-5　应用超低剂量和低帧率下的图像

第四节　影像融合三维导航技术

神经介入手术的影像融合技术主要针对术前扫描过头颅 / 头颈 CTA 的患者，将 CTA 进行容积重建，与术中 DSA 图像进行配准后，即可利用 CTA 进行三维导航。在影像融合三维导航技术下，术者犹如拥有了一双"透视眼"，不再需要反复推注造影剂制作路径图就可以看清血管的走行，有效减少了造影时间。多模态影像融合下的三维路径图如图 7-6 所示。

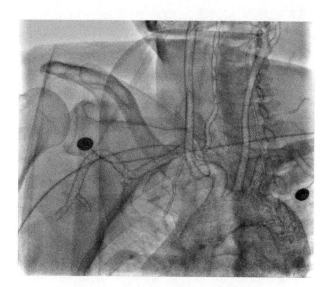

图 7-6　多模态影像融合下的三维路径图

第八章
桡动脉入路脑血管造影术

第一节　桡动脉入路脑血管造影术概述

脑血管造影是一个重要的有创检查方法，主要用于脑血管病的诊断和治疗前的评估。脑血管造影提供了脑血管的高分辨、三维、病理解剖学的相关影像信息，并允许实时分析血流数据，指导医师介入手术。因此，血管造影仍然是脑部和脊柱血管病变诊断的金标准。

脑血管造影术最早可追溯到 1927 年，通过暴露颈动脉或经皮穿刺颈动脉、椎动脉注射造影剂来实施，当时的并发症高达 80%。1936 年前后，出现了经皮颈动脉血管造影术。1953 年，塞尔丁格对经皮股动脉导管插入术进行了里程碑式的介绍，随后用于选择头臂血管的预成形导管也很快出现。随着穿刺技术和造影材料的改进，脑血管造影术并发症的发生率不断下降，逐步发展演变成为如今的股动脉穿刺脑血管造影术。由于股动脉直径大，不易发生血管痉挛，至今一直被用于神经介入的主要通路。

然而，并非所有患者均可通过股动脉穿刺进行神经介入，如双侧股动脉或髂动脉闭塞、主动脉闭塞或腹股沟区感染的患者不适合选择股动脉穿刺进行脑血管造影。对于不适合股动脉介入的患者，可以选择 TRA 穿刺置管进行脑血管造影。桡动脉穿刺具有更高的安全性和舒适性，术后患者无须卧床制动，显著提高了患者的舒适度，减少卧床相关并发症和护理工作量，缩短了住院时间，降低了住院费用。

第二节 桡动脉入路脑血管造影术术前评估

DSA 是一项有创的血管检查，术前应做好充分的评估工作，如掌握患者的临床资料（现病史、既往史及血管影像），并进一步评估是否符合 DSA 适应证，以及是否存在禁忌证。术前应对患者进行详尽的神经系统体格检查，以便在术中、术后对比观察神经功能变化。触诊股动脉、足背动脉、桡动脉的搏动情况，以便评估是否适合穿刺。怀疑有主动脉或髂动脉病变的，可完善下肢血管超声检查或行 CTA 进一步评估。

一、桡动脉入路脑血管造影术的适应证和禁忌证

1. DSA 适应证

（1）明确脑血管病变情况或寻找脑血管病的病因。

（2）脑静脉病变。

（3）脑内或蛛网膜下腔出血病因检查。

（4）头面部富血性肿瘤术的术前检查。

（5）了解颅内占位病变的血供与邻近血管的关系及某些肿瘤的定型。

（6）实施血管介入或手术治疗前明确血管病变和周围的解剖关系。

（7）急性脑血管病需动脉溶栓或其他血管内治疗。

（8）头面部及颅内血管性疾病的治疗后复查。

2. DSA 禁忌证

（1）碘造影剂过敏或不能耐受。

（2）介入器材过敏。

（3）严重心、肝、肾功能不全。

（4）穿刺点局部感染。

（5）并发脑疝。

（6）麻醉药过敏。

二、桡动脉入路脑血管造影术的路径评估

尽管选择桡动脉入路具有舒适度高、创伤小、患者易接受等优点，但并非所有患者均适合优先选用桡动脉入路。因此，进行脑血管造影术前需要综合考虑各方面因素，从而选择合适的入路进行造影。

1. 股动脉评估

对于无法建立股动脉通路的患者，应优先选择桡动脉入路，以下情况通常被认为不适合进行股动脉入路。

（1）双侧股动脉或髂动脉闭塞、主动脉闭塞。行脑血管造影术前应检查双侧足背动脉的搏动情况。下肢动脉搏动不对称性减弱或消失时，提示可能存在一侧或双侧股动脉或髂动脉闭塞，应避免选择股动脉入路进行脑血管造影术，或完善超声检查或行 CTA 检查进一步评估。双侧髂动脉硬化闭塞症如图8-1所示。从图8-1可见，CTA 为腹主动脉下段、两侧髂总动脉、髂内外动脉粥样硬化；左侧髂总动脉及右侧髂外动脉闭塞；右侧髂总动脉、左侧髂外动脉起始部管腔重度狭窄，左侧髂内动脉管腔轻度或中度狭窄；腹主动脉下段、右侧髂内动脉轻度狭窄。

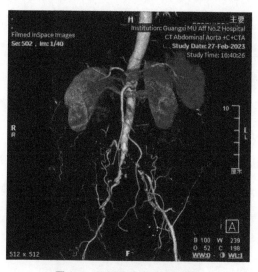

图 8-1 双侧髂动脉硬化闭塞症

（2）下肢深静脉血栓。下肢深静脉血栓的患者行股动脉穿刺时，操作中对股静脉的挤压可能导致血栓脱落而引起肺栓塞，也可以优先选择桡动脉入路。

（3）腹股沟部位感染。腹股沟部位感染的患者行股动脉穿刺可能导致感染扩散，可以优先选择桡动脉入路。

（4）其他情况。如口服抗凝药物、肥胖的患者也不适合选择股动脉入路。

2. 桡动脉评估

进行桡动脉入路神经介入时，需考虑桡动脉血管的直径及手掌侧支循环的情况，如果桡动脉鞘管或造影管的直径大于桡动脉血管直径，且同时存在手掌的侧支循环不良，容易导致远端发生缺血坏死。脑血管造影术通常可采用 4F 或 5F 造影管完成，而应用 5F 桡动脉鞘管则通常要求桡动脉直径 ≥ 1.5 mm，大部分成人的血管直径可以满足上述要求。对儿童进行桡动脉入路术时需考虑血管直径的影响，尽可能选择小于血管直径的鞘管进行造影。术前行桡动脉（包括尺动脉）超声检查对评估 TRA 的可行性及指导通路材料的选择具有一定的价值。尽管手部血供具有桡动脉和尺动脉双供血的特点，但术后若发生桡动脉闭塞仍可能造成手部缺血。1929 年，Allen 提出通过评估掌浅弓与掌深弓间的代偿情况预测桡动脉闭塞后手部发生缺血的风险。Allen 试验（图 8-2）中，嘱患者握拳，观察两手指尖，同时压迫桡和尺动脉，然后在放松压迫尺动脉的同时让患者松拳，观察手指的颜色。如 5 s 内手掌由苍白变红，则表明桡动脉侧支循环良好，Allen 试验阴性；如超过于 5 s 手掌的颜色仍不变红，提示桡动脉侧支循环不佳，Allen 试验阳性。2004 年提出的 Barbeau 试验（图 8-3），其原理与 Allen 试验相同，但使用指脉氧监测代替目测手掌颜色，操作更便捷，评估更客观。目前认为，Barbeau 试验较 Allen 试验更能反映手掌弓的侧支循环情况。

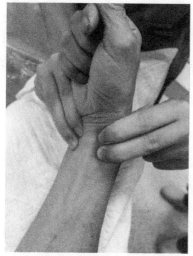

（a）同时按压桡动脉及尺动脉使手掌苍白　　　（b）放松尺动脉后手掌由苍白变红

图 8-2　Allen 试验

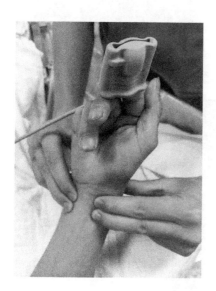

图 8-3　Barbeau 试验

3. 主动脉弓及弓上血管的评估

主动脉弓分型（图 8-4）、弓上血管变异及迂曲程度是影响神经介入操作的重要因素，术前对弓上血管进行无创影像学评估有助于指导术者选择合适的手术入径。

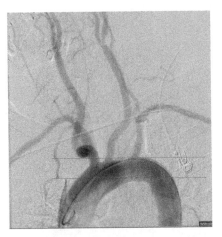

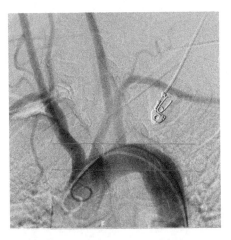

（a）主动脉弓顶切线到头臂干起始部的距离等于或小于头臂干宽度（Ⅰ型）

（b）主动脉弓顶切线到头臂干起始部的距离大于 1 倍、小于 2 倍头臂干的宽度（Ⅱ型）

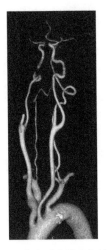

（c）主动脉弓顶切线到头臂干起始部的距离等于 3 倍或以上头臂干宽度（Ⅲ型）

图 8-4　主动脉弓分型

Ⅲ型主动脉弓的患者采用股动脉入路时，可能因其右侧锁骨下的动脉和右侧颈动脉插管困难，而选择右侧桡动脉入路，这样可大大地减少操作难度。合并牛型主动脉弓（以下简称"牛型弓"）的左侧颈内动脉病变在采用 TFA 时超选非常困难，往往需要 simmons 2 导管或 Mani 导管在主动脉弓上成形后才能成功进入左侧颈动脉。而选择 TRA 则具有明显优势，通常无须在主动脉弓上成形即可直接超选目标血管。因此，合并牛型弓的左侧颈内动脉病变是优先选择 TRA 的最佳适应证之一。牛型弓变异如图 8-5 所示。

迷走锁骨下动脉变异的患者，采用常规右侧桡动脉入路往往比较困难，选择股动脉入路反而更有优势。但是，也有学者提出通过左侧 TRA 可以克服迷走锁骨下动脉带来的干扰。迷走锁骨下动脉变异如图 8-6 所示。

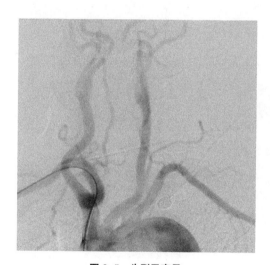 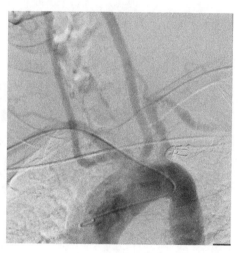

图 8-5　牛型弓变异　　　　　　　图 8-6　迷走锁骨下动脉变异

第三节　桡动脉入路脑血管造影术的操作要点

桡动脉入路脑血管造影术的相关材料介绍见第三章，术中需要的材料包括 5F 桡动脉鞘、利多卡因、5 mL 注射器（麻醉用）、10 mL 注射器（手推造影剂）、肝素、0.035 inch（260 cm）长交换导丝、5F 猪尾巴导管、0.035 inch 泥鳅导丝（150 cm 或 180 cm）、4F/5F simmons 2 导管。桡动脉造影术所需的部分材料如图 8-7 所示。

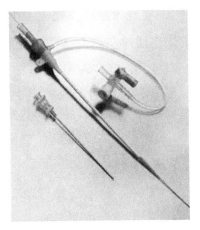

（a）5F 桡动脉鞘

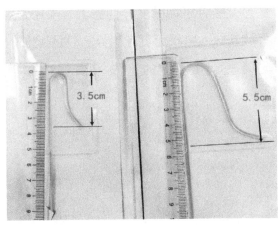

（b）simmons 1 导管（左）和 simmon 2 导管（右）

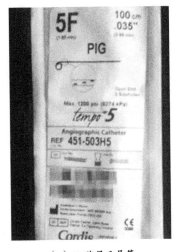

（c）5F 猪尾巴导管

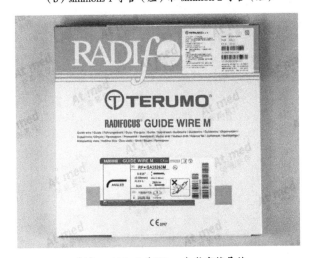

（d）0.034 inch（260 cm）长交换导丝

图 8-7　桡动脉造影术所需的部分材料

一、桡动脉穿刺

采用 Seldinger 穿刺技术，一般放入 5F 桡动脉鞘。

二、主动脉弓造影

施术者使用 0.034 inch 交换导丝（260 cm）携 5F 猪尾巴管沿桡动脉上行，将猪尾巴导管头端置于升主动脉，完成主动脉弓造影。注意上行过程应在投射下完成，避免导丝误入内乳动脉、甲状腺颈干或椎动脉内，以防造成出血、夹层或斑块脱落。猪尾巴导管到位后，应"冒烟"（手推造影）再次确认导管的位置、造影的投射角度，以便能较好地观察主动脉弓上血管。目标血管显影的建议投射体位见表 8-1。造影剂自动注射建议参数见表 8-2。

表 8-1 目标血管显影的建议投射体位

目标血管	投射体位参考
主动脉弓	后前位、左前斜位 30° ~ 45°
颈动脉分叉处	侧位、同侧斜位约 45°
颈动脉 C1 ~ C7 段	侧位、后前位
大脑前动脉	侧位、同侧斜位约 30°
大脑中动脉 M1 段	后前位（头位 20° ~ 30°）
大脑中动脉 M2 ~ M4 段	侧位、同侧斜位 30° ~ 45°
椎动脉开口	对侧斜位 10° ~ 20°（头位 5° ~ 10°）
椎动脉 V1 ~ V3 段	后前位、侧位
椎动脉 V4 段	同侧斜位 10° ~ 20°
基底动脉	后前位（足位 5° ~ 10°）、侧位

表 8-2　造影剂自动注射建议参数

动脉	注射速率（mL/s）	注射总量 /mL	最大压力限度 /psi	注射延迟 /s
主动脉弓	15～20	30	600	1
颈总动脉	4～6	8～10	200～300	1
颈内动脉	3～4	6～8	100～300	1
颈外动脉	2～3	4～6	100～300	1
锁骨下动脉	4～6	8～10	200～300	1
椎动脉	2～3	4～6	100～200	1
三维（3D）	2.5～4.0	12.5～20.0	100～200	0

注：1 psi=6894.76 Pa。

三、长导丝交换

　　完成主动脉弓造影后，回撤并旋转猪尾巴导管，在猪尾巴管的配合下推送长交换导丝，将长交换导丝置入降主动脉，继续推送长交换导丝至腹主动脉或髂动脉以便完成交换。保持长导丝位置并小心撤出猪尾巴导管，再次沿长交换导丝上行 simmons 2 导管，将其头端置于降主动脉，以便利用主动脉弓成形。注意在推送长交换导丝过程中应在透视设备下观察长交换导丝头端，避免误入肾动脉而造成肾动脉夹层或出血。回撤猪尾巴导管时可请助手配合固定桡动脉鞘，避免回撤时将桡动脉鞘带出血管。交换过程动作应轻柔，避免长交换导丝回撤掉入升主动脉或在升主动脉内成形而导致交换失败（尤其是Ⅲ型主动脉弓或头臂干过度迂曲时）。长导丝交换技术如图 8-8 所示。

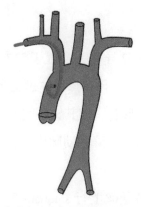

（a）完成主动脉弓造影后旋转导管

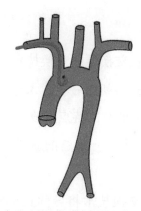

（b）使猪尾巴导管头端朝向降主动脉

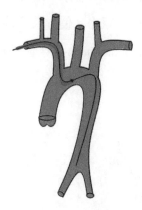

（c）利用猪尾巴导管协助长交换导丝进入降主动脉

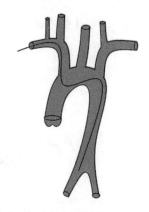

（d）回撤猪尾巴导管保留长交换导丝

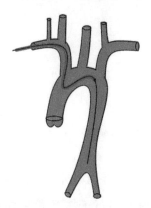

（e）沿长交换导丝将 simmons 2 导管
头端置于降主动脉

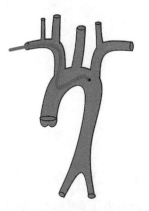

（f）回撤长交换导丝后推送 simmons 2
导管，并利用主动脉弓成形

图 8-8　长导丝交换技术

四、simmons 2 导管成形

通过长交换导丝交换技术，可以将 simmons 2 导管头端置于降主动脉内，此时导管开口朝向弓下，无法直接对弓上的血管进行造影。这就需要术中利用主动脉弓的解剖特点来改变 simmons 2 导管的形态，使其头端朝向弓上的血管，以便进行弓上血管的造影。最常用的方法是利用降主动脉成形。

1. 降主动脉成形

利用交换技术将导丝置于降主动脉后，沿导丝上行 simmons 2 导管；使 simmons 2 导管头端及弯曲部位于降主动脉内；回撤导丝，向前推送并旋转 simmons 2 导管，利用主动脉弓的下壁对导管造成的阻力，使导管弯曲成"γ"形，以便能顺利进入弓上的血管利用降主动脉使 simmons 2 导管成形，如图 8-9 所示。

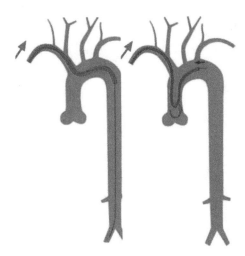

图 8-9　利用降主动脉使 simmons 2 导管成形

利用此方法可以在大部分情况下使 simmons 2 导管成形，但在特殊情况下，如迷走锁骨下动脉时，由于右侧锁骨下动脉开口过于靠近降主动脉，主动脉弓无法对导管形成阻力使其弯曲，可以通过其他升主动脉成形或改为左侧桡动脉入路或股动脉入路造影。

2. 主动脉瓣成形

利用 150 cm 泥鳅导丝携 simmons 2 导管进入至头臂干开口，继续推送导丝进入升主动脉并在主动脉瓣处呈反向 " Ω " 形，进一步推送导丝使其进入到弓上的血管内（如左侧颈动脉），此时的头臂干和左侧颈动脉对导丝的形态会形成一定的支持，沿导丝小心推送 simmons 2 导管通过导丝的反折部位即可完成主动脉瓣成形。顺利成形后回撤导丝并进一步行弓上血管造影，如进入到相应弓上血管，可顺势完成该血管造影，再进行其他血管造影。主动脉瓣成形操作过程如图 8-10 所示。

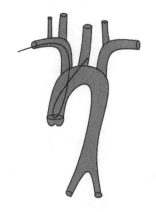 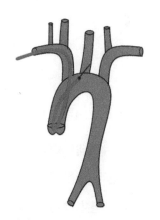

（a）150 cm 泥鳅导丝在升主
动脉形成反折并进入弓上血管

（b）沿导丝推送 simmons 2
导管使主动脉瓣成形

图 8-10　主动脉瓣成形操作过程

该操作过程需注意：①避免导丝进入心脏内，以防刺激心脏而造成心律失常。②操作过程要轻柔，避免造成主动脉上的斑块脱落。③泥鳅导丝进入弓上血管应有足够距离，以便形成稳定的支持。④尽可能选择 4F 导管（如 4F simmons 2 导管）而非 5F 的导管，因 4F 导管更加柔软，在同等支持力的情况下更容易通过导丝反折部位，且对心脏及瓣膜的刺激更小。

3. 利用弓上血管成形

有些患者的解剖结构允许导丝直接进入右侧颈动脉，导管可沿导丝也进入颈动脉，并顺势进行右侧颈动脉造影，造影完成后小心旋转导管以防向前移动。同时，推动导管使弯曲部下降到主动脉口完成成形，并继续其余血管的造影。利用右侧颈动脉成形操作过程如图 8-11 所示。

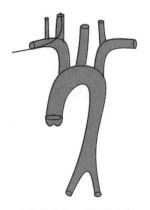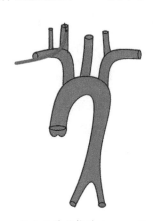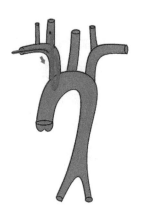

（a）导丝进入右侧颈动脉　　（b）沿导丝推送 simmons 2　　（c）完成右侧颈动脉造
　　　　　　　　　　　　　　　导管进入右侧颈动脉　　　　　影后推送 simmons 2 导管
　　　　　　　　　　　　　　　　　　　　　　　　　　　　　至主动脉弓成形

图 8-11　利用右侧颈动脉成形操作过程

牛型弓经右侧桡动脉入路造影时导丝倾向于直接进入到左颈总动脉，可以顺势将 simmons 2 导管沿导丝推进入左颈总动脉，完成左侧颈动脉造影，再推送 simmons 2 导管至主动脉弓内进行成形，并继续其余血管的造影。牛型弓利用左侧颈动脉成形操作过程如图 8-12 所示。

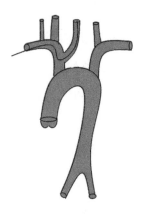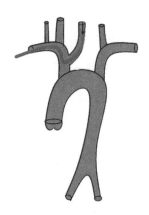

（a）导丝进入左侧颈动脉　　　　　（b）沿导丝将 simmons 2 导
　　　　　　　　　　　　　　　　　管送入左侧颈动脉

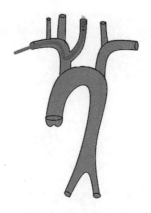

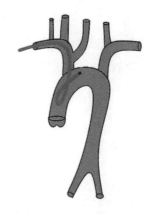

（c）行左侧颈动脉造影　　　　（d）推送 simmons 2 导管至

主动脉弓内完成成形

图 8-12　牛型弓利用左侧颈动脉成形操作过程

4. 利用升主动脉成形

当某些特殊弓形（如迷走锁骨下动脉）进入右侧桡动脉入路造影时，右侧锁骨下动脉在主动脉弓上的开口过于靠近降主动脉，不容易通过降主动脉成形时，可以利用升主动脉使 simmons 2 导管成形。迷走锁骨下动脉在降主动脉成形困难如图 8-13 所示。利用升主动脉成形如图 8-14 所示。

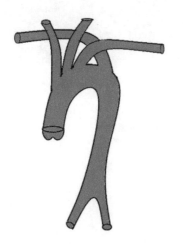

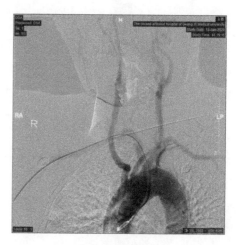

（a）迷走右侧锁骨下动脉　　　　（b）主动脉弓造影

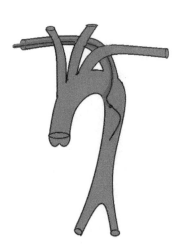

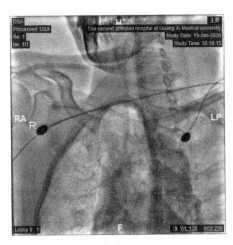

（c）迷走锁骨下动脉 simmons 2 导管在降主动脉不易成形

（d）迷走锁骨下动脉导管在降主动脉成形失败

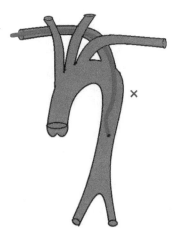

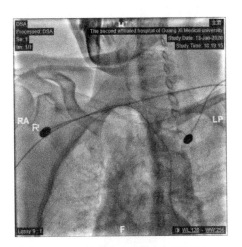

（e）simmons 2 导管在降主动脉不易成形

（f）simmons 2 导管无法通过降主动脉成形

图 8-13　迷走锁骨下动脉在降主动脉成形困难

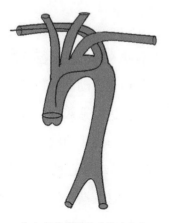

（a）保留导丝至升主动脉内

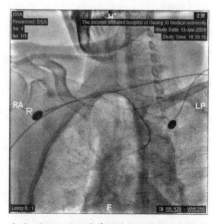

（b）利用猪尾巴导管将导丝留置于升主动脉

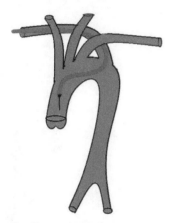

（c）沿导丝将 simmons 2 导管头端送入升主动脉

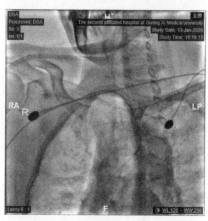

（d）simmons 2 导管沿导丝进入升主动脉

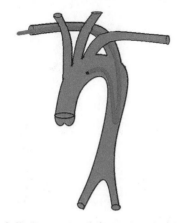

（e）推送 simmons 2 导管利用升主动脉成形

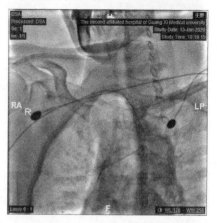

（f）simmons 2 导管在升主动脉成功成形

图 8-14　利用升主动脉成形

五、选择性脑血管造影

当 simmons 2 导管成形后，旋转导管使其头端进入弓上血管行选择性脑血管造影，须注意观察主动脉弓上血管有无病变，如锁骨下动脉开口病变时，应避免使导管越过病变位置，以防斑块脱落造成栓塞。进行造影前，应"冒烟"，以确定 simmons 2 导管头端的位置，尽量使导管头端与血管同轴，避免头端贴壁，以防造影时损伤血管内皮。部分患者右侧锁骨下动脉迂曲，导管近端容易扭曲，因此在旋转导管过程中应观察 simmons 2 导管近端在锁骨下动脉的形态，必要时导管内加衬导丝，避免 simmons 2 导管打结。选择性脑血管造影操作过程如图 8-15 所示。

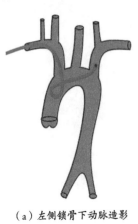

（a）左侧锁骨下动脉造影

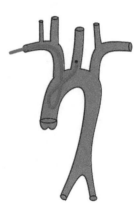

（b）左侧颈动脉造影

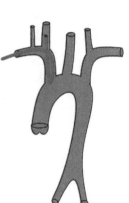

（c）右侧颈动脉造影

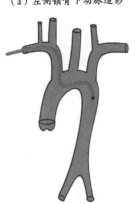

（d）导管在主动脉弓解旋

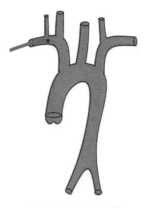

（e）右侧椎动脉造影

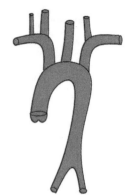

（f）完成造影后撤出导管

图 8-15　选择性脑血管造影操作过程

六、超选择性脑血管造影

当选择性脑血管造影无法看清病变血管且相应血管开口无病变时，可以通过将导管超选入相应血管进行超选择性脑血管造影。利用 150 cm 泥鳅导丝，在 simmons 2 导管的配合下进入相应血管，旋转 simmons 2 导管并解除其导管近端的张力，继续推送导丝提高支撑力，并沿导丝继续送入导管，使之位于血管平直部位，并保持 simmons 2 导管的头端与血管同轴，应"冒烟"并确认 simmons 2 导管头端无贴壁后行超选择性脑血管造影。需注意，桡动脉超选择性脑血管造影要尽可能选 4F simmons 2 导管，以避免对血管产生过大的刺激。

1. 左侧椎动脉超选择性造影

通过左侧锁骨下动脉造影明确左侧椎动脉开口情况，排除左侧椎动脉开口病变后方可行左侧椎动脉超选择性造影。Ⅰ型主动脉弓容易完成左侧椎动脉超选，有时Ⅲ型主动脉弓导管进入左侧椎动脉存在困难。通过造影时使用止血带或血压计袖带压迫左侧肱动脉，从而增加进入左侧椎动脉的造影剂剂量，可以达到类似超选择性造影的效果。

路图下旋转 simmons 2 导管，使头端朝向左侧椎动脉开口。通过旋转导管，配合 150 cm 泥鳅导丝超选进入左侧椎动脉开口，旋转导丝使 simmons 2 导管解旋，同时配合导丝继续上行至左侧椎动脉内 V1 段远端以提供支撑力，推送 simmons 2 导管同轴进入椎动脉后回撤导丝完成超选择性左侧椎动脉造影。左侧椎动脉超选择性造影操作过程如图 8-16 所示。

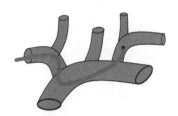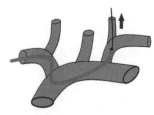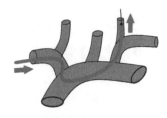

（a）旋转 simmons 2 导管朝向左侧椎动脉开口　　（b）150 cm 泥鳅导丝进入左侧椎动脉开口　　（c）推送 simmons 2 导管同轴进入椎动脉

图 8-16　左侧椎动脉超选择性造影操作过程

2. 右侧椎动脉超选择性造影

通过右侧锁骨下动脉造影明确右侧椎动脉开口情况，排除右侧椎动脉开口病变后方可行超选择性造影。

在路径图下，通过 simmons 2 导管将 150 cm 超滑导丝超选进入右侧椎动脉，沿导丝推送 simmons 2 导管进入右侧椎动脉，应"冒烟"确保 simmons 2 导管头端位于血管平直段。右侧椎动脉超选择性造影操作过程如图 8-17 所示。

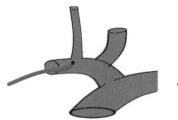 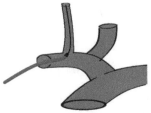 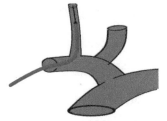

（a）在右侧椎动脉开口做路径图　（b）路径图下推送 150 cm 泥鳅导丝进入右侧椎动脉　（c）沿导丝使 simmons 2 导管同轴进入右侧椎动脉内完成造影

图 8-17　右侧椎动脉超选择性造影操作过程

3. 左侧颈内动脉超选择性造影

在左侧颈动脉内造影明确颈内动脉开口情况，排除开口病变后方可行左侧颈内动脉超选择性造影。此造影应由有经验的介入医师进行操作，保持透视状态下进行操作，以确保导丝头端不超过 C1 段，造影前应"冒烟"确保 simmons 2 导管与血管同轴。旋转并上提 simmons 2 导管，使其解旋并进入左侧颈动脉，沿 simmons 2 导管送入导丝并进入颈内动脉，利用导丝提供支持力，使导管同轴进入颈内动脉。左侧颈内动脉超选择性造影操作过程如图 8-18 所示。

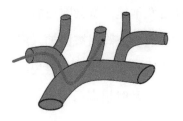

（a）simmons 2 导管解旋后进入左侧颈动脉

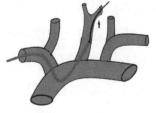

（b）同轴送入导丝并进入左侧颈内动脉

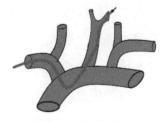

（c）利用导丝提供支持力，使 simmons 2 导管同轴进入颈内动脉

图 8-18　左侧颈内动脉超选择性造影操作过程

4. 右侧颈内动脉超选择性造影

右侧颈内动脉超选择性造影的方法与左侧颈内动脉超选择性造影类似，但需要注意过度迂曲的头臂干不宜进行右侧颈内动脉超选择性造影，以防血管过度迂曲导致 simmons 2 导管在近端打折。

第四节　桡动脉入路脑血管造影术并发症的防治

一、短暂性脑缺血发作和脑梗死

股动脉入路脑血管造影术中短暂性脑缺血发作的发生率为 1.2% ～ 2.5%，脑梗死的发生率为 0.1% ～ 1.0%。经桡动脉入路脑缺血性事件的发生率与股动脉相似，栓塞的发生与术中血管壁斑块脱落、导管内血栓形成或气体栓塞有关。预防方法包括穿刺成功后给予患者全身肝素化，预防导管壁血栓形成；造影次序严格按照主动脉弓、弓上大血管及其分支超选择造影，这样可以明确弓上血管病变情况，避免导管或导丝在不知情的情况下超越血管壁斑块，导致斑块破损或附壁血栓脱落；造影前应仔细检查并回血排空管道中的空气，预防气栓的发生。需要注意的是有时候不正确的回血方法反而更容易导致气体栓塞的发生，比如回血时回抽力度过大或止血阀、三通管气密性不佳，就会因为灌注系统内部产生过大负压，导致空气通过气密性不好的三通管或阀门被回抽入灌注系统内，造成气体栓塞。因此，正确的回血回抽方式应轻柔、匀速，避免灌注系统产生过大的负压。如证实远端血管出现栓塞时，应及时根据病情给予溶栓或机械取栓；当患者出现气体栓塞时，可及时给予高压氧治疗。

二、皮质盲

皮质盲表现为双眼视力丧失，但瞳孔对光反射正常，也可伴有遗忘、肢体偏瘫、头痛等其他症状，多见于椎动脉造影术后，其他脑血管或冠状动脉造影术后也可出现。皮质盲在脑血管造影术和冠脉造影术中的发生率较低（0.008%～0.05%），在脊髓血管造影术中发生率为0.3%～1.0%。血脑屏障破坏和造影剂的神经毒性作用可能是皮质盲发病的潜在机制。脑血管造影术后的皮质盲无特效处理，需完善头颅影像学检查，排除后循环脑栓塞，并适当补液，促进造影剂排泄，同时给予血管解痉药物。皮质盲通常预后良好，数小时或数天内可完全恢复。

三、桡动脉入路相关并发症

与经股动脉入路介入诊疗相比，经桡动脉入路介入诊疗穿刺相关并发症的风险较低。然而，近年来随着桡动脉入路手术量的增加，经桡动脉入路不仅用于冠状动脉手术，也用于神经介入和外周血管介入，医护人员更有可能遇到桡动脉入路部位并发症。经桡动脉入路的术中并发症包括痉挛、导管扭曲、动脉剥离或穿孔，这些症状可能会导致患者不适、增加操作时间和桡动脉入路造影失败。术后并发症如桡动脉闭塞、血肿、假性动脉瘤、动静脉瘘或神经损伤等导致患者不适和肢体功能障碍。当桡动脉入路穿刺部位发生并发症时，综合评估和及时治疗是非常必要的，可减少长期的不良后果。

1. 桡动脉穿刺常见并发症

桡动脉穿刺常见并发症在第四章中有详细介绍。

2. 桡动脉入路术中的相关并发症

（1）桡动脉痉挛。桡动脉痉挛是经桡动脉入路最常见的并发症之一，发生率为 4% ~ 20%，主要临床表现为手臂疼痛，通过桡动脉鞘造影可见痉挛的桡动脉（图 8-19），其发病机制可能与桡动脉血管壁中丰富的肾上腺素受体有关。当桡动脉受到导管操作、血管壁伸展和局部创伤刺激时，血管的反应性增加，导致平滑肌血管的收缩。桡动脉痉挛的预防方法包括充分的局部麻醉、尽可能减少重复穿刺及穿刺完成后立即使用"鸡尾酒"疗法、选择较小的桡动脉鞘、选择亲水导丝、尽可能减少交换导管的操作。"鸡尾酒"疗法配药方法：肝素钠 2 支（12 500 U/ 支），加生理盐水 16 mL，配置成 1 000 U/mL，取 10 mL；硝酸甘油 1 支（5 mg/ 支），加生理盐水 99 mL，配置成 50 U/mL，取 8 mL，维拉帕米 1 支（5 mg/ 支），取 2 mL，共 20 mL。经桡动脉穿刺鞘给予"鸡尾酒" 5 mL 即可。据相关报道，通过血压计袖带充气及放气有助于缓解桡动脉痉挛。

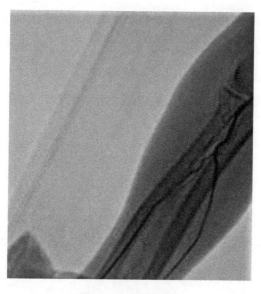

图 8-19　桡动脉痉挛

（2）导管扭结。导管扭结通常是由不当的过度旋转导管或不正规回撤成袢的导管导致的，尤其是在迂曲的血管内操作时更容易发生导管扭结。因此，在术中操作导管时，需时刻关注导管的近端形态，尤其是当反复旋转或推送导管近端而远端导管形态未能随之变化时，需及时在透视下查看是否存在导管近端扭结的情况。

一旦出现导管扭结，可以通过以下方法解决：一是尝试扭转导管，以解开扭结，或在主动脉弓或弓上的大血管内使导丝通过扭结的导管使之解旋；二是如果上述方法失败，可以尝试使用更大、更硬的导丝，也可能使导管解旋；三是尝试通过血压计袖带充气固定扭结导管的远端，同时反向旋转导管使之解旋。切勿盲目回拉导管，使扭结的导管由上方的肱动脉直接进入较窄口径的桡动脉，否则会导致患者疼痛、卡压或严重的动脉损伤。

对于难治的患者，有时可通过长鞘帮助矫正弯曲的导管：剪掉导管近端，在剪断的导管上回撤现有的短鞘后，在导管和导丝上使用鞘扩张器辅助长 6F 鞘吞入剪断的导管，然后进一步推进到肱动脉，通过长鞘辅助扭结的导管解旋后在长鞘内撤出。也可以从对侧桡动脉或经股动脉的通路，以圈套器捕获导管的远端，通过圈套器和导管近端施加张力，使金属导丝通过扭结部位使导管解旋。如果使用上述措施均失败，可能需要在手术室进行血管外科干预。通过长鞘吞咽处理导管扭结的步骤如图 8-20 所示。

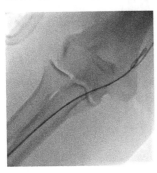 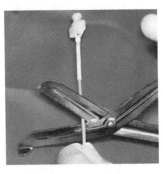 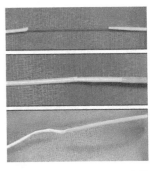

（a）导管在肘关节处打结卡死，无法回撤

（b）剪掉导管近端

（c）回撤短鞘后，使用长鞘鞘芯辅助 6F 长鞘吞入打结的导管近端

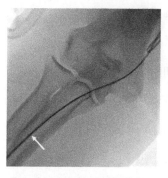 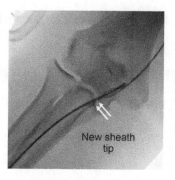 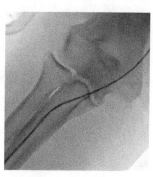

（d）桡动脉中水平肱动脉和原鞘 　（e）通过长鞘辅助导管解旋（双 　（f）导管在长鞘内成功解旋
导管扭结（箭头表示鞘尖水平） 　箭头表示长鞘尖端水平）

图8-20　通过长鞘吞咽处理导管扭结的步骤

（3）桡动脉穿孔。桡动脉穿孔是一种罕见的并发症，发生率＜1%，多由于导丝误入分支血管导致。桡动脉穿孔可引起严重出血，如果出血严重或处理不当，可导致筋膜间室综合征，这种情况需行外科手术治疗。桡动脉穿孔如图8-21所示。

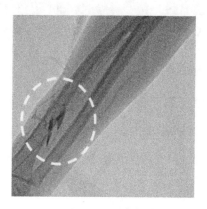 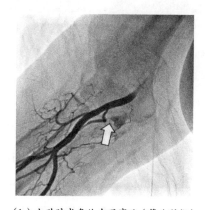

（a）造影剂外渗 　　　　　　　（b）小动脉成角处出现穿孔（箭头所指）

图8-21　桡动脉穿孔

规范的手术操作对于预防桡动脉穿孔是至关重要的。置鞘成功后，应注意使用同轴技术，利用规则形或聚合物护套的"J"形导丝携导管前进，并在透视下推送导丝，避免导丝误入侧支血管并穿破血管。如果在推进导丝时有任何阻力或感到困难，或患者反映不适时，应立即停止推进导丝和导管，透视查看导丝形态，如果误入分支应立刻回退导丝，必要时需行造影确认血管有无穿孔。

3. 桡动脉入路相关的术后并发症

（1）假性动脉瘤、出血及血肿。桡动脉穿刺导致的假性动脉瘤发生率约为 0.08%，低于股动脉穿刺引发假性动脉瘤的发生率（1.4%）。桡动脉在桡骨头上的位置表浅，易于用最小的人工压力进行按压，也可以通过桡动脉加压装置，方便术后定时解除压迫。需要强调的是，有效的压迫必须同时压迫穿刺的内口和外口，这样才能减少血肿的发生。如压迫不当，可能导致前臂血肿或假性动脉瘤发生。假性动脉瘤如图 8-22 所示。

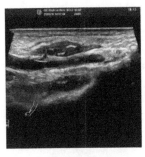
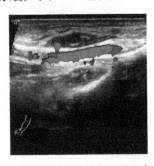
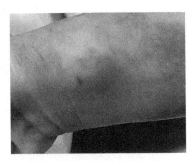

（a）右侧前臂血肿　　（b）血肿与动脉相通（证实　　（c）桡动脉穿刺部假性动脉瘤外观
　　　　　　　　　　　　　为假性动脉瘤）

图 8-22　假性动脉瘤

前臂血肿可能发生在桡动脉中远离穿刺的部位，通常是由于导丝误入小血管分支，导致血管破裂。前臂血肿的形成通常发生在术后返回病房时。由于出血通常继发于小分支血管穿孔，活动性出血很少能被超声检查诊断出来。前臂血肿的治疗可以使用血压计的袖带充气后局部压迫血肿 1 ～ 2 h。筋膜室综合征是由于大量血肿阻塞桡动脉和尺动脉，导致手部缺血水肿，进一步压迫神经和血管而造成的。即将发生的筋膜间室综合征的典型症状通常被描述为"5P"症状，即疼痛、无脉搏、面色苍白、感觉异常和瘫痪。筋膜室综合征是桡动脉出血最可怕的并发症，必须紧急行筋膜切开术合并血肿清除术，以防止慢性缺血性损伤。

（2）桡动脉闭塞。动脉闭塞多发生于桡动脉入路介入术后的早期，发生率为 2% ～ 10%，不同性别、年老者、体重指数低者，以及手术相关因素（如鞘管与动脉直径的比值＞1、抗凝不重复、术后桡动脉压迫时间长等）均与桡动脉闭塞的发生率增加有关。由于手掌弓和丰富的侧支血管供应，大部分桡动脉闭塞患者是无症状的，只有少部分患者会出现手部疼痛，几乎没有导致严重的手缺血，更不需要干预。桡动脉闭塞引起的前臂疼痛通常在术后 30 min 至 7 天内发生，极少数情况下，疼痛可持续 1 个月。即使桡动脉闭塞几乎没有长期不良的临床后果，预防桡动脉闭塞还是十分重要的，尤其对于未来有可能需要通过桡动脉入路进行介入治疗的患者。有研究表明，采用同侧尺动脉压迫 1 h 可促进血流通过邻近桡动脉，有利于血管再通。也有证据显示，低分子肝素抗凝治疗 30 ～ 90 天，非维生素 K 抗凝剂阿呱沙班治疗 30 天可以有效地治疗桡动脉闭塞。据报道，可通过桡动脉远端穿刺抽吸或行球囊血管成形术实现血管再通和手部缺血的缓解。

（3）动静脉瘘。与股动脉穿刺相比，经桡动脉穿刺的动静脉瘘的发生率更低。据研究表明，507 例接受经桡动脉冠状动脉手术的患者中，只有 1 例（0.19%）发生了动静脉瘘。尽量减少穿刺次数，并使用较小尺寸的鞘，这些方法可能会降低医源性动静脉瘘的发生率。

血管超声检查是识别和诊断动静脉瘘的有效方法，动静脉瘘通常表现为血管通路部位的疼痛和肿胀，检查时可触摸到震颤。如尺动脉的代偿情况良好，可以通过压迫瘘口使大多数小的动静脉瘘闭塞。瘘口较大则可能出现静脉盗血而导致缺血性手部疼痛、上肢静脉瘀血甚至破裂，此时则应考虑行外科手术治疗。

（4）神经损伤和手功能障碍。桡动脉在解剖上与支配手部的主要神经分离，经桡动脉穿刺导致神经损伤极为罕见。系统回顾中显示，经桡动脉入路术导致的手部残疾、握力或力量下降和僵硬的发生率为 0.24%，可能与血肿或止血压迫导致神经短暂或永久性缺血有关，大多数手功能障碍未经干预可自行恢复，但也有报道显示，神经损伤可引起持续较长时间和明显的手部运动障碍。

如果经桡神经入路手术后神经损伤的症状不能自行缓解，则需要针对性治疗，可选用甲钴胺、B 族维生素、非甾体抗炎药、局部皮质类固醇等药物治疗或物理治疗。

第五节 桡动脉入路脑血管造影术的典型病例

一、病例 1

男性，56 岁，主诉"发作性左侧肢体无力 10 天"。行左侧桡动脉入路脑血管造影术，可见右侧椎动脉开口斑块形成，并有轻度狭窄。左侧桡动脉入路脑血管造影图示（图 8-23）。

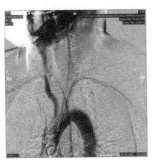

（a）主动脉弓造影Ⅱ型弓

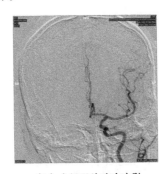

（b）左侧颈总动脉造影

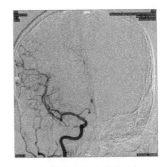

（c）右侧颈总动脉造影

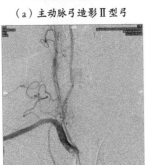

（d）右侧锁骨下动脉造影

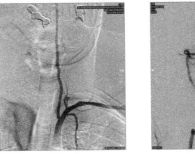

（e）左侧锁骨下动脉造影（椎动脉开口）

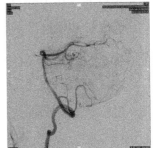

（f）左侧椎动脉造影（颅内段）

图 8-23 左侧桡动脉入路脑血管造影图示

技术总结：某些情况下不适合行股动脉穿刺或右侧桡动脉入路的患者（如右侧锁骨下动脉病变、迷走右侧锁骨下动脉），可行左侧桡动脉入路脑血管造影术。经左侧桡动脉穿刺成功后，选用经长导丝交换降主动脉成形技术使simmons 2导管成形。利用成形的导管选择性进入弓上血管完成造影，可先进行左侧颈动脉造影，再进行头臂干造影，完成造影后置入导丝，通过导丝配合simmons 2导管退出至左侧锁骨下，并完成左侧锁骨小动脉造影，最后撤出simmons 2导管。左侧桡动脉入路脑血管造影术simmons 2导管成形操作过程如图8-24所示。左侧桡动脉入路脑血管造影术操作过程如图8-25所示。

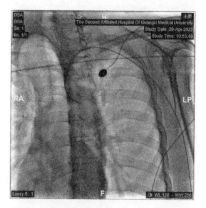

（a）猪尾巴管辅助260 mm长交换导丝留置于降主动脉

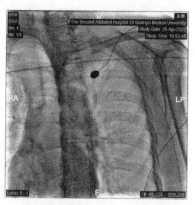

（b）沿长导丝送入simmons 2导管，头端置于降主动脉

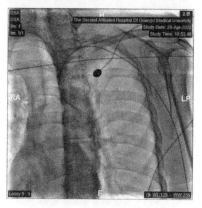

（c）撤出导丝

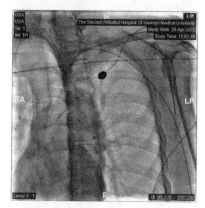

（d）推送simmons 2导管并利用主动脉弓成形

图8-24 左侧桡动脉入路脑血管造影术simmons 2导管成形操作过程

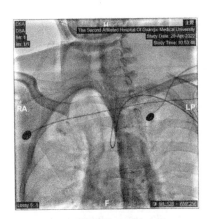

（a）进入左侧颈动脉造影

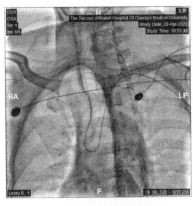

（b）进入右侧颈动脉造影

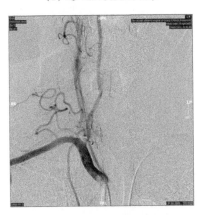

（c）右侧锁骨下动脉造影

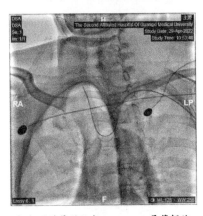

（d）通过导丝配合 simmons 2 导管解旋

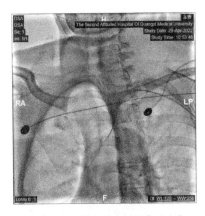

（e）同轴下撤出至左侧锁骨下动脉

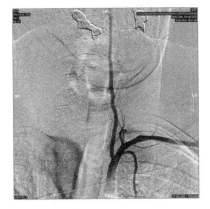

（f）左侧锁骨下动脉造影

图 8-25　左侧桡动脉入路脑血管造影术操作过程

二、病例 2

女性，71 岁，主诉"右侧肢体无力、麻木 5 天"。行右侧桡动脉入路脑血管造影术后发现患者的双侧大脑中动脉 M1 段中度狭窄。迷走锁骨下动脉经右侧桡动脉入路脑血管造影如图 8-26 所示。

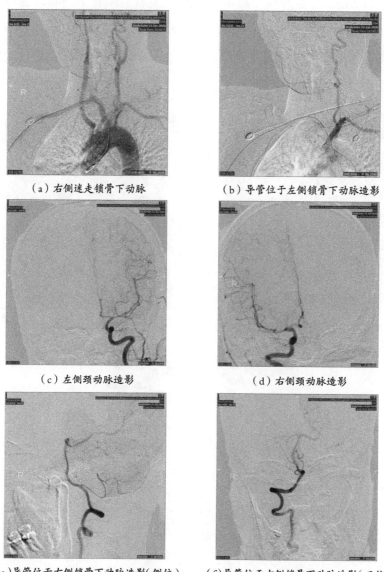

（a）右侧迷走锁骨下动脉　　　　　（b）导管位于左侧锁骨下动脉造影

（c）左侧颈动脉造影　　　　　　　（d）右侧颈动脉造影

（e）导管位于右侧锁骨下动脉造影（侧位）　（f）导管位于右侧锁骨下动脉造影（正位）

图 8-26　迷走锁骨下动脉经右侧桡动脉入路脑血管造影

技术总结：右侧迷走锁骨下动脉经右侧桡动脉入路血管造影时，simmons 2 导管不容易通过降主动脉成形，但可以通过升主动脉成形或行左侧桡动脉入路脑血管造影术。利用升主动脉使 simmons 2 导管成形如图 8-27 所示。完成造影后回撤 simmons 2 导管，此时需注意防止导管打结，可先将导管推至主动脉弓内，使 simmons 2 导管解旋后再缓慢退出至右侧锁骨下动脉，也可选择完成左侧锁骨下动脉造影后，进导丝至锁骨下动脉远端，连同导丝、simmons 2 导管一起缓慢退出至右侧锁骨下动脉。迷走锁骨下动脉行右侧桡动脉入路脑血管造影术操作过程如图 8-28 所示。

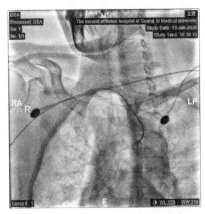

（a）利用猪尾巴导管将 260 cm 长交换导丝留置于升主动脉

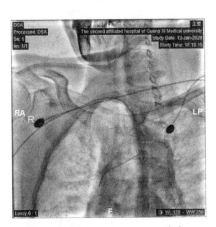

（b）沿导丝上线 simmons 2 导管

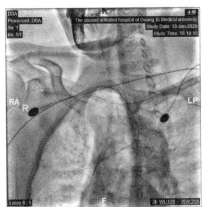

（c）回撤导丝推送导管成形

图 8-27　利用升主动脉使 simmons 2 导管成形

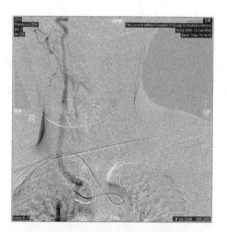

（a）进入右侧颈动脉造影

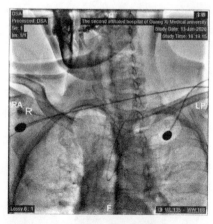

（b）进入左侧颈动脉造影

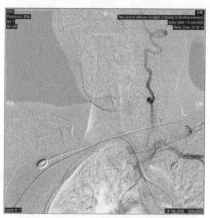

（c）进入左侧锁骨下动脉造影

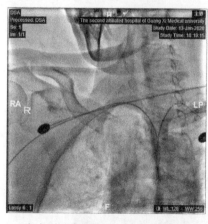

（d）利用导丝使 simmons 2 导管解旋

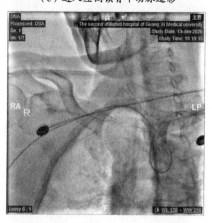

（e）利用导丝配合 simmons 2 导管回撤

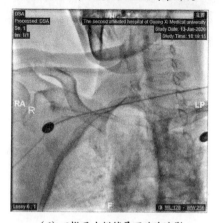

（f）回撤至右侧锁骨下动脉造影

图 8-28　迷走锁骨下动脉行右侧桡动脉入路脑血管造影术操作过程

三、病例 3

女性，40 岁，MRA 检查提示左侧颈内动脉 C5 段动脉瘤。右侧桡动脉入路脑血管造影术检查发现左侧颈内动脉 C6 段后交通动脉起始部有一个 2 mm×2 mm 动脉瘤，右侧颈内动脉 C6 段后交通动脉起始部见一个 2 mm×2 mm 动脉瘤，左椎优势，右侧椎动脉 V4 段闭塞，其余脑血管造影未见明显异常。右侧桡动脉入路脑血管造影如图 8-29 所示。

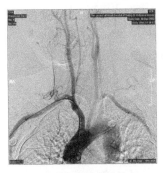
（a）主动脉弓造影

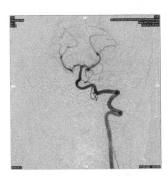
（b）左侧锁骨下动脉造影

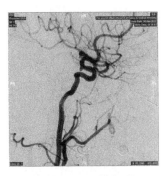
（c）左侧颈动脉造影（后交通段小动脉瘤）

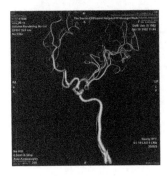
（d）左侧颈内动脉 3D 造影（后交通段小动脉瘤）

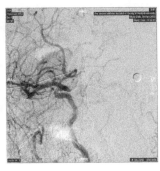
（e）右侧颈内动脉后交通动脉圆锥

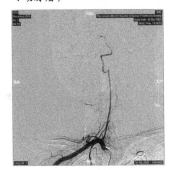
（f）右侧锁骨下动脉造影

图 8-29　右侧桡动脉入路脑血管造影

　　技术总结：本例利用的是降主动脉成形的方法，降主动脉成形是右侧桡动脉入路造影术中最常见的导管成形方法，利用降主动脉成形时需将交换导丝留置于降主动脉远端，以便提供支撑力。需要注意的是，应该在透视下推送导丝，以避免导丝误入肾动脉造成血肿。相比于泥鳅导丝，交换导丝头端更硬，如果误入分支血管更容易造成出血或血肿。此外，还需要注意的是，交换导管时需在透视下观察导丝在主动脉弓的形态，避免导丝掉入心脏引起心律失常。利用降主动脉使 simmons 2 导管成形如图 8-30 所示。右侧桡动脉入路脑血管造影术操作过程如图 8-31 所示。

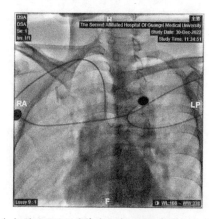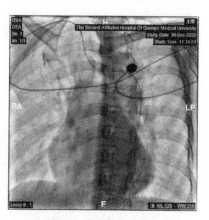

（a）利用猪尾巴导管将长导丝保留在降主动脉　　　（b）退出猪尾巴导管，保留交换导丝

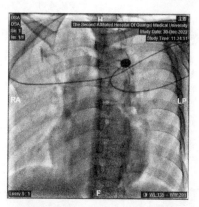

（c）交换 simmons 2 导管，使头端在降主动脉成形

图 8-30　利用降主动脉使 simmons 2 导管成形

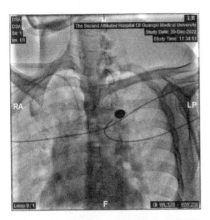

（a）simmons 2 导管进入左侧锁骨下动脉造影

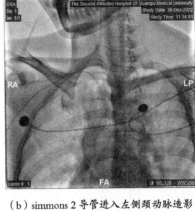

（b）simmons 2 导管进入左侧颈动脉造影

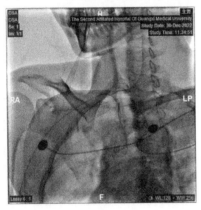

（c）simmons 2 导管进入右侧颈动脉造影

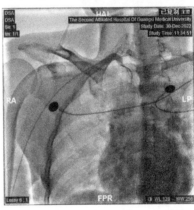

（d）simmons 2 导管反向进入右侧锁骨下动脉造影

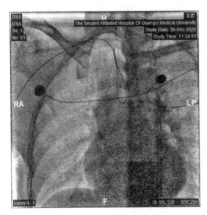

（e）推送导管进入主动脉弓

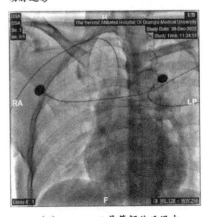

（f）simmons 2 导管解旋后退出

图 8-31　右侧桡动脉入路脑血管造影术操作过程

四、病例 4

男性，主诉"头晕 2 天余，左侧肢体无力、言语含糊 1 天"。行右侧桡动脉入路脑血管造影术，结果提示左椎 V4 段远端闭塞。

技术总结：Ⅲ型弓由于头臂干开口过低，交换时系统同轴性差，导丝支持力不足，容易掉入心脏，因此在Ⅲ型弓交换时，应尽量使交换导丝留置到降主动脉足够远处，这样可以保证交换过程中导丝有足够的支撑力。在交换过程中，导管通过主动脉弓困难时，可利用主动脉弓搏动时引起导丝、导管形态的变化帮助导管通过。对于头臂干过于迂曲的患者，可以通过导管内衬导丝的方法提高导管的扭矩力，这种方法还可以避免导管打结。Ⅲ型弓交换如图 8-32 所示。内衬导丝技术在迂曲锁骨下动脉中的应用如图 8-33 所示。

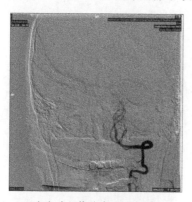

（a）左侧椎动脉 V4 段闭塞

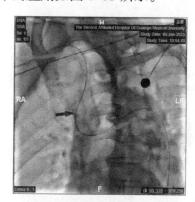

（b）利用主动脉搏动推送导管

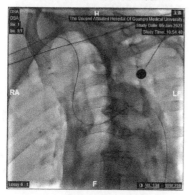

（c）导管通过主动脉弓

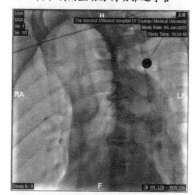

（d）撤出导丝，推送导管完成交换

图 8-32　Ⅲ型弓交换

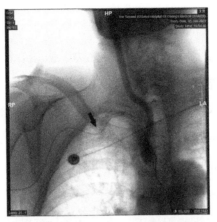

（a）导管近端在锁骨下动脉处迂曲变形

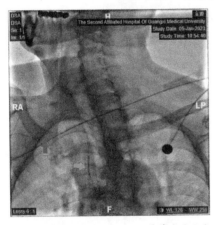

（b）血管迂曲导致 simmons 2 导管头端无法推至主动脉弓（黄色箭头）

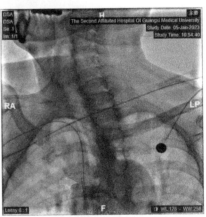

（c）内衬导丝使导管近端变直（蓝色箭头），远端顺利撤出（黄色箭头）

图 8-33　内衬导丝技术在迂曲锁骨下动脉中的应用

五、病例 5

男性，主诉"右侧肢体无力、麻木 1 天"。DSA 结果：左侧颈动脉起始部斑块形成，C7 段轻度狭窄，右侧大脑中动脉 M1 段重度狭窄；左侧大脑后动脉远端显影欠佳。脑血管造影如图 8-34 所示。

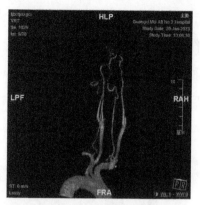

（a）头颈部 CTA 提示双侧颈内动脉 C6
段中度狭窄

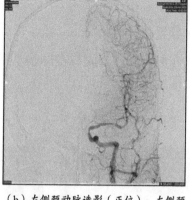

（b）左侧颈动脉造影（正位）：左侧颈
动脉 C7 段轻度狭窄

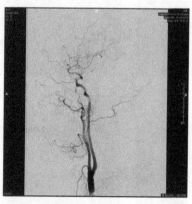

（c）左侧颈动脉造影（侧位）：左侧
颈动脉 C7 段轻度狭窄

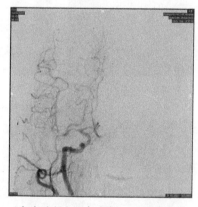

（d）右侧大脑中动脉 M1 段重度狭窄

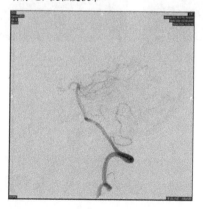

（e）右侧椎动脉造影（侧位）

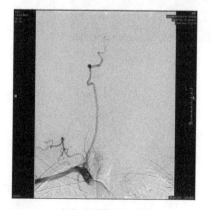

（f）右侧椎动脉造影

图 8-34　脑血管造影

技术总结：本例中 CTA 提示头臂干与左颈动脉共干，可以利用弓上共干的血管直接完成 simmons 2 导管成形。操作方法：导丝携 simmons 2 导管直接进入左侧颈动脉，完成左侧颈动脉造影，回撤导丝后旋转并推送 simmons 2 导管，使头端进入主动脉弓，完成导管成形后继续后续的造影。利用左侧颈动脉使 simmons 2 导管成形如图 8-35 所示。

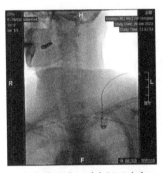

（a）导丝进入到左侧颈动脉

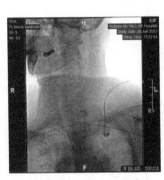

（b）沿导丝使 simmons 2 导管进入左侧颈动脉

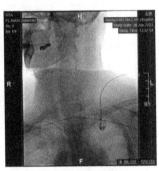

（c）回撤导丝

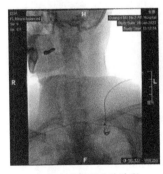

（d）行左侧颈动脉造影

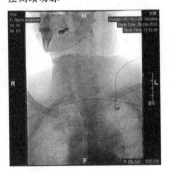

（e）旋转 simmons 2 导管使其成形

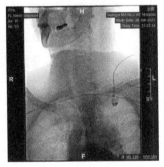

（f）推送 simmons 2 导管进入主动脉弓内完成成形

图 8-35　利用左侧颈动脉使 simmons 2 导管成形

六、病例 6

男性，主诉"头晕 20 余天，加重伴视物旋转 10 余天"。脑血管多普勒超声检查提示基底动脉下段重度狭窄，行右侧桡动脉入路脑血管造影术，并进行术前评估。桡动脉入路脑血管造影如图 8-36 所示。

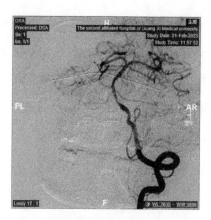

（a）左侧椎动脉超选择性造影（正位）：
基底动脉下段重度狭窄

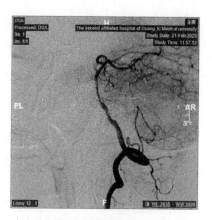

（b）左侧椎动脉超选择性造影（侧位）：
基底动脉下段重度狭窄

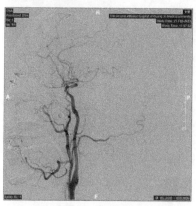

（c）左侧颈内动脉C7段轻度狭窄

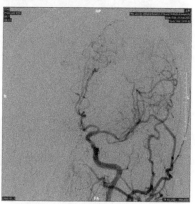

（d）颈内动脉经前交通动脉向右侧大脑
前动脉供血区域供血

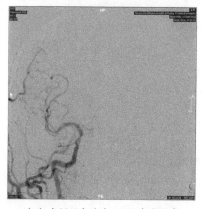

（e）右侧颈内动脉C7段中度狭窄

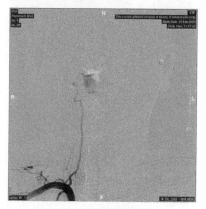

（f）右侧椎动脉造影

图8-36　桡动脉入路脑血管造影

技术总结：如需明确颅内血管情况，排除弓上血管开口病变后经桡动脉入路，可行超选择性造影。需注意的是Ⅲ型弓超选左侧桡动脉存在困难，如反复尝试不成功，应放弃超选左侧椎动脉，可选择以下替代方案，如对侧椎动脉为优势侧，可利用右侧椎动脉超选择性造影，也可在造影的同时，用血压计袖带阻断前臂血流，以达到类似超选择性造影的效果。本例患者为Ⅱ型弓，排除左侧开口病变后顺利进行左侧椎动脉造影。右侧桡动脉入路行左侧椎动脉超选择性造影如图 8-37。

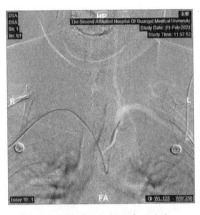

（a）导管位于左侧锁骨下动脉

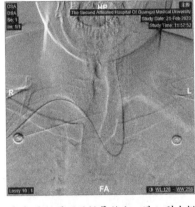

（b）路径图下泥鳅导丝小心进入到左侧椎动脉

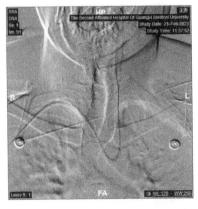

（c）利用导丝配合导管同轴进入左侧椎动脉

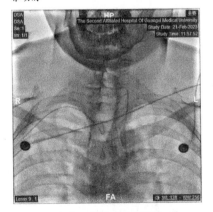

（d）回撤导丝完成造影

图 8-37　右侧桡动脉入路行左侧椎动脉超选择性造影

七、病例 7

男性，71 岁，主诉"头晕、步态不稳 6 天"。行右侧桡动脉入路脑血管造影术结果：双侧椎动脉 V4 段闭塞，基底动脉依靠后交通动脉反流供血。双侧椎动脉 V4 段闭塞如图 8-38 所示。

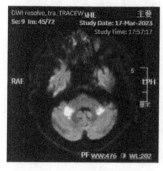

（a）两侧小脑半球脑梗死（亚急性期）

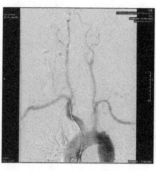

（b）Ⅰ型弓，弓上血管稍迂曲，双侧椎动脉均势

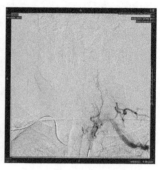

（c）左侧椎动脉闭塞

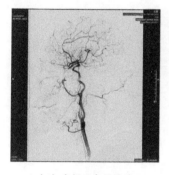

（d）左侧后交通开放

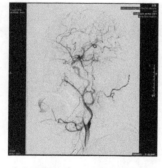

（e）右侧后交通开放，颈内动脉经后交通动脉向基底动脉代偿供血

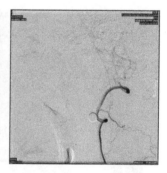

（f）右侧椎动脉 V4 段闭塞

图 8-38　双侧椎动脉 V4 段闭塞

技术总结：术者采取的是经主动脉瓣使 simmons 2 导管成形，此方法主要用于长导丝交换降主动脉成形失败的情况下，其优点在于避免重复操作，风险在于可能导致心律失常或瓣膜上血栓脱落。为了减少上述风险，术中采用的是 0.035 inch 泥鳅导丝（150 cm），该导丝的头端较软，不会对心脏造成太大刺激。此外，术者选择的是 4F simmons 2 导管，该导管更柔软，对心脏的刺激性

更小。操作过程要配合心脏搏动，尽量缓慢轻柔，避免导丝掉入心脏而导致心律失常。经主动脉瓣使 simmons 2 导管成形操作过程如图 8-39 所示。

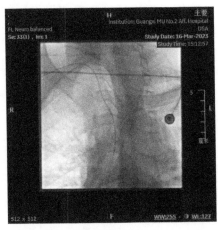
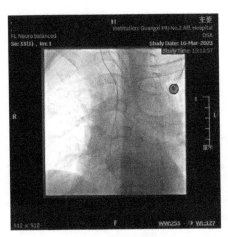

（a）0.035 inch 泥鳅导丝（150 cm）经 simmons 2 导管在主动脉瓣处反折

（b）导丝反折后进入头臂干血管

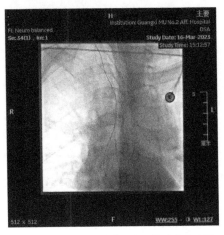
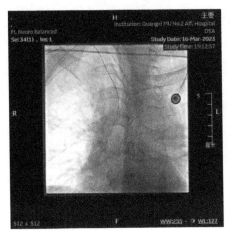

（c）导丝缓慢推送导管，小心越过主动脉瓣

（d）成功越过主动脉瓣后，回撤导丝完成导管成形

图 8-39　经主动脉瓣使 simmons 2 导管成形操作过程

第九章
桡动脉入路锁骨下动脉病变介入诊疗

第一节　锁骨下动脉病变概述

一、定义

锁骨下动脉盗血综合征是指无名动脉或锁骨下动脉分出椎动脉之前的近心端发生部分性或完全性闭塞时，由于虹吸作用，引起患侧椎动脉血液逆流，反向供应缺血的患侧上肢，导致椎动脉－基底动脉缺血性发作和患侧上肢的缺血症状。缺血性脑血管病中锁骨下动脉狭窄是常见的颅外动脉病变，其发病率并不低（11%～18%），锁骨下动脉严重狭窄病变在普通人群和患病人群中的发病率分别约为2%和7%。锁骨下动脉主要为上肢供血，左侧锁骨下动脉往往直接起源于主动脉弓，右侧锁骨下动脉往往起源于无名动脉。椎动脉大部分起源于锁骨下动脉近心端，左右两支入颅后汇集到基底动脉，与Willis环相连并发出大脑后动脉，主要为小脑半球和脑干供血。由于锁骨下动脉与颈外动脉可形成侧支循环，还与椎动脉、基底动脉、Willis环连接，故慢性闭塞过程中往往侧支循环代偿较好，发生明显缺血性症状的少见，但急性闭塞和侧支循环代偿不良者往往导致明显的缺血性症状和严重的临床后果。

二、病因

绝大多数锁骨下动脉病变是动脉粥样硬化造成的（约占 86.1%），各种动脉炎（约占 12.9%）、先天性动脉畸形（主动脉弓狭窄、锁骨下动脉发育不良）、肌纤维发育不良、放射暴露、压迫，以及牵涉到锁骨下动脉的血管手术等，罕见胸部外伤、医源性损伤、巨细胞动脉炎、栓塞或瘤栓。由于左锁骨下动脉是由主动脉弓直接发出，所以病变多位于左侧。

三、病理

锁骨下动脉闭塞的常见原因是动脉粥样硬化斑块的形成，其表面是突入血管腔的白色纤维帽，由大量平滑肌细胞和细胞外基质（如胶原纤维、蛋白聚糖等）组成，这些成分质地较硬、厚薄不一。纤维帽的下面是由大量不定性的坏死崩解产物、胆固醇结晶、钙盐沉积等组成，这些粥样物质呈黄色或黄白色，质地较软。基于左侧锁骨下动脉闭塞近心端血管腔内面的纤维帽成分较多，因此在做锁骨下动脉闭塞开通时导丝可能难以通过闭塞段，而闭塞血管的远心端动脉粥样硬化斑块纤维帽的成分较少，粥样物质较多，质地较软，导丝容易通过，所以，经左侧桡动脉介入逆向开通，可能是一个不错的选择。

四、常见症状

1. 椎 - 基底动脉供血不足

一般男性较女性多见，年龄多在 50 岁以上。轻度的锁骨下动脉狭窄一般无明显的临床症状，但当狭窄达到一定程度后，由于供血不足、微小斑块或血栓脱落，会出现相应的临床症状。有锁骨下动脉狭窄的患者最常出现的症状是短暂性脑缺血发作，表现为突然头晕，一侧面部、肢体无力或麻木，或短时期内言语困难、眼前发黑（常为一过性的单眼黑蒙），或出现一过性的意识丧失、遗忘等。少数患者可出现"倾倒症"，即突然下肢肌力丧失而跌倒，但没有意识障碍，并能迅速恢复。对于突然起病的肢体麻木、无力和视力障碍、一侧不全偏瘫和感觉障碍病因不明者，以及既往发生脑卒中形成后遗症者等，都应怀疑患有锁骨下动脉狭窄。

2. 患侧上肢缺血

因锁骨下动脉病变部位不同，所致缺血症状有所差别。狭窄位于椎动脉起源的近心端时，主要表现为上肢缺血和锁骨下动脉盗血综合征；狭窄部位在椎动脉起源的远心端时，主要表现为上肢缺血。患侧桡动脉搏动大多减弱或消失，有的肱动脉或锁骨下动脉搏动也减弱或消失。患侧上肢血压降低，双侧上肢收缩压相差一般在 20 mmHg 以上。一般表现为患肢运动耐力差，运动时症状加重，休息后缓解；缺血加重时出现患肢发凉或肩周部位易疲劳、酸胀不适、发凉和感觉异常等；严重缺血发生时患肢远端出现苍白、冰冷、麻木、无力，晚期可出现静息痛和局部组织坏死，部分患者可有上肢酸痛，极少数引起手指发绀或坏死。若左锁骨下动脉急性闭塞，且左上肢动脉全程血栓，指端无流出道，则上肢坏死风险非常大。

急性上肢缺血的临床表现：①无脉。触摸不到患侧上肢动脉搏动。②疼痛。缺血部位出现突发而剧烈的疼痛。③苍白。缺血部位组织颜色呈蜡白色。④感觉异常。患侧皮肤麻痹、感觉减退。⑤运动障碍。患侧肌肉僵硬、坏死，不能活动。

五、体格检查

如患者出现无力、麻木、肢体发凉等上肢缺血症状，或出现头晕、眩晕等椎－基底动脉缺血症状，应引起注意。如发现一侧脉搏减弱或消失，双侧血压不对称，差异超过 20 mmHg 则提示一侧锁骨下动脉狭窄或闭塞，有时听诊可发现血管收缩期杂音。

六、辅助检查

1. 多普勒超声检查

对于锁骨下动脉闭塞性病变，多普勒超声检查可发现远端锁骨下动脉血流流速减慢，以及椎动脉的反向血流，提示椎动脉盗血。对于锁骨下动脉狭窄性病变，多普勒超声检查可发现锁骨下动脉狭窄远端血流流速加快，有时亦可通过压力试验诱发椎动脉盗血。彩色多普勒超声检查诊断椎动脉盗血的准确性超过 95%。另外，介入治疗术后也应做多普勒超声检查，并对患者进行随访，观察血管的通畅性及椎动脉血流情况。

2. CTA 和 MRA 检查

CTA 和 MRA 检查是明确诊断的重要手段，其可以清晰判断锁骨下动脉病变的部位、狭窄程度，以及闭塞远端血管的情况。CTA 和 MRA 检查对于钙化病变的诊断优于 DSA 动脉造影，其诊断的特异性达到 99%，同时对椎动脉的发育情况可做出明确判断，并为下一步治疗方案的制定提供重要的参考。

3. DSA 检查

DSA 检查可查出局部病变，明确诊断，同时可进行颅内供血的详细评估，但由于 DSA 检查为有创性，患者常不易接受，一般不作为常规诊断手段。但 DSA 检查在可疑的病例及介入术前判断和证实椎动脉盗血逆流上有重要价值。

第二节　锁骨下动脉病变桡动脉入路介入术的术前评估

一、临床表现及病理、生理机制评估

1. 锁骨下动脉盗血综合征的认识和回顾

（1）1960 年，Contorni 首次报道了因锁骨下动脉闭塞致椎动脉逆流。

（2）1961 年，Reivich 报道了椎动脉逆流后患者的症状。

（3）1961 年，Fisher 首次用"锁骨下动脉盗血综合征"这个概念描述肢体活动后的症状。

（4）1964 年，首次报道了外科手术治疗锁骨下动脉盗血综合征。

（5）1980 年，首次报道了运用经皮腔内血管成形术治疗锁骨下动脉盗血综合征。

2. 锁骨下动脉盗血综合征的临床表现及病理生理学

（1）锁骨下动脉盗血综合征。锁骨下动脉盗血综合征指锁骨下动脉近心端严重狭窄或闭塞所引起的椎 – 基底动脉缺血的临床综合征。当位于椎动脉起源近心端的锁骨下动脉出现严重狭窄或闭塞时，狭窄远心端管腔压力显著下降，椎动脉正向血液停止，由于虹吸作用，后循环的血液通过同侧的椎动脉逆流向锁骨下动脉，导致后循环供血的小脑或脑干有不同程度的缺血，如果后循环供血下降超过了对侧椎动脉和颅脑 Willis 环后交通支循环的代偿能力，尤其是当上肢活动增加而要求供血增加时，就会出现患侧上肢缺血和（或）后循环缺血的相应症状和体征。这类患者多表现为患侧上肢明显的血压下降，同侧椎动脉呈反向血流，导致后循环缺血而出现头晕、视物不清等症状，甚至发生脑干、小脑等部位的梗死。同侧上肢由于缺血也可能出现脉弱、乏力、肌肉酸痛等症状。高血压患者也可能由于患侧上肢血压偏低，误判血压测量结果而影响平时的血压管理。

（2）锁骨下动脉盗血的好发部位。左锁骨下动脉起始部闭塞比较多见，左右侧患病比例约为 3 : 1，故锁骨下动脉盗血好发于左侧。原因可能是左锁骨下动脉开口与主动脉弓血流方向近似直角，血流正面冲击血管壁，容易产生涡流，进而损伤这部分血管，常导致左椎动脉盗血现象，左上肢依靠"盗血"仍不会导致坏死。随着病情的发展，机体代偿血流从椎动脉或颈动脉由 Willis 环送至基底动脉，但当肩部、上肢活动时增加了额外的供血需要，就会从椎动脉、基底动脉"窃取"更多的血液，间接造成脑供血不足，从而产生一系列上肢和脑缺血的临床表现。

3. 锁骨下动脉盗血综合征的病因

本病的主要病因为动脉粥样硬化，其他少见的病因有大动脉炎、血栓性动脉炎、感染性动脉炎（如细菌性心内膜炎、败血症和梅毒等）、外伤、先天性主动脉闭锁、锁骨下动脉瘤和结核等。

（1）动脉粥样硬化。此症主要见于中老年人，多存在高血压、糖尿病、高脂血症及吸烟等导致动脉粥样硬化的危险因素，是一种全身性血管损害疾病。锁骨下或头臂干动脉粥样硬化常引起颅外颈部其他血管的损害。

（2）特异性或非特异性动脉炎。以多发性大动脉炎常见，其头颈型可累及头臂干、锁骨下动脉起始部，导致管腔狭窄或闭塞。

（3）先天性。为胎儿期锁骨下动脉发育不良所致，常同时伴有心脏及主动脉等其他部位的畸形。

（4）医源性。如对右锁骨下动脉迷走起源于主动脉并压迫食管导致吞咽困难者进行血管手术矫正时，可引起锁骨下动脉盗血综合征。

（5）外伤性。车祸使胸部受伤，在锁骨下动脉的椎动脉起始处的近心侧形成挫伤性血栓，并引起管腔狭窄或闭塞。

（6）其他。如风湿性心脏病并发左锁骨下动脉近心端栓塞，转移性癌栓等。

4. 锁骨下动脉盗血综合征的诊断

根据本病的典型临床症状，从桡动脉搏动明显减弱或消失，收缩压较对侧下降 20 mmHg 以上，锁骨上窝可闻及收缩期血管杂音等可做出初步诊断，结合以下辅助检查可明确诊断。

（1）经颅多普勒超声（transcranial Doppler，TCD）。检测颈部血管及血流，可见椎动脉反向血流信号，疑诊者应行患侧束臂试验。

（2）彩色多普勒超声。可见锁骨下动脉起始部狭窄或闭塞，狭窄处可见血流紊乱、流速增高，狭窄远端动脉则成低阻改变；椎动脉血流反向，束臂试验可增加阳性检出率。

（3）CTA 或 MRA。此两种检查方法为目前首选方法，可见椎动脉起始处近心端锁骨下动脉管壁粥样硬化斑块、管腔狭窄或闭塞，并可全面了解主动脉弓及其主要分支动脉的形态。

（4）DSA。DSA 为诊断的金标准，可见椎动脉起始处近心端锁骨下动脉狭窄或闭塞，患侧椎动脉显影对比度下降，甚至可见造影剂经对侧椎动脉逆流至患侧椎动脉，并达锁骨下动脉的远心端。

5. 锁骨下动脉盗血综合征的"盗血"途径

锁骨下动脉盗血最经典的通路为椎动脉–椎动脉盗血（以下简称"椎–椎盗血"）。椎动脉异常盗血如图 9-1 所示。

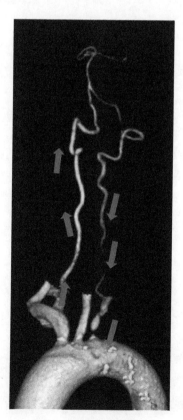

图 9-1 椎动脉异常盗血

该经典代偿通路的开放需满足以下条件：

（1）狭窄、闭塞病变位置位于椎动脉开口之前的锁骨下动脉近端。

（2）该通路的其他节段（包括双侧椎动脉全程及对侧锁骨下动脉）均不存在重度狭窄或闭塞。

（3）对侧椎动脉无严重的发育不良（如管径明显纤细）。

（4）椎动脉无起源异常（如左侧直接起自主动脉弓，右侧起自颈总动脉等）。

以上任何一个条件不满足，都不能实现"椎-椎盗血"。左侧锁骨下动脉盗血综合征的典型 DSA 影像如图 9-2 所示。

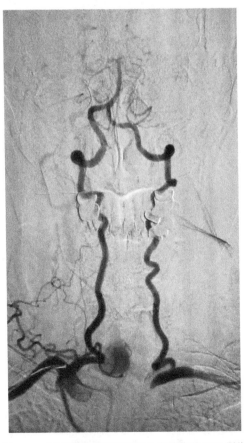

图 9-2　左侧锁骨下动脉盗血综合征的典型 DSA 影像

二、影像学评估

1. 椎动脉彩超评估

不同程度锁骨下动脉盗血血流频谱如图 9-3 所示。

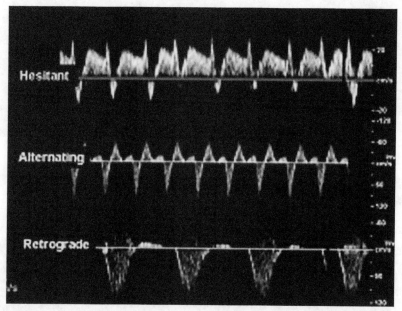

1- 收缩切迹，锁骨下动脉盗血（第一排隐匿型）；2- 双向血流，锁骨下动脉盗血（第二排部分型）；
3- 反向血流，锁骨下动脉盗血（第三排完全型）。

图 9-3　不同程度锁骨下动脉盗血血流频谱

锁骨下动脉盗血主要根据椎动脉反向血流的比例进行分型，国内常采用以下类型。

（1）早期盗血（盗血Ⅰ期）。锁骨下动脉早期盗血（盗血Ⅰ期）频谱表现如图9-4所示。较多文献描述为"收缩早期切迹波"（多数人认为是收缩早期，少部分人认为是收缩中晚期），即在收缩期出现短暂血流骤降，形成收缩期双峰，第1峰高尖，第2峰圆钝，两峰之间形成切迹，切迹最低点可在基线之上或略低于基线，后者很快上升至基线之上，收缩中晚期及舒张期为正向血流。此时，常伴有收缩期峰值流速的轻度减低。

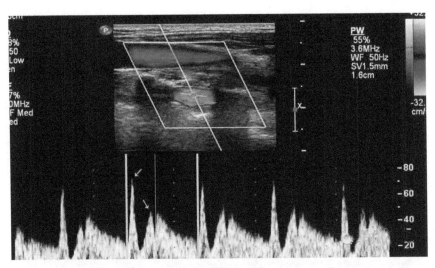

（a）收缩早期切迹波

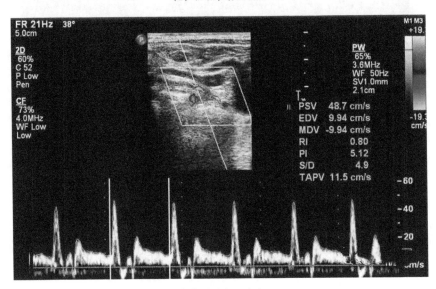

（b）收缩期双峰波

图 9-4　锁骨下动脉早期盗血（盗血 I 期）频谱表现

临床意义：多见于锁骨下动脉近端或无名动脉轻中度狭窄。

（2）中期盗血（盗血 II 期）。锁骨下动脉中期盗血（盗血 II 期）频谱表现如图 9-5 所示。椎动脉血流表现为收缩期部分或全部反向、舒张期正向的双向血流频谱。多见于锁骨下动脉近心端或无名动脉中度以上狭窄。

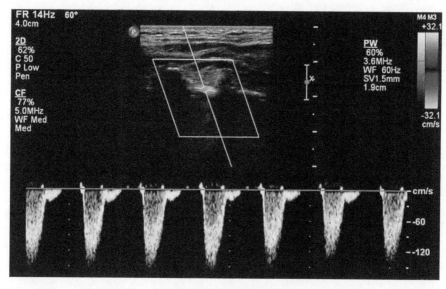

（a）椎动脉血流收缩期全部反向

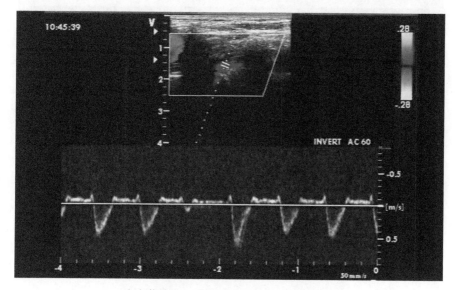

（b）椎动脉血流收缩期全部反向，舒张期正向

图9-5　锁骨下动脉中期盗血（盗血Ⅱ期）频谱表现

（3）晚期盗血（盗血Ⅲ期）。椎动脉血流完全反向，表现为全心动周期的逆向血流。多见于锁骨下动脉近端或无名动脉重度狭窄或闭塞。椎动脉血流收缩期和舒张期均反向如图9-6所示。束臂试验频谱表现如图9-7所示。

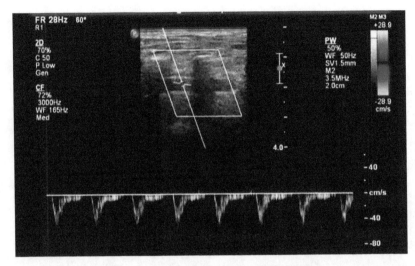

图 9-6　椎动脉血流收缩期和舒张期均反向

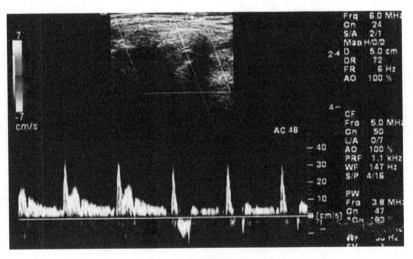

图 9-7　束臂试验频谱表现

①束臂试验的目的：对可疑盗血进行试验以明确是否存在锁骨下动脉盗血。

②束臂试验的方法：分别测量两侧肱动脉的血压，在可疑的一侧将袖带打气加压至收缩压以上，同时嘱咐患者反复用力握拳屈肘，3 min后迅速放气减压，一直连续观察椎动脉多普勒频谱的变化。束臂试验阳性表现：迅速放气减压后，

椎动脉反向血流流速加快、正向血流流速减慢或出现反向血流。椎动脉血流频谱表现：束臂试验加压前椎动脉流速曲线收缩期有切迹；束臂试验加压后切迹深达基线下。

2. CTA/MRA/DSA 评估（附典型病例）

（1）病例1。男，64岁，因"头晕伴右侧肢体无力2个月"入院，既往有高血压病、糖尿病病史。查体：血压138/84 mmHg（右），103/68 mmHg（左），神清，言语略含糊，右侧肢体肌力4级，右侧巴宾斯基征（+）。神经功能缺损评分（NIHSS）：3分。头颈部CTA：双侧颈总动脉开口处闭塞，左侧颈内动脉未见显影，左大脑中动脉、大脑前动脉显影不良。左锁骨下动脉、左椎动脉开口处重度狭窄。DSA：左锁骨下动脉起始段重度狭窄，左椎动脉开口重度狭窄，V2段两处重度狭窄，颈深动脉通过肌支与枕动脉吻合向左侧颈外动脉代偿供血。头颈部CTA如图9-8所示。DSA结果如图9-9所示。

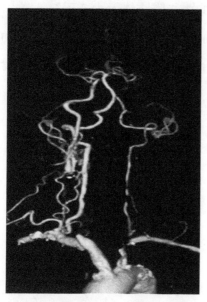 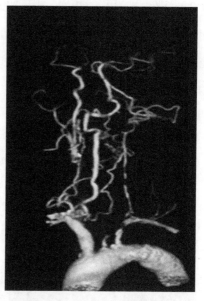

（a）双侧颈总动脉开口处闭塞，左侧颈内动脉未见显影　　（b）左锁骨下动脉、左椎动脉开口处重度狭窄

图 9-8　头颈部 CTA

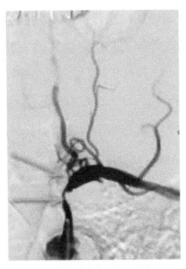
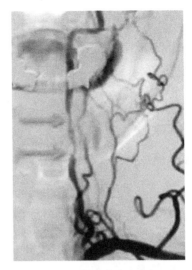

（a）左锁骨下动脉起始段与左椎动脉
开口均重度狭窄

（b）V2段两处重度狭窄

图9-9　DSA结果

（2）病例2。男，67岁，因"发作性左侧肢体无力3天"入院，既往脑梗死病史，双上肢血压压差超过20 mmHg（右>左）。颈动脉、椎动脉超声检查提示左侧锁骨下动脉起始段闭塞合并左侧椎动脉Ⅲ期盗血。左锁骨下动脉开口处闭塞如图9-10所示。

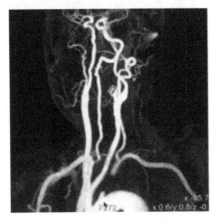
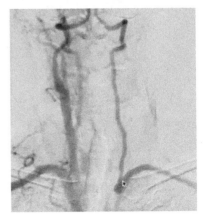

（a）CTA显像

（b）DSA显像

图9-10　左锁骨下动脉开口处闭塞

（3）病例3。男，69岁，"头晕1个月，加重10天"入院，既往有高血压病、糖尿病病史，双上肢血压压差超过20 mmHg。颈动脉、椎动脉超声提示左侧锁骨下动脉起始段重度狭窄合并左侧椎动脉Ⅱ期盗血。头颈部CTA：左侧锁骨下动脉、左侧椎动脉开口处重度狭窄。DSA：左侧锁骨下动脉重度狭窄，狭窄部位发出左侧椎动脉，左侧椎动脉开口处重度狭窄。头颈部CTA如图9-11所示。DSA结果如图9-12所示。

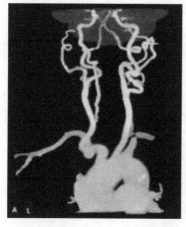
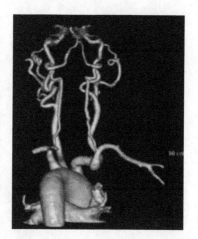

（a）左侧锁骨下动脉、左侧椎动脉开口处重度狭窄　　　（b）左侧锁骨下动脉起始段、左侧椎动脉开口重度狭窄

图9-11　头颈部CTA

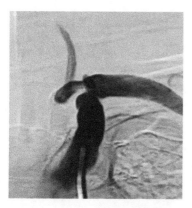
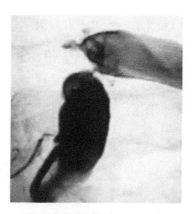

（a）左侧锁骨下动脉重度狭窄　　　（b）左侧锁骨下动脉次全闭塞

图9-12　DSA结果

（4）病例4。男，66岁，因"左锁骨下动脉狭窄半年"入院，双上肢血压压差超过 20 mmHg。颈部超声检查提示左侧锁骨下动脉重度狭窄，左侧椎动脉间隙段血流流速及阻力降低。CTA 或 DSA 提示左锁骨下动脉起始部重度狭窄，如图 9-13 所示。胸部 CT 提示镜像心。DSA 与 CTA 高度契合，椎动脉开口处锁骨下动脉局限性扩张。

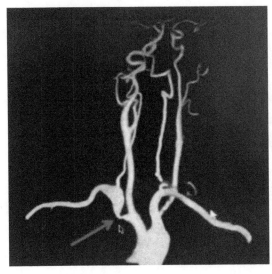 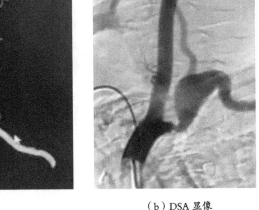

（a）CTA 显像　　　　　　　　　　　（b）DSA 显像

图 9-13　CTA 或 DSA 提示左锁骨下动脉起始部重度狭窄

（5）病例5。女，74岁，因"左侧肢体无力8 h"入院，既往有吸烟、饮酒史。查体：双上肢血压压差40 mmHg，右侧桡动脉未触及。双眼球向右凝视，左侧肢体肌力4级，巴宾斯基征（+）。NIHSS：6分。CTA 或 DSA 提示右侧头臂干起始部闭塞，如图 9-14 所示。

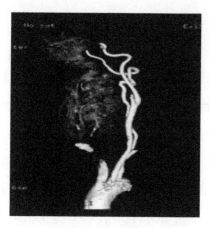
（a）CTA 显像

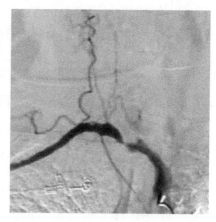
（b）DSA 显像

图 9-14 CTA 或 DSA 提示右侧头臂干起始部闭塞

（6）病例 6。女，68 岁，因 "反复头晕 1 年，再发 1 周" 入院。颈动脉彩超提示双侧颈总动脉硬化合并多发斑块形成，左侧椎动脉血流频谱异常，左锁骨下动脉开口段硬化斑形成致管腔狭窄，考虑左锁骨下动脉盗血改变可能，建议进一步检查。右侧椎动脉彩超检查未见异常。颈动脉的 MRA（3D TOF 法）显示左侧锁骨下动脉近心端重度狭窄，接近闭塞，DSA 进一步证实存在重度狭窄，如图 9-15 所示。

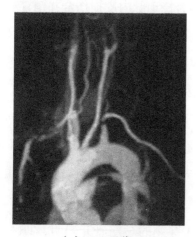

（a）MRA 显像

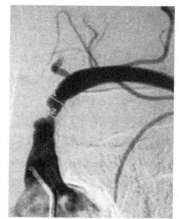
（b）DSA 显像

图 9-15 左侧锁骨下动脉近心端重度狭窄，接近闭塞

三、锁骨下动脉闭塞血管内再通治疗的可行性评估

心血管介入文献中有大量证据表明，TRA 在安全性和有效性方面优于 TFA。近年来，神经血管介入医生才开始认识到 TRA 可成为 TFA 的有效替代通路，但 TRA 在神经介入手术治疗中的潜在问题包括对该通路不熟悉、担心大导管无法放置于桡动脉中，以及缺乏专用于 TRA 的器械。最新研究表明，使用 TRA 进行颈动脉支架植入术（carotid artery stenting，CAS）的成功率很高。最近一项针对使用 TRA 进行 CAS 的分析研究显示手术成功率达 90.8%，平均手术时长优于使用 TFA 进行手术的时长。实践证明，TRA 在Ⅲ型弓或牛型弓患者中的手术成功率更高。如脑血管介入医生所知，使用 TFA 通路通过上述弓形结构需要较高的操作技巧，因此相比 TFA，TRA 在Ⅲ型弓和牛型弓的患者中可能更具有解剖学上的优势。一项纳入了 23 个随机试验的大型分析对 TRA 与 TFA 进行了比较，研究共纳入 7020 名患者，TRA 组的更换通路比例和手术失败率分别为 5.9% 和 4.7%。在并发症方面，多项前瞻性研究表明，与 TFA 相比，TRA 可以显著减少穿刺部位并发症的发生。无症状的桡动脉闭塞是行 TRA 之后最常见的并发症。据心脏介入的相关研究报道，无症状桡动脉闭塞的发生率为 1%～10%。桡动脉闭塞的原因有桡动脉内皮损伤合并鞘管和导管置入后血流减少，术后桡动脉狭窄进展也可能会造成桡动脉内血栓形成。研究表明，在行 TRA 后 2 天内有 31% 的患者发生桡动脉狭窄，而进展发生桡动脉闭塞的比例为 28%。相对于 TFA，TRA 的主要优势之一是显著减少了穿刺部位的出血性并发症的发生。一项共纳入了 76 项研究（15 项随机研究、61 项观察性研究），包含了 1680 例患者的对 TRA 与 TFA 进行对比的分析研究显示，TRA 的出血性并发症减少了 78%，需要进行输血的患者减少了 80%。这些结果为 TRA 可胜任脑血管介入手术（而不仅仅适用于诊断性的脑血管造影）提供了依据。

在神经血管造影术中优先采用 TRA 穿刺的早期研究表明，TRA 在诊断和介入手术中的安全性均较高，且并发症发生率低，使用 TRA 成功完成了多种

神经血管内手术的治疗。常规使用 TFA 神经血管内手术后，在穿刺点处常会发生皮下血肿、假性动脉瘤及动静脉瘘等穿刺点相关的并发症。与 TFA 相比，TRA 在减少并发症方面具有许多优势。首先，通过桡动脉的动脉表面加压可更好地止血。其次，TRA 与腹股沟和腹膜后血肿等血管并发症的显著减少有关。同时，桡动脉的浅表位置附近缺乏周围神经组织，这显著降低了创伤性神经瘤或动静脉瘘形成的可能性。重要的是，与 TFA 相比，TRA 的术后活动能力较强和不适感明显较低，且还可以显著降低医院成本。

研究发现，TRA 在介入治疗和诊断性血管造影时的失败率分别约为 6.9% 和 4.7%，这对于国内在神经血管内手术（造影诊断及治疗）中优先选择 TRA 提出了更加全面的认识与支持。TRA 失败率的发生与桡动脉解剖学的认识不足及桡动脉穿刺经验欠缺有关，在神经血管内手术的早期阶段使用 TRA 技术，需加强与 TRA 相关的技术难题的操作训练，如左椎动脉和左颈总动脉的导管操作。同时，扎实桡动脉相关的解剖理论可以大幅度地降低因对桡动脉认识经验欠缺导致的 TRA 失败的发生率。目前，虽然国内神经血管中心更多的是将 TRA 作为 TFA 失败后的一种备选方案，但是随着对 TRA 研究的深入及对不同穿刺路径优缺点的更深认识，TRA 在神经介入领域的应用必将日益增长。随着人们对该技术的安全性优势及对 TRA 特殊介入装置的日渐熟悉，TRA 将会被越来越多的神经介入专家采用。

为探讨慢性锁骨下动脉闭塞血管内再通治疗的可行性、安全性与有效性，北京天坛医院神经介入中心对收治的 106 例慢性锁骨下动脉完全闭塞且存在病变侧上肢远端肢体乏力等缺血症状或明确诊断为锁骨下动脉盗血综合征患者进行了血管再通治疗。该院分析了血管内治疗慢性锁骨下动脉闭塞的血管再通成功率、围手术期并发症（30 天内缺血性脑卒中、心肌梗死和血管性死亡）及术后血管再狭窄等指标。根据血管内治疗后闭塞的锁骨下动脉开通结果可分为成功再通组和再通失败组，比较两组一般资料和临床特点。根据成功再通组患者所用支架类型分为自膨式支架组和球扩式支架组，比较两组术后血管残余狭窄率的差异。对成功再通组的患者进行随访，根据是否出现术后血管再狭窄可分为术后再狭窄组和无术后再狭窄组，比较两组的一般资料和临床特点，结果有 91 例（85.8%）血管成功再通，15 例（14.2%）血管再通失败。所有患者均未发生围手术期并发症。成功再通组中有 85 例（93.4%）完成术后 3 个月到 1 年的随访并进行了 CTA 或 DSA 检查，术后再狭窄 5 例（5.9%），无术后再狭窄 80 例（94.1%）。因此，血管内再通治疗是一种可行的治疗慢性锁骨下动脉闭塞的方法。

四、锁骨下动脉闭塞血管内再通的治疗方法

血运重建治疗方法包括外科手术和介入手术。

1. 外科手术

既往治疗锁骨下动脉闭塞主要以外科血管手术为主，包括腋动脉 - 腋动脉搭桥术、锁骨下动脉 - 锁骨下动脉搭桥术、颈动脉 - 锁骨下动脉搭桥术及锁骨下动脉剥脱术等，疗效尚可，但传统手术存在需全身麻醉、创伤较大、并发症发生率较高、术后恢复时间长等不足。

2. 介入手术

随着介入技术及材料的发展，目前血管内再通治疗已成为治疗此类疾病的重要手段之一。与外科治疗相比，支架置入术具有侵入性更小、主要并发症发生率低的优点，是治疗锁骨下动脉狭窄或闭塞的有效方法，临床上介入治疗已经取代绝大部分外科手术。近年来，随着介入器械和技术的不断完善和进步，锁骨下动脉阻塞的介入治疗成功率已高达 87% ～ 96%，置入支架后 1 年随访再狭窄率降低至 6% ～ 10%。随访研究显示，置入支架术后 1 年和 5 年支架通畅率分别为 97.7% 和 93.1%。

目前，尚缺乏介入治疗和外科手术治疗锁骨下动脉闭塞的安全性和中远期临床结果。有研究显示，介入治疗狭窄病变和闭塞病变的成功率分别为 100% 和 80% ～ 95%，2 年随访累积通畅率可达 90% 以上。外科治疗 5 年通畅率可达

90% 以上。介入治疗在围手术期脑卒中的发生率为 0.1% ～ 2.6%，而外科治疗为 0.9% ～ 2.4%。此外，介入治疗可重复多次，但再次外科开放手术往往难度很大。

第三节　锁骨下动脉闭塞介入手术

一、手术关键环节

1. 选择介入路径

股动脉是最常用的介入路径，路径动脉走行迂曲及 III 型弓患者可选择患侧上肢路径或联合上下肢路径。对于锁骨下动脉近心端和开口完全闭塞性病变，经患肢桡动脉或肱动脉路径的成功率明显高于股动脉路径，因为经股动脉路径操作距离较长，导管头端无锚定区稳定性和支撑力低，导丝常难以通过较硬的纤维帽。左侧锁骨下动脉慢性闭塞的部位大多位于开口处，因此硬度比较大、顺应性比较差的 8F 指引导管和支架系统定位困难，特别是经股动脉路径反复操作增加动脉夹层、血管破裂的风险。双入路和逆行开通闭塞段具有易于开通、并发症少等优点，逆行比顺行开通更容易。

2. 穿越锁骨下动脉的狭窄或闭塞段

如何使导丝顺利通过锁骨下动脉的狭窄或闭塞段是治疗成功的关键。将导管放在闭塞端作为支撑，使用导丝反复旋转找到闭塞段的潜在腔隙，然后应用同轴技术跟进导管。如果病变有闭塞时间较长（2 年以上）、闭塞面平坦、闭塞段钙化严重等特征，则介入治疗失败的可能性增加。对这类慢性病变闭塞，如患者有意愿，也符合外科手术适应证，建议改行外科手术治疗。

3. 造影确认真腔

对病变较硬且导丝通过困难者，可将导管及时跟进，增加支撑力及后坐力。导丝通过病变段后，沿导丝把导管送入病变远端，利用造影证实导管已位于血管真腔。对于导管进入内膜下形成假腔时，要及时调整回真腔，避免内膜下撕裂过长损伤或闭塞椎动脉。

4. 支架类型的选择

严重钙化开口处病变应置入支撑力强、定位精确的球囊扩张支架，中远段、长段闭塞，尤其病变累及椎动脉和（或）内乳动脉应选择自膨胀或支架。目前，常用球囊扩张式支架和镍钛合金的自膨式支架。自膨式支架的优势为外力作用下不易变形、柔顺性好，缺点为定位不精确，多用于较长的病变。对于中远段、长段闭塞，尤其是累及椎动脉的病变，应首选自膨式支架。球囊扩张式支架的优点为定位精确，缺点为外力作用下易变形、柔顺性差，应在充分预扩张下置入，避免支架释放时发生移位。球囊扩张式支架多用于开口或分叉部位的短病变，针对严重钙化的血管应用支撑力强的球囊扩张式支架，并根据血管直径选用 7 ～ 10 mm 的支架，同时选用比支架直径小 1 ～ 2 mm 球囊进行预扩张。裸放自膨式支架时，操作要特别小心，因裸放自膨式支架和带指引导管放置时的感觉不一样，放起来感觉更轻，支架更容易移位。如果穿刺肱动脉，应使用 8F 鞘管，这样就不存在上述问题。理论上，单纯上肢入路用 0.018 inch 导丝做支撑，用支架导管"冒烟"一样可以定位。

二、锁骨下动脉闭塞介入治疗围手术期的管理

（1）术者在病史采集时应关注相关缺血症状，体格检查应重点关注上肢桡动脉、肱动脉搏动，锁骨上窝的血管杂音，双上肢的血压差等，可以为病情出现变化时术前、术后对比提供有价值的临床信息。

（2）术前建议完善弓上动脉的影像学检查，比如超声检查，以评估狭窄后的血流情况（如是否有锁骨下动脉盗血综合征）。对无禁忌证的患者行弓上动脉 CTA 或 MRA 检查，了解主动脉弓和病变的程度、长度、位置，以及其他解剖特点，有助于术者制定合适的介入治疗方案。建议术前行颅脑 CT 平扫或 MRI 明确颅脑是否合并影响介入治疗的疾病，并可为围手术期出现可疑的神经

系统并发症提供背景对比资料。

（3）术前准备包括明确诊断和制定治疗方案、签订知情同意书、药物准备（抗血小板药物及他汀类药物）和充分的器械准备。规范的药物治疗是介入治疗的前提和保证，如术前每天口服阿司匹林 100 mg、阿托伐他汀钙片 40 mg 以及口服波立维 75 mg（3～5 天）；术后也可以注射低分子肝素钙（每 12 h 皮下注射 1 次，连续 3 天），每天口服波立维 75 mg（3～6 个月），每天口服阿司匹林 100 mg（长期）。

（4）围手术期要做好血压管理，因锁骨下动脉闭塞介入治疗操作过程中，血流的变化直接影响到后循环的灌注。一般情况下，无明显后循环缺血症状的患者，目标血压维持在 140/90 mmHg 以下为宜；有后循环缺血症状的患者，血压在以不诱发症状的情况下尽量维持在 140/90 mmHg 以下。介入手术前最好不超过 150/90 mmHg。建议介入手术后血压维持不高于术前水平，波动幅度不超过 25%，但不应低于 90/60 mmHg。

三、锁骨下动脉闭塞介入治疗的适应证及禁忌证

1. 适应证

（1）临床上有锁骨下动脉狭窄或闭塞导致的上肢缺血症状：上肢乏力、麻木、冷感、疼痛、脉弱或无脉等。

（2）有锁骨下动脉盗血综合征的临床表现，多普勒超声检查或血管造影证实有椎动脉逆向血流。

（3）锁骨下动脉狭窄大于 70%。

2. 禁忌证

（1）病变跨越椎动脉开口。

（2）严重的动脉成角或迂曲。

（3）慢性长段闭塞及无合适的血管入路。

（4）3 个月内发生过颅内出血或 4 周内发生过大面积脑梗死者。

（5）严重心、肝、肾功能障碍，对造影剂过敏者。

四、锁骨下动脉闭塞桡动脉入路介入治疗路径的评估

1. 解剖要点

（1）熟练掌握股动脉、桡动脉或肱动脉穿刺、置鞘和血管造影技术。

（2）明确锁骨下动脉在主动脉弓的开口位置。

（3）明确锁骨下动脉狭窄、闭塞病变与椎动脉的关系和距离。

2. 远桡动脉入路的优点

（1）远端桡动脉相对表浅，且周围骨性结构更多，能显著减少术后压迫时间及出血并发症，且远端桡动脉压迫止血时不会阻塞静脉，因此手部充血及骨室筋膜综合征的发生风险显著降低。

（2）远桡动脉入路（distant transradial access，dTRA）导致远端桡动脉闭塞的发生率显著低于 TRA 引起的桡动脉闭塞的发生率。由于掌浅弓的存在，即使远端桡动脉血流减慢或闭塞，也不影响桡动脉的前向血流，因此 dTRA 几乎不会引起桡动脉闭塞，减少了对桡动脉的损伤，保留潜在"桥血管"的同时，减少了桡动脉损伤对动 - 静脉瘘形成的影响，为潜在的冠状动脉旁路移植术患者及慢性肾衰竭患者带来益处。

（3）dTRA 时，手部处于功能位，舒适性明显提高，能更好地配合手术。右侧 dTRA 时，患者术中保持穿刺手的休息位即可，相比于桡动脉穿刺手掌向上的体位更为舒适；而左侧 dTRA 时，患者可掌心向下舒适地放在右腹股沟或腹部，术者不用向前俯身操作导管，既让术者更方便操作，又减少了射线暴露。

（4）术后加压包扎手背部即可，患者腕部不受限，能更好地耐受术后压迫包扎，且能自行完成穿衣、吃饭等动作。

（5）远桡动脉可逆向行椎 - 基底动脉狭窄或闭塞治疗，以及部分前循环支架置入及动脉瘤栓塞介入治疗，中间导管的高度到位，便于手术操作及治疗或完成动 - 静脉瘘的再成形术。

3. 远桡动脉入路的缺点

（1）在穿刺技术上，远桡动脉入路具有更大的挑战性，因此需要较长的学习周期。

（2）远端桡动脉的直径较小而不能使用更大腔的鞘管，因此在复杂神经介入中的应用受到限制。

（3）远端桡动脉具有更高的迂曲发生率，dTRA 的成功率低于 TRA。

（4）相比于 TRA，dTRA 需要更长的穿刺时间。

（5）dTRA 穿刺疼痛发生率较 TRA 高，与穿刺针接触骨膜及置入鞘管时远端桡动脉偏细出现胀痛有关。

（6）由于 dTRA 穿刺点位于更远段，因此对于身高超过 180 cm 或升主动脉严重扩张迂曲的患者，常规导管可能不够长。

第四节　锁骨下动脉闭塞介入治疗常见并发症及防范

一、常见并发症

1. 开通失败

对于锁骨下动脉闭塞病变，血管内再通只是其中一种方法，如果导丝通过闭塞段困难或出现明显主动脉夹层，需终止手术，建议行血管外科搭桥手术。

2. 动脉夹层

无论逆行或顺行穿过导丝，都有可能会进入内膜下而导致夹层形成。为避免发生锁骨下动脉夹层，应调整导丝方向，重新进入真腔；为避免发生主动脉夹层，在导丝穿过病变处时，导丝每走一步，导管都应跟进，并通过造影来观察是否有夹层出现。如患者伴随胸痛等症状，需立即停止操作，观察病变严重程度，决定是否即刻实施主动脉支架术或外科手术。如果夹层没有扩大和患者无症状，应观察几分钟后改变导丝方向，继续手术。

穿刺造成夹层动脉瘤的几种处理方法：①在超声检查的引导下行体外压迫。②在超声检查的引导下经皮穿刺瘤腔并注射凝血酶。③经动脉球囊扩张压迫。④经动脉在腔内注射栓塞剂（如液态栓塞剂）。⑤行外科直视手术。

3. 血管破裂

常见于反复试探，导致导丝穿破血管壁，造影时可见对比剂外溢。如发生在主动脉，患者可出现胸痛等不适，需即刻置入覆膜支架。

4. 锁骨下动脉慢性闭塞

对于锁骨下动脉慢性闭塞的处理，应使用悬吊固定技术，尤其是对于Ⅲ型弓、血管迂曲、钙化较硬的病变，均能发挥很好的支撑作用。对于右侧锁骨下闭塞的处理要谨慎小心，避免发生颈动脉栓塞事件，可以应用悬吊技术在颈动脉置入保护伞装置，这样能很好地保护颈动脉。对于支架的应用需谨慎，以免支架突出颈动脉发生栓塞事件。

5. 覆盖椎动脉开口

置入内支架多选择便于准确定位的球囊扩张式支架。严格控制内支架长度，近心端不宜突出主动脉弓内，远侧不宜覆盖椎动脉开口，以免影响椎动脉供血。

6. 支架位置不佳，释放困难或打开不良

锁骨下动脉闭塞开通时，定位支架的位置欠佳，导致支架不能完全覆盖闭塞段远近端斑块，或动脉钙化严重，球囊扩张时支架释放困难或打开不良。

7. 支架内急性或亚急性血栓形成

释放支架后，动脉粥样斑块嵌入支架网孔，导致支架内急性或亚急性血栓形成。

8. 高灌注综合征

锁骨下动脉闭塞解除后发生脑高灌注综合征较罕见，如患者出现头痛、恶心、呕吐等症状，尤其是合并收缩压超过 150 mmHg 时，建议即刻启动静脉药物降压和脱水降颅压处理；症状不能很快缓解者，需行颅脑 CT 平扫排除脑出血。

9. 相关并发症

穿刺部位血肿、假性动脉瘤、皮肤压力性损伤等。

10. 桡动脉闭塞

导致桡动脉闭塞的原因有压迫强度、压迫时间、鞘管粗细等。

11. 导管打折

导管打折是桡动脉介入常见的并发症，预防导管打折是一项基本技能。一般来说，出现导管打折的因素包括入路严重扭曲及钙化，尤其是连续转折弯、锐角弯、血管钙化明显；术者操作过度旋转，没有注意导管扭控的传导；器械本身的因素，如导管抗折性能的差异，造影导管的抗折性通常弱于指引导管。手上张力的突然丢失是导管打折的重要手感，当朝一个方向旋转，突然有阻力落空感，要警惕导管打折。任何不内衬导丝的旋转导管都有打折的可能，旋转导管有阻力或旋转时导管头端不动就有打折的可能，因此最好内衬导丝。

二、并发症的防范

（1）熟练掌握各种导丝、导管、球囊、支架的性能和使用技术。

（2）股动脉是锁骨下动脉介入治疗的首选入路，但是当导丝经股动脉不能通过锁骨下动脉病变部位时，切忌盲目将导丝向锁骨下动脉远端推送，否则可能出现椎动脉开口被撕裂从而导致椎动脉闭塞，在这种情况下可经肱动脉逆行插管。肱动脉路径操作距离短，导管稳定性和支撑力高，有助于导丝通过闭塞或严重迂曲的病变部位。若肱动脉逆行下血管病变部位仍不能获得开通，则需要终止手术，择期行动脉转流术。

（3）由于肱动脉血管较细，穿刺时容易误伤正中神经及桡神经。当术后出现血肿时可压迫周围组织使多支神经损伤，因此经肱动脉穿刺时切忌心急粗暴，应耐心轻柔。在拔鞘后加压包扎也要松紧适度，以减少并发症的发生。

（4）支架的选择取决于血管病变的类型（开口部与非开口部病变）、部位（椎动脉开口近段或远段）、长度、迂曲程度及钙化程度等，可选用的支架包括自膨式支架和球囊扩张式支架，这两种类型支架的中远期通畅率都很高，但球囊扩张式支架的定位更加准确，尤其适用于邻近椎动脉或颈总动脉开口部的病变部位。

（5）为预防支架移位及支架边缘出现再次狭窄的情况，选择使用支架的直径应大于正常血管直径的10%，支架的长度应超出病变部位两端少许，但支架切忌覆盖到椎动脉或进入主动脉。置入支架多选择便于准确定位的球囊扩张式支架，但应在充分预扩张下置入，避免支架释放时发生移位。严格控制支架长度，近心端不宜突出主动脉弓内，远侧不宜覆盖椎动脉开口，以免影响椎动脉供血。

（6）椎动脉保护技术。锁骨下动脉支架置入术围手术期卒中风险约为1%～5%，术中由椎动脉至基底动脉的远端栓塞是导致卒中事件的主要原因。由于椎动脉的血流是逆流的，理论上几乎不会有栓子进入颅内，操作时椎动脉不需要保护装置，但多次扩张及扩张后支架置入过程中仍有血栓逃逸风险。常用的保护方法有以下几种：

①近端球囊保护装置。对侧椎动脉发育不良或闭塞，同侧椎动脉向颅内供血；经桡动脉入路，置入一枚球囊至椎动脉起始段；经股动脉入路，置入一枚锁骨下动脉治疗用球囊扩张支架至锁骨下动脉狭窄处。近端球囊保护法如图9-16所示。

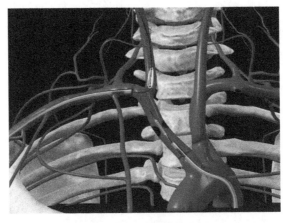

图9-16　近端球囊保护法

②远端保护伞保护装置。

a.类似于颈动脉支架置入保护技术，保护伞置于椎动脉内。远端保护伞保护法如图 9-17 所示。

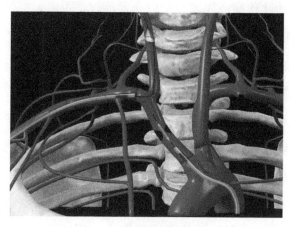

图 9-17　远端保护伞保护法

b.经肱动脉或桡动脉引入保护伞，支架的长度应超出病变部位两端各 5 mm，但支架切忌覆盖到椎动脉或进入主动脉。

c.股动脉和肱动脉或桡动脉双入路锁骨下动脉闭塞再通时，特别是右侧锁骨下动脉闭塞，应注意对右侧颈总动脉的保护。

d.经桡动脉入路置入支架治疗左侧锁骨下动脉闭塞时，应用椎动脉开口球囊保护法。椎动脉开口球囊保护法如图 9-18。

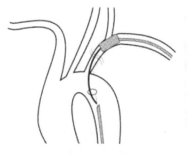
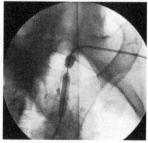
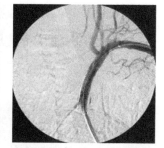

（a）椎动脉开口球囊保护　　　　（b）球囊扩张　　　　（c）术后造影，显示支架内血流畅通，无明显残余狭窄

图 9-18　椎动脉开口球囊保护法

③锁骨下动脉狭窄或闭塞血管内介入治疗保护装置适用性分析。从预防栓塞发生的角度考虑，锁骨下动脉支架置入术是否有必要参考颈内动脉支架置入术放置远端保护伞的方法来预防栓塞呢？

对于锁骨下动脉狭窄或闭塞血管内介入治疗是否需要保护装置尚有争议，大部分学者认为锁骨下动脉狭窄时，因患侧椎动脉血流多为逆向或双向，狭窄段扩张后由逆向血流变为顺行血流需要一段时间，扩张过程中斑块脱落首先流向锁骨下动脉远端，发生椎 – 基底动脉系统栓塞的概率较低。有研究报道，锁骨下动脉支架置入术患者使用栓塞保护装置后，在回收的保护伞中肉眼及显微镜下观察均无斑块组织，提示使用栓塞保护装置或许不能使患者获益。因此，目前大部分术者在锁骨下动脉支架置入术中一般不常规使用保护装置。有部分学者研究发现，在锁骨下动脉狭窄血管成形术中，利用 TCD 进行微栓子监测，术中 8.3% 的患者可监测到椎动脉微栓子信号。亦有报道称，行锁骨下动脉闭塞支架成形术的患者术后弥散性加权成像（diffusion weighted imaging，DWI）均可见新发病灶。由椎动脉至基底动脉的远端栓塞是锁骨下动脉支架置入围手术期脑卒中发生的主要原因，对患者甚至是致命性的。在行锁骨下动脉狭窄介入治疗术前，如果颈动脉彩超检查提示患侧椎动脉始终以正向血流为主，由此发生同侧椎 – 基底动脉栓塞的风险增加，对该类患者使用远端保护装置（保护伞）可能是必要的。基于此，部分术者在经股动脉行锁骨下动脉支架置入术时，同时经桡动脉入路在同侧椎动脉起始段放置球囊或在锁骨下动脉椎动脉开口处放置球囊指引导管预防栓塞的发生。我们认为，常规锁骨下动脉狭窄或闭塞血管内介入治疗一般无需使用保护装置，如存在对侧椎动脉发育不良或闭塞，需慎重评估同侧椎动脉血流动力学，做好使用栓塞保护装置及溶栓、取栓预案。

三、术后处理要点

（1）患者应卧床休息 12 h，注意观察穿刺点，避免穿刺点出血。

（2）密切观察患者的生命体征，注意监测凝血指标的变化。

（3）术前 3～5 天每天常规口服硫酸氢氯吡格雷 75 mg、阿司匹林 100 mg。术中全身肝素化（给予肝素 30～50 mg），也可以术后皮下注射低分子肝素钙 5 000 U，频率为每 12 h 一次，并每天口服硫酸氢氯吡格雷 75 mg、阿司匹林 100 mg。6 个月后停用硫酸氢氯吡格雷，并长期坚持每天口服阿司匹林 100 mg。

（4）动脉粥样硬化性锁骨下动脉狭窄的主要危险因素有高血压、吸烟、脂质代谢紊乱和糖尿病，术后还应当积极控制血压、血糖、血脂并且戒烟。

四、锁骨下动脉闭塞介入开通治疗的经验借鉴

（1）有利于闭塞开通的因素。

①闭塞节段较短。

②闭塞时间较短（＜1 年）。

③闭塞段钙化不明显。

④闭塞锁骨下动脉近端留有血管残腔。

在进行顺行闭塞开通操作时，满足以上条件越多则开通成功的概率越高。在顺行开通过程中，近端支撑力的稳定是非常关键的。采用"8F 指引导管 +5F 125 cm 导管 + 微导管"三轴系统（望远镜技术）操作过程中，不断调节 8F 指引导管在闭塞残端的位置，以保证合适的张力。

（2）对于慢性长节段锁骨下动脉完全闭塞病变，导引导丝的选择及开通策略尤为重要。应详细评估、仔细规划，以保证近端足够的锚定力，并熟悉各类慢性长节段锁骨下动脉完全闭塞开通微导丝及微导管性能，使用冠状动脉慢性完全闭塞病变（chronic total occlusion，CTO）分节段逐渐升级导丝的技术方法可有效提高闭塞的开通率。遵循"微孔道"原理，首先选择中等穿透力的尖端缠绕型锥形头端导丝——Gaia Second 导丝，探寻到微孔道之后跟进微导管，当微导丝前向受阻后换用高等穿透力导丝——Conquest Pro 12，发挥其"扎孔"能力。当突破闭塞远端受阻时，通过微导管推注造影剂轻微撕裂真假腔，可为后续寻找真腔指明方向。

（3）锁骨下动脉闭塞的反向开通，即通过新建通路（患侧上肢动脉）自闭塞段远端向近端方向开通，此时泥鳅导丝的支撑导管所处位置的活动空间小，且易于调整至与闭塞管腔长轴一致，显著增加了泥鳅导丝前攻的力量，能明显增加开通成功的概率。但此时操作仍应谨慎，避免暴力操作而形成主动脉夹层及血管破裂的风险，整个过程应随时观察导丝导管所处的位置，防止发生偏差，尤其在进行球囊扩张前，务必要确认系统处于血管真腔内。需要注意的是逆向开通有造成主动脉夹层的风险，需要正向导管的指引并及时调整导丝的方向，以免酿成严重的后果。

第五节 桡动脉入路锁骨下动脉闭塞开通操作技巧及典型病例

一、病例 1（经桡动脉左锁骨下动脉闭塞开通术）

男，72 岁，因"反复头晕 1 年"入院。1 年前无明显诱因出现头晕，并间断发作，发作时伴行走不稳。既往有高血压病病史 10 年，血压最高达 165/105 mmHg，长期不规律服用降压药，未正规监测血压。吸烟 40 年，平均每天 20 支。查体：左侧桡动脉搏动明显减弱，血压 138/80 mmHg（右）、84/60 mmHg（左）。神经系统查体基本正常。入院后行头颅 CT：腔隙性脑梗死。CTA：主动脉钙化明显，左锁骨下动脉闭塞，且闭塞段动脉钙化明显，管腔为低密度填充，考虑可能为狭窄继发血栓。椎动脉节段性狭窄，CTA 提示左锁骨下动脉闭塞（图 9-19）。彩超提示颈动脉硬化，椎动脉盗血Ⅲ期。

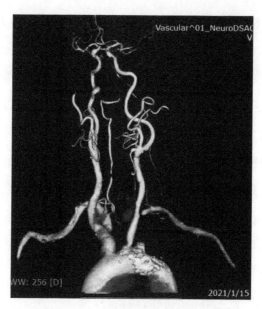

图 9-19　CTA 提示左锁骨下动脉闭塞

诊断：①左锁骨下动脉闭塞；②高血压病。

术中使用的高值耗材：桡动脉鞘（6F 泰尔茂桡动脉鞘），0.035 inch 交换导丝（260 cm），指引导管（6F 波科指引导管），0.014 inch 微导丝（Synchro 14，200 cm），球囊（Cordis 快速交换球囊，4 mm×30 mm），支架（球囊扩张支架，7 mm×19 mm）等。

手术记录：患者取平卧位，左手及前臂常规消毒、铺巾，取左侧腕横纹近心端 1 cm 处的桡动脉为穿刺点。2% 利多卡因局部浸润麻醉后，采用 Seldinger 法穿刺桡动脉成功，利用置换导丝置入 6F 导管鞘，静脉推注肝素 4500 U。在 6F 指引管配合下，使 0.035 inch 交换导丝（260 cm）直接进入左锁骨下动脉起始段，再次造影证实左锁骨下动脉开口次全闭塞，测量血管狭窄远端直径为 5.6 mm，近端直径 7.1 mm，狭窄长度 18 mm。予微导丝在路径图下操作，小心通过病变狭窄部位，至左锁骨下动脉近心端，造影明确微导丝在左锁骨下血管内，无造影剂外渗，考虑血管次全闭塞。予 4 mm×20 mm 小球囊预扩，在路径图的指引及透视下由 0.014 inch 微导丝（200 cm）引导至狭窄处，球囊两端完全覆盖狭窄，接压力泵加压至 20 标准大气压（ATM），球囊扩张成形良好，持续约 10 s 后回抽球囊，在透视下将球囊退回指引管内，再次造影，见左锁骨下动脉起始端狭窄好转，退出球囊。选取 7 mm×19 mm 球囊扩张支架，在路径图的指引下，沿微导丝插入左锁骨下动脉，缓慢通过狭窄处，将支架两端的标记点置于狭窄范围之外，经骨性标志对位、造影定位、路径图定位多重方法来确认支架位置准确覆盖狭窄段后，球囊扩张（14 ATM）释放支架，再次造影确认支架成形良好、贴壁良好、支架内血流通畅、无明显残余狭窄。在透视下小心撤除支架输送器，重复造影发现支架无移位，颅内血管完整。手术结束后不中和肝素，保留导管鞘，局部包扎。经桡动脉左锁骨下动脉闭塞开通术过程如图 9-20 所示。

复苏后患者无不适主诉，四肢活动良好。

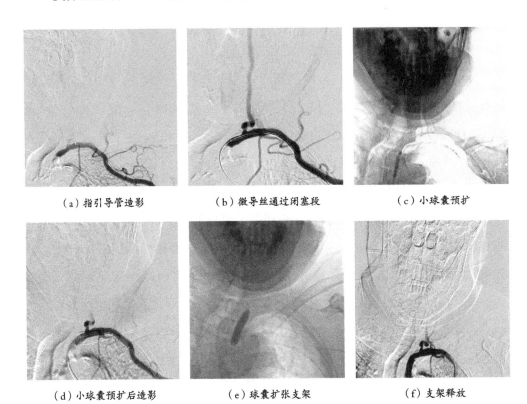

（a）指引导管造影　　　　　（b）微导丝通过闭塞段　　　　　（c）小球囊预扩

（d）小球囊预扩后造影　　　　　（e）球囊扩张支架　　　　　（f）支架释放

图 9-20　经桡动脉左锁骨下动脉闭塞开通术过程

二、病例 2（经桡动脉右锁骨下动脉闭塞开通术）

女，60 岁，因"反复头晕 2 年，加重 3 天"入院。2 年前患者无明显诱因出现头晕，间断发作，呈非旋转性，与体位改变无关。既往有高血压病及糖尿病病史 10 多年，长期不规律服用降压药及降糖药，未正规监测血压、血糖，有脑梗死病史 2 年，未遗留后遗症。吸烟 30 年，平均每天 20 支。查体：右侧桡动脉搏动明显减弱，血压 150/105 mmHg（左）、90/60 mmHg（右）。神经系统查体基本正常。

诊断：①后循环缺血；②高血压病；③糖尿病。

术中使用的高值耗材：桡动脉鞘（8F 泰尔茂桡动脉鞘），0.035 inch 交换导丝（260 cm），指引导管（8F 波科指引导管），0.014 inch 微导丝（Synchro 14，200 cm），球囊（Cordis 快速交换球囊，4 mm×20 mm），支架（球囊扩张支架，9 mm×30 mm）等。

手术记录：2% 利多卡因局部浸润麻醉后，采用改良 Seldinger 法穿刺股动脉成功，利用置换导丝置入 8F 桡动脉鞘，静脉推注肝素 4500 U。予在 0.035 inch 交换导丝（260 cm）于 5F 椎动脉管配合下直接进入右锁骨下动脉，在透视下将交换导丝头端置入头臂干动脉，并小心退出椎动脉管，在交换导丝导引下将 8F 波科指引导管放至右锁骨下动脉距狭窄近心端约 2 cm 处，再次造影证实右锁骨动脉起始段次全闭塞，测量狭窄远心端锁骨下血管直径 8.2 mm，狭窄长度 20 mm，在路径图下予微导丝多次操作后小心通过病变次全闭塞部位，选取 4 mm×20 mm 的快速交换球囊，在路径图的指引及透视下由 0.014 inch 微导丝（200 cm）引导至狭窄处，球囊两端完全覆盖狭窄，接压力泵加压至 10 ATM，球囊扩张成形良好，持续约 10 s 后回抽球囊，在透视下将球囊退回指引管内，再次造影，见右锁骨下动脉起始段狭窄好转，退出球囊。选取 9 mm×30 mm 支架，在路径图的指引下，沿 0.035 inch 交换导丝（260 cm）插入右锁骨下动脉，缓慢通过狭窄处，将支架两端的标记点置于狭窄范围之外，经骨性标志对位、造影定位、路径图定位等多重方法确认支架位置准确覆盖狭窄段后，释放支架，再次造影确认支架成形良好、贴壁良好，支架内血流通畅，在透视下小心撤除支架输送器，重复造影发现支架无移位，颅内血管完整。手术结束后不中和肝素，去除导管鞘，局部包扎。经桡动脉右锁骨下动脉闭塞开通术过程如图 9-21 所示。

患者术中、术后无任何不适主诉，术后可唤醒，四肢活动自如。

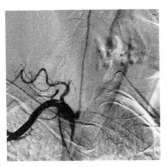

（a）8F 指引导管造影

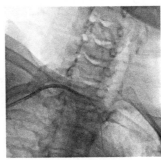

（b）微导丝通过次全闭塞段

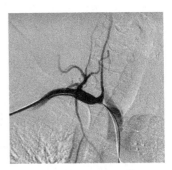

（c）交换导丝通过闭塞段

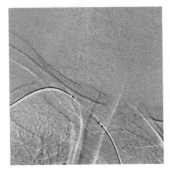

（d）9 mm×30 mm 支架定位

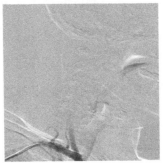

（e）支架释放后造影，确认支架
打开良好，血流通畅（斜位）

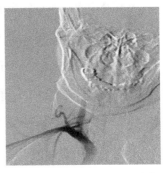

（f）支架释放后造影，确认支架
打开良好，血流通畅（正位）

图 9-21　经桡动脉右锁骨下动脉闭塞开通术过程

术后彩超：双侧椎动脉颅外段走行正常，管腔显示清晰，内膜尚光滑，不厚，内未探及异常回声。CDFI：右侧锁骨下动脉内血流通畅；双侧颈动脉及椎动脉彩色血流显示尚可，斑块处可见充盈缺损。彩超与 CDFI 结果如图 9-22 所示。

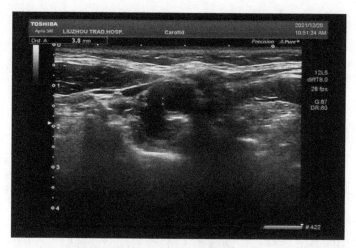

（a）双侧椎动脉颅外段走行正常，管腔显示清晰（彩超）

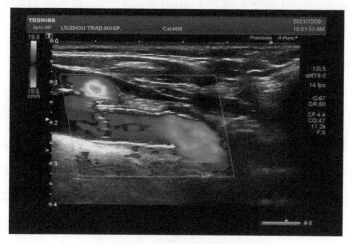

（b）右侧锁骨下动脉血流通畅（CDFI）

图 9-22　彩超与 CDFI 结果

三、病例 3（经桡动脉左锁骨下动脉闭塞开通术）

男，68 岁，因"双下肢乏力 1 个月，加重 1 天"入院。既往有糖尿病病史 3 年，血糖控制情况不详。查体：左侧桡动脉搏动减弱，血压 146/80 mmHg（右）、86/45 mmHg（左）。神志清醒，言语流利，四肢肌力 V 级。入院后行辅助检查。超声检查提示：双侧颈总动脉硬化并多发斑块形成，左侧椎动脉血流频谱异常，左锁骨下动脉开口段硬化斑形成致管腔重度狭窄，考虑左锁骨下动脉盗血可能改变，建议进一步检查。左侧椎动脉彩超检查未见异常。脑血管造影提示：左侧锁骨下动脉重度狭窄约85%，左侧椎动脉开口迂曲，轻度狭窄约30%，右侧椎动脉开口迂曲，开口中度狭窄约40%，颅内V4段狭窄约50%；脑动脉硬化。

诊断：①左侧锁骨下动脉重度狭窄；②左侧椎动脉开口迂曲，轻度狭窄；③右侧椎动脉开口迂曲，中度狭窄；④右侧椎动脉V4段中度狭窄；⑤脑动脉硬化；⑥后循环缺血；⑦2型糖尿病。

术中使用的高值耗材：桡动脉鞘（6F泰尔茂桡动脉鞘），0.035 inch交换导丝（260 cm），指引导管（6F波科指引导管），0.014 inch微导丝（Synchro 14，200 cm），球囊（Cordis快速交换球囊，4 mm×30 mm），支架（球囊扩张支架，7 mm×19 mm）等。

手术记录：患者取平卧位，左手及前臂常规消毒、铺巾，取右侧腕横纹近心端1 cm处桡动脉为穿刺点。2%利多卡因局部浸润麻醉后，采用Seldinger法穿刺桡动脉成功，利用置换导丝置入6F桡动脉鞘，予肝素盐水冲洗导管鞘后，静脉推注肝素4500 U。予0.035 inch交换导丝（260 cm）于6F指引管配合下直接进入左锁骨下动脉，在透视下将交换导丝头端置入左锁骨下动脉远端约2 cm处，再次造影证实左椎锁骨下动脉起始段狭窄约80%，用微导丝在路径图下多次操作后小心通过病变狭窄部位，造影明确在主动脉弓血管内，无造影剂外渗，选取4 mm×30 mm的快速交换球囊，在路径图的指引及透视下由0.014 inch微导丝（200 cm）引导至狭窄处，球囊两端完全覆盖狭窄，压力泵加压至10 ATM，球囊扩张成形良好，持续约10 s后回抽球囊。在透视下将球囊退回指引管内，再次造影，见左锁骨下动脉起始段狭窄好转，退出球囊。选取7 mm×19 mm支架，在路径图的指引下，沿微导丝插入左锁骨下动脉，缓慢通过狭窄处，将支架两端的标记点置于狭窄范围之外，经骨性标志对位、造影定位、路图定位等多重定位确认支架位置准确覆盖狭窄段后，释放支架，再次造影确认支架成形良好、贴壁良好，支架内血流通畅，无明显残余狭窄。在透视下小心撤除支架输送器，重复造影后发现支架无移位，颅内血管完整。手术结束后不中和肝素，去除导管鞘，局部加压包扎。经桡动脉左锁骨下动脉闭塞开通术过程如图 9-23 所示。

患者术中、术后无任何不适主诉，术后可唤醒，四肢活动自如，神经专科查体同术前。

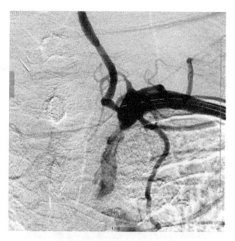

（a）6F 波科指引导管造影

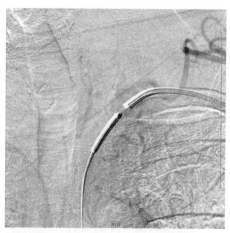

（b）4 mm×30 mm 球囊预扩

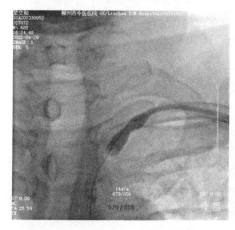

（c）7 mm×19 mm 球囊扩张支架

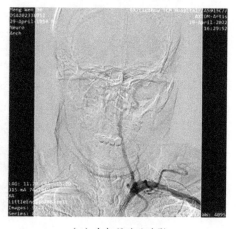

（d）支架释放后造影

图 9-23　经桡动脉左锁骨下动脉闭塞开通术过程

四、病例4（经桡动脉及股动脉左锁骨下动脉闭塞开通失败）

男，57岁，因"头晕半个多月"入院。半个多月前患者无明显诱因出现头晕，间断发作，遂来就诊。查体：左侧桡动脉搏动减弱，血压132/79 mmHg（右）、80/50 mmHg（左）。神志清醒，言语流利，四肢肌力Ⅴ级。入院后行辅助检查。血管彩超检查：双侧颈总动脉硬化并多发斑块形成，左侧椎动脉血流频谱异常，左锁骨下动脉开口段硬化斑形成致管腔狭窄，考虑左锁骨下动脉盗血改变可能，建议进一步检查。右侧椎动脉彩超检查未见异常。血管彩超如图9-24所示。

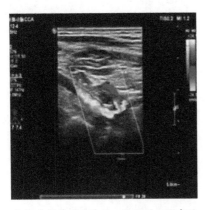

（a）左锁骨下动脉开口段硬化斑形成致管腔狭窄

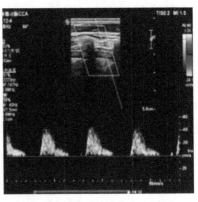

（b）左侧椎动脉血流反向，考虑锁骨下动脉盗血

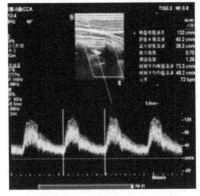

（c）右侧椎动脉彩超检查未见异常

图9-24　血管彩超

　　诊断：①后循环缺血；②左锁骨下动脉闭塞。

　　术中使用的高值耗材：桡动脉鞘（6F泰尔茂桡动脉鞘、8F泰尔茂股动脉鞘），0.035 inch交换导丝（260 cm），指引导管（6F及8F波科指引导管），0.014 inch微导丝（Synchro 14，200 cm、XT 200 cm），微导管（Rebar 27），球囊（Gordis交换球囊，1.5 mm×15 mm）等。

　　手术记录：患者取平卧位，右手及前臂常规消毒、铺巾，取左侧腕横纹近心端1 cm处桡动脉为穿刺点。2%利多卡因局部浸润麻醉后，采用Seldinger法穿刺桡动脉成功，利用置换导丝置入6F桡动脉鞘，予0.035 inch交换导丝（260 cm）于5F椎动脉管配合下直接进入左锁骨下动脉，在透视下将交换导丝头端置入左锁骨下动脉远端，并小心退出椎动脉管，在交换导丝导引下将指引导管放至左锁骨下动脉闭塞段，于距狭窄近心端约2 cm处再次造影，证实锁骨下动脉起始段闭塞，予微导丝配合微导管通过左锁骨下部分闭塞段，予1.5 mm×15 mm球囊行预扩张处理，见左锁骨下动脉远心端部分再通，用微导丝、微导管在路径图下多次操作后均未能通过闭塞段。考虑逆行开通困难，在双侧腹股沟区常规消毒、铺巾，取右侧腹股沟韧带中点下1.5 cm处的股动脉为穿刺点。使用2%利多卡因局部浸润麻醉后，采用改良Seldinger法穿刺股动脉成功，利用交换导丝置入8F导管鞘，在路径图下将多功能管及8F波科指引导管放置在左锁骨下起始段残端处，予微导管及微导丝多次操作，均不能通过病变闭塞段，此时考虑闭塞时间长、钙化重，介入开通困难。通过造影复查，发现颅内血管完整。手术后封堵股动脉止血，去除导管鞘，局部包扎。经桡动脉及股动脉左锁骨下动脉闭塞开通术过程如图9-25所示。

　　患者术中、术后无任何不适主诉，术后神志清醒，四肢活动如术前，神经专科查体同术前，患者术后安全返回脑病科病房。

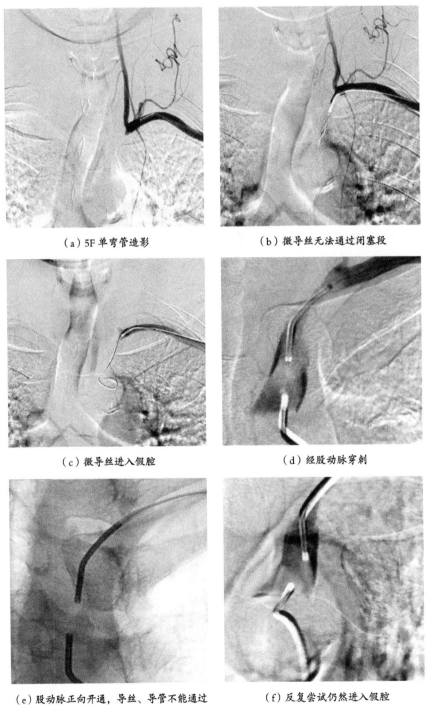

（a）5F 单弯管造影　　　　　　　（b）微导丝无法通过闭塞段

（c）微导丝进入假腔　　　　　　　（d）经股动脉穿刺

（e）股动脉正向开通，导丝、导管不能通过　　　　（f）反复尝试仍然进入假腔

图 9-25　经桡动脉及股动脉左锁骨下动脉闭塞开通术过程

五、病例 5（保护伞下左锁骨下动脉重度狭窄经股动脉支架置入术）

男，76 岁，主诉"反复头晕 2 年，加重 1 周"。

诊断：左侧锁骨下动脉起始部重度狭窄伴溃疡形成。

术中使用的高值耗材：雅培 Command 18 导丝、Emboshield 远端保护装置、雅培 Omnilink Elite 球囊、Emboshield 独立导丝等。

手术记录：造影明确左侧锁骨下动脉起始部重度狭窄伴溃疡形成。8F 波科指引导管置于左侧锁骨下动脉开口处，取雅培 Command 18 导丝经指引导管置入左侧锁骨下动脉远端作为支撑导丝，然后取 Emboshield 远端保护装置经指引导管置入左侧椎动脉 V2 段，取雅培 Omnilink Elite 球囊扩张外周血管，支架系统通过"雅培 Command 18 导丝 +Emboshield 独立导丝（两根导丝同时进入球囊扩张支架输送导管）"输送至狭窄段，加压泵打起球囊至标准压释放支架，随后患者诉有头晕，造影提示远端动脉显影存在，考虑栓子脱落并进入保护伞，遂予回收保护伞，患者即诉头晕症状消失，再次造影显示左侧椎动脉血流恢复正常，手术结束。保护伞下左锁骨下动脉重度狭窄经股动脉支架置入术过程如图 9-26 所示。

术后患者无特殊不适，四肢活动自如。

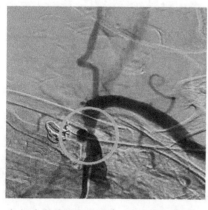 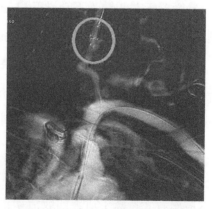

（a）造影明确左侧锁骨下动脉起始部重度　（b）远端保护装置经指引导管置入左侧椎
狭窄　　　　　　　　　　　　　　　　　　　动脉 V2 段

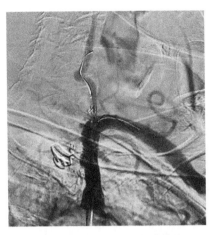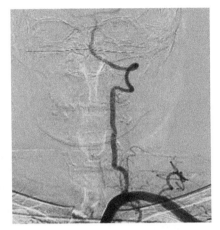

（c）左椎动脉前向血流较前缓慢　　　　　　（d）收回保护伞后再次造影

图 9-26　保护伞下左锁骨下动脉重度狭窄经股动脉支架置入术过程

六、病例 6（无保护左侧锁骨下动脉支架置入术）

男，71 岁，主诉"反复头晕 1 年，再次发作 3 天"。

诊断：左侧锁骨下动脉起始部重度狭窄伴溃疡形成。

术中使用的高值耗材：雅培 Omnilink Elite 球囊、6 mm×30 mm Solitaire 支架等。

手术记录：造影明确左侧锁骨下动脉起始部重度狭窄伴溃疡形成。8F 波科指引导管置于左侧锁骨下动脉开口处，将泥鳅导丝经指引导管置入左侧锁骨下动脉远端作为支撑导丝，取雅培 Omnilink Elite 球囊扩张外周血管，支架系统通过泥鳅导丝输送至狭窄段，加压泵打起球囊至标准压释放支架，随后患者诉头晕明显并开始烦躁。造影提示左椎动脉前向血流明显缓慢，远端动脉不显影，考虑栓子脱落。微导管置入椎动脉远端后造影，明确基底动脉闭塞，以 6 mm×30 mm Solitaire 支架取栓两次，血管顺利再通，患者神志转清，头晕症状有好转，手术结束。无保护左侧锁骨下动脉支架置入术过程如图 9-27 所示。

术后患者无特殊不适，四肢活动正常。

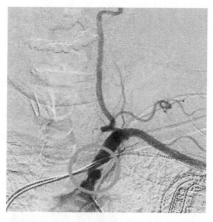

（a）造影明确左侧锁骨下动脉起始部重度
狭窄

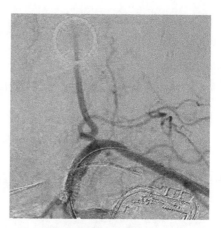

（b）释放支架后左椎动脉前向血流明显缓
慢，远端动脉不显影

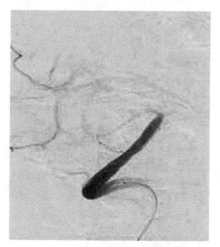

（c）基底动脉闭塞

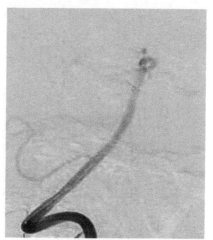

（d）取栓后血管顺利再通

图 9-27　无保护左侧锁骨下动脉支架置入术过程

　　治疗体会：目前绝大多数的锁骨下动脉狭窄支架置入术没有采取椎动脉保护，虽然类似该病例所发生的斑块破碎脱落并进入椎动脉且引起动脉闭塞的概率较低，但是仍然不能掉以轻心，特别是溃疡型狭窄球囊扩张后斑块破碎脱落的概率较高，需要特别警惕。因此，在血管条件允许的情况下，对于溃疡型锁骨下动脉狭窄采取术中椎动脉保护是有必要的，也是可行的。对于非溃疡型锁骨下动脉狭窄，可评估血管条件及斑块脱落风险后酌情采取术中椎动脉保护措施。

七、病例7 [经桡动脉非常规方法开通锁骨下动脉圈套抓捕技术（网络病例）]

锁骨下动脉近心端重度狭窄，发出椎动脉后闭塞，正向导丝不能通过，穿桡动脉后导管指引多角度发现正向导丝方向不对，逆向导丝只能进椎动脉内却无法调整至近端真腔，此时把逆向导管送入椎动脉，用圈套器抓捕正向导丝。圈套抓捕技术如图 9-28 所示。

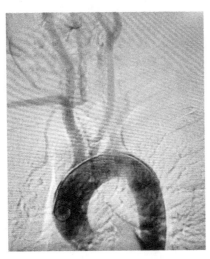 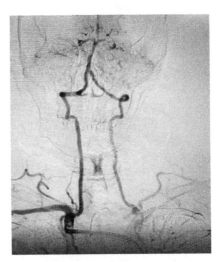

（a）左侧锁骨下动脉闭塞　　　　　　（b）左侧椎动脉血液逆流

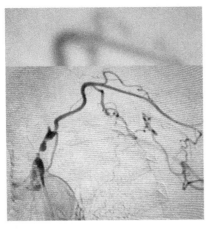 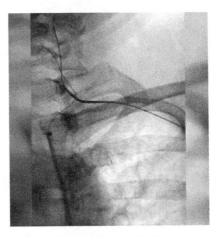

（c）左侧锁骨下动脉次全闭塞　　　　　　（d）正向导丝进入椎动脉

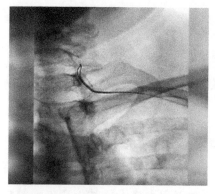

（e）逆向导丝圈套器抓捕椎动脉的正向导丝

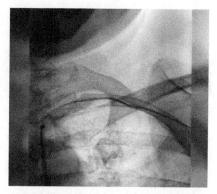

（f）圈套器抓捕后导丝顺利进入真腔

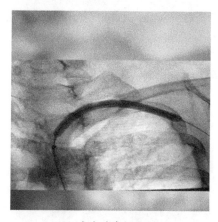

（g）球囊扩张

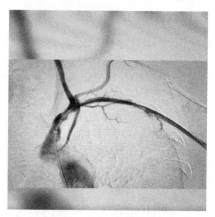

（h）支架定位

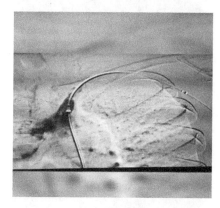

（i）释放支架

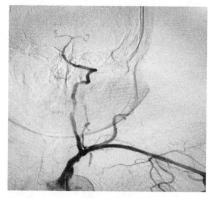

（j）术后造影

图9-28 圈套抓捕技术

八、病例 8［双侧桡动脉及右侧股动脉入路介入治疗（网络病例）］

诊断：①左侧锁骨下闭塞；②右侧锁骨下狭窄；③右侧椎开口狭窄。

介入治疗的目的：左侧锁骨下动脉闭塞再通，右侧锁骨下动脉和椎动脉狭窄球囊成形术。

通路：双侧桡动脉及右侧股动脉入路。

经验总结：手术计划为双侧桡动脉入路开通闭塞血管，术中发现患者右侧为高位桡动脉，前送导管至肱动脉中部时水平阻力变大，加上患者血管痉挛，反复尝试后仍无法通过 5F 单弯导管，遂更换股动脉入路，左侧闭塞开通，右侧球囊成形。右侧锁骨下动脉球囊扩张后效果尚可，残余狭窄约 40%，未放支架。双侧桡动脉及右侧股动脉入路介入治疗术过程如图 9-29 所示。

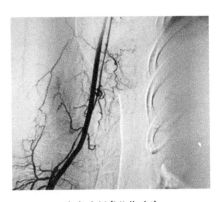

（a）右侧高位桡动脉

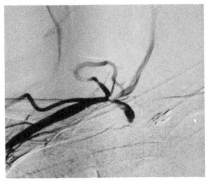

（b）右侧桡动脉入路无法通过

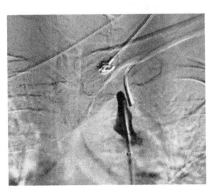

（c）左侧锁骨下动脉闭塞

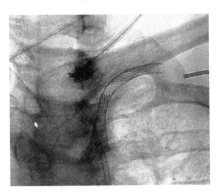

（d）左侧锁骨下动脉支架释放

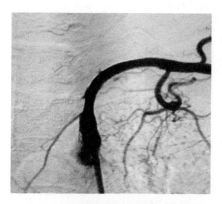

（e）左侧锁骨下动脉支架置入后造影

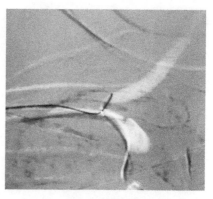

（f）导丝通过右侧椎动脉开口

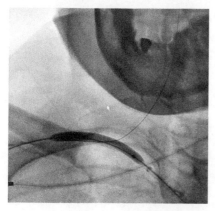

（g）右侧锁骨下动脉球囊扩张

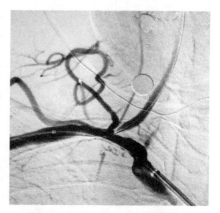

（h）球囊扩张后右侧锁骨下动脉造影

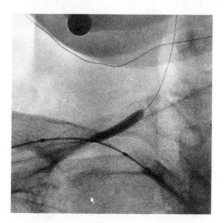

（i）右侧椎动脉开口，球囊扩张

图9-29 双侧桡动脉及右侧股动脉入路介入治疗术过程

第十章
桡动脉入路椎动脉颅外段病变介入诊疗

第一节 椎动脉颅外段粥样硬化性狭窄概述及相关内容

一、概述

椎动脉颅外段病变是椎动脉颅外段疾病的统称，最常见的病变为各种原因导致的椎动脉管腔变细，从而引起椎动脉供血不足，导致颅脑后循环缺血而引发的一系列临床症状。

后循环即椎 – 基底动脉系统，由椎动脉颅外段、颅内段，基底动脉，大脑后动脉及其分支构成。椎动脉颅内段、颅外段则以枕骨大孔为界，椎动脉颅外段指椎动脉 V1 ～ V3 段，分别是颈段、椎间段、枕段。

椎动脉自锁骨下动脉第一段发出后上升并经除第七颈椎外的横突孔，自寰椎横突孔穿出，绕经寰椎侧块后方的椎动脉沟，转向上方穿寰枕后膜和硬脑膜经枕骨大孔进入颅腔，在脑桥下缘两侧椎动脉汇合成基底动脉，其分支供应脊髓上段、枕叶、小脑、脑干、丘脑及内耳等部位。椎动脉颅外段解剖结构和分段如图 10–1 所示。

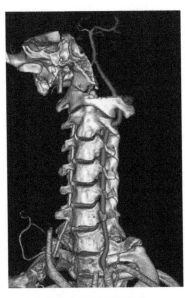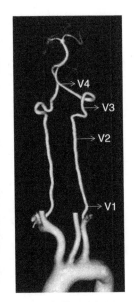

（a）椎动脉颅外段解剖结构　　　　　（b）椎动脉分段

图 10-1　椎动脉颅外段解剖结构和分段

二、椎动脉颅外段狭窄性疾病的自然病史

椎动脉狭窄可以发生在颅外段或颅内段任何部位，占后循环缺血性脑卒中的 25% ～ 40%。椎动脉起始部（vertebral artery origin，VAO）由于血流动力学紊乱很容易形成动脉粥样硬化而导致狭窄。除颈内动脉分叉段外，VAO 是脑血管最易发生动脉粥样硬化性狭窄的部位。Hass 等对 3788 例脑血管造影患者的观察发现，椎动脉起始部处狭窄是仅次于颈动脉分叉部狭窄的脑血管狭窄好发部位。一项基于 935 例健康及卒中患者的增强 MRA 检查研究发现，椎动脉狭窄的发生率为 12.7%。症状性椎 – 基底动脉狭窄患者，其年卒中发病率高达 5% ～ 11%。两项基于尸检及血管造影检查的研究显示，在有心脑血管危险因素的人群中，有超过 50% 的患者有椎动脉狭窄。

关于椎动脉起始部狭窄（vertebral artery origin stenosis，VAOS）与卒中的关系较为系统的研究是 2013 年 Thompson 单中心的回顾性研究，作者观察接受血管成像（DSA、MRA 或 CTA）检查的 358 例卒中患者，发现有 16.2% 的患者有 VAOS。对有 VAOS 的患者与该中心匹配的无 VAOS 的患者进行随访研究，结果发现有 VAOS 的患者出现后循环短暂性脑缺血发作（transient ischemic attack，TIA）、卒中及病死率分别是没有 VAOS 的患者的 1.6 倍、1.7 倍、6 倍。在 5 年观察期间，有 VAOS 的患者生存率为 67%，而无 VAOS 的患者生存率为 89%，无 VAOS 的患者生存率明显高于有 VAOS 的患者（P < 0.01）。研究提示，VAOS 与后循环卒中的高发病率密切相关。

三、椎动脉颅外段狭窄的病理和生理、病因和发病机制

椎动脉狭窄或闭塞最常见的病因为动脉粥样硬化，常见部位为椎动脉起始部及 V4 段，其中椎动脉起始部最为常见，约占椎动脉狭窄患者的 80%。因椎动脉起始部是湍流和剪应力改变的部位，所以在椎动脉起始部位特别容易形成斑块。椎动脉狭窄的主要病因是动脉粥样硬化（约占 90% 以上），其他少见原因包括栓塞、动脉外伤性或自发性夹层、血管炎（Takayasu 动脉炎、巨细胞动脉炎等）、纤维性肌性发育不良、先天性动脉畸形、动脉扭转、肿瘤、放疗后纤维化等。在我国中青年患者中，动脉外伤性或自发性夹层是较常见的病因。后循环脑梗死分型如图 10-2 所示。

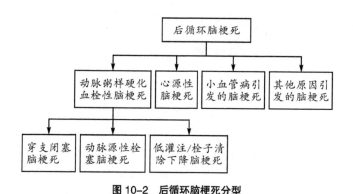

图 10-2　后循环脑梗死分型

椎 - 基底动脉系统不同部位卒中的发病机制中，以动脉粥样硬化、小血管闭塞较为常见。椎 - 基底动脉系统卒中发病机制为动脉粥样硬化，如图 10-3

所示。椎 – 基底动脉系统卒中发病机制为动脉夹层，如图 10-4 所示。椎 – 基底动脉系统卒中发病机制为心源性栓塞，如图 10-5 所示。椎 – 基底动脉系统卒中发病机制为低灌注脑梗死，如图 10-6 所示。

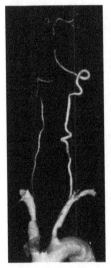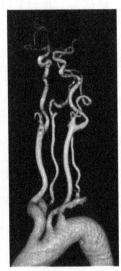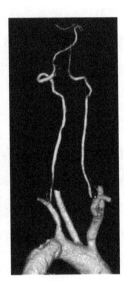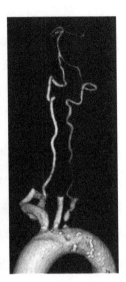

（a）双侧锁骨下动脉、基底动脉多发动脉粥样硬化伴狭窄　（b）右侧椎动脉起始部重度狭窄　（c）双侧椎动脉起始部、左侧椎动脉 V1 段和 V4 段重度狭窄　（d）左侧锁骨下动脉闭塞，左侧椎动脉 V1 段和 V4 段重度狭窄

图 10-3　椎 – 基底动脉系统卒中发病机制为动脉粥样硬化

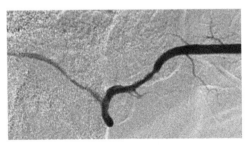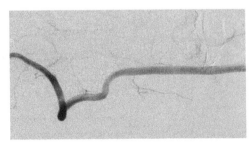

（a）右侧椎动脉夹层形成，夹层段可见串珠样改变　（b）治疗后，右侧椎动脉夹层消失，原串珠样改变段血管正常

图 10-4　椎 – 基底动脉系统卒中发病机制为动脉夹层

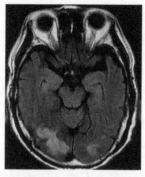

（a）房颤患者，右侧枕叶脑栓塞　　（b）头颅MRA提示右侧大脑后动脉远端栓塞

图 10-5　椎 - 基底动脉系统卒中发病机制为心源性栓塞

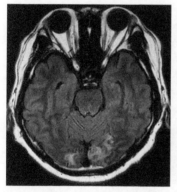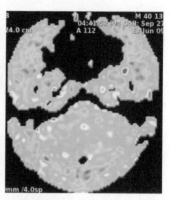

（a）头颅MRI提示双侧枕叶梗死　　（b）头颅灌注加权成像提示双侧
小脑灌注减低

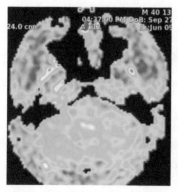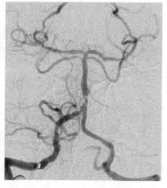

（c）头颅脉搏波波幅（pulse wave　　（d）DSA提示基底动脉重度狭窄
amplitude，PWA）提示双侧小脑、
双侧枕叶灌注减低

图 10-6　椎 - 基底动脉系统卒中发病机制为低灌注脑梗死

2004年，一项新英格兰医学中心进行的后循环缺血登记研究结果显示，在407例后循环缺血患者中有131例患者椎动脉颅外段动脉严重狭窄（狭窄程度超过50%）。

通过对东方人群的研究，动脉粥样硬化也是导致后循环缺血（posterior circulation ischemia，PCI）的主要病因。在韩国的一项纳入591名PCI患者的研究中发现，动脉粥样硬化为最常见的PCI病原，比例占50%，小血管病占34%，仅有5%的患者存在可能的心源性栓塞。东方人群动脉粥样硬化病因比例图如图10-7所示。

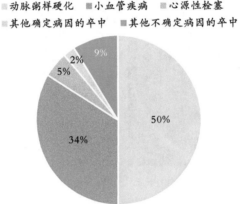

图10-7 东方人群动脉粥样硬化病因比例图

（1）动脉粥样硬化是PCI最常见的血管病理表现，导致PCI的机制包括大动脉狭窄和闭塞引起的低灌注、血栓形成、动脉源性栓塞、动脉夹层等。动脉粥样硬化好发于椎动脉起始段和颅内段。

（2）栓塞是PCI最常见的发病机制，约占40%，栓子主要来源于心脏、主动脉弓、椎动脉起始段和基底动脉远端。

（3）穿支小动脉病变，如有脂质透明病、微动脉瘤和小动脉起始部的粥样硬化病变等损害，好发于脑桥、中脑和丘脑。

（4）椎动脉颅外段狭窄是PCI最常见的病因，特别是椎动脉起始部动脉粥样硬化狭窄，考虑椎动脉血管狭窄大多数有对侧椎动脉、后交通动脉代偿及后循环对缺血相对耐受，其中椎动脉血管狭窄直接导致脑梗死所占的比例相对较低，VAOS 所致卒中发病机制主要通过动脉 – 动脉栓塞、急性血栓形成低灌注混合的机制参与后循环缺血发作。虽然 VAOS 所致直接卒中的风险相对低，但临床中更常见慢性后循环动脉供血不足症状。

颅外段椎动脉狭窄所致脑卒中和 TIA 主要由下列机制引起。

（1）重度狭窄或闭塞引起脑灌注降低，对侧及后交通不能有效代偿。

（2）斑块破裂导致颅外段椎动脉急性原位血栓性闭塞引起后循环低灌注。

（3）动脉夹层、内膜下血肿或血管壁结构改变导致重度狭窄或闭塞。

第二节　颅外段椎动脉狭窄的临床表现

颅外段椎动脉狭窄缺血后主要表现为后循环缺血神经系统症状。根据目前定义，后循环缺血是指椎 – 基底动脉系统的 TIA 和脑梗死。症状性后循环脑血管事件是指突发的，包括一个或多个部位的缺血性卒中或 TIA，且指既往 6 个月内相应椎动脉供血区发生的急性脑血管事件。

循环缺血定义未包括临床中常见的后循环慢性缺血，与临床实践不符。近年来，随着我国对慢性脑缺血（chronic cerebral hypoperfusion，CCH）在基础与临床研究上的广泛开展、老龄化人口的增多，使 CCH 疾病发病率增高的问题突显。据流行病学调查统计，不同程度 CCH 患者的发生率分别为在 80 岁以上的老人中约占 80%，60 岁以上人群中约占 70%，45 ～ 50 岁人群中约占 25%。时隔 15 年，在 2022 年《慢性脑缺血临床诊治专家共识》中对 2006 年《中国后循环缺血的专家共识》的局限性做了一些总结，CCH 是急性脑卒中发生的后备军，对急性脑梗死有直接的警示作用。

结合最新专家共识，将颅外段椎动脉狭窄临床表现分类为后循环短暂性脑缺血发作、后循环缺血性脑卒中和慢性后循环脑缺血。具体临床表现及诊断要点有以下几点。

一、后循环短暂性脑缺血发作

颅外段椎动脉狭窄所致后循环 TIA，神经功能缺损症状每次持续约 8 min，可反复发作，一般在 1 h 内恢复。头颅 CT 或 MRI 无对应病灶。

（1）后循环 TIA 的常见症状：头晕 / 眩晕、肢体 / 头面部 / 口周麻木、肢体无力、眼球活动异常、复视、短暂意识丧失、视觉障碍、行走不稳或跌倒。

（2）后循环 TIA 的特征表现：出现一侧脑神经损害和另一侧运动感觉损害的交叉表现是后循环 TIA 的特征表现。

（3）后循环 TIA 的常见体征：构音 / 吞咽障碍、视野缺损、声嘶、眼球运动障碍、肢体瘫痪、感觉异常、步态 / 肢体共济失调、Horner 综合征等。

（4）后循环 TIA 的常见综合征：呈典型或不典型脑干缺血综合征。可出现特殊临床综合征，如跌倒、短暂性全面遗忘症、双眼视力障碍发作等。

二、后循环缺血性卒中的临床表现

后循环缺血性卒中的临床表现为各种程度的椎 – 基底动脉综合征。多急性起病，症状持续，影像学检查发现责任病灶。

（1）同侧脑神经瘫痪及对侧运动和（或）感觉障碍（交叉性损害）。

（2）运动和（或）感觉障碍。

（3）眼球协同运动障碍（水平或垂直）。

（4）小脑功能障碍但不伴同侧长束体征（如共济失调轻偏瘫）。

（5）孤立性偏盲或皮质盲。

后循环缺血性卒中的常见症状：头晕、单侧肢体乏力、构音障碍、头痛、恶心、呕吐。交叉瘫即病灶同侧颅神经受损、对侧肢体瘫痪和感觉障碍是后循环缺血性卒中的特征性表现，常提示后循环缺血性卒中。后循环缺血性卒中的常见症状如图 10-8 所示。

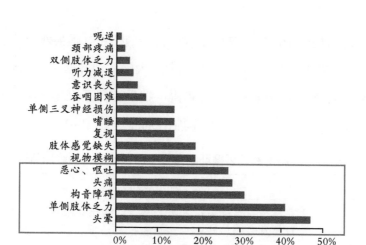

图 10-8　后循环缺血性卒中的常见症状

后循环缺血性卒中的常见体征：单侧肢体乏力、共济失调步态、单侧肢体共济失调、构音障碍、眼球震颤、Babinski 征。后循环缺血性卒中具有较高诊断价值的体征：交叉性感觉障碍、交叉性运动障碍、动眼神经麻痹、象限盲。后循环梗死卒中的常见体征如图 10-9 所示。

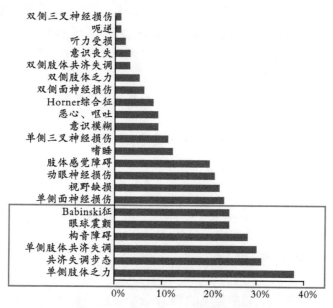

图 10-9　后循环缺血性卒中的常见体征

后循环缺血性卒中的常见临床综合征：小脑梗死、延脑外侧综合征、基底动脉尖综合征、Weber 综合征、闭锁综合征、大脑后动脉梗死、腔隙性梗死（运动性轻偏瘫、共济失调轻偏瘫、构音障碍 – 拙手综合征、纯感觉性卒中等）。不同部位后循环缺血性卒中引起的不同临床特征见表 10-1。

表 10-1　不同部位后循环缺血性卒中引起的不同临床特征

定位	症状
延髓外侧（延髓背外侧综合征 / Wallenberg 综合征）	① 前庭神经核损害：眩晕、恶心、呕吐及眼震 ② 疑核及舌咽、迷走神经损害：病灶侧软腭、咽喉肌瘫痪。表现为吞咽困难、构音障碍、同侧软腭低垂及咽反射消失 ③ 绳状体损害：病灶侧共济失调 ④ 交感神经下行纤维损害：Horner 综合征 ⑤ 三叉神经脊束及脊束核损害：交叉性偏身感觉障碍，即同侧面部痛觉、温觉缺失 ⑥ 脊髓丘脑侧束损害：对侧偏身痛觉、温觉减退或丧失
延髓内侧（延髓内侧综合征 / 脊髓前动脉综合征）	① 皮质脊髓束（延髓锥体）损害：对侧痉挛性瘫痪 ② 内侧丘系损害：对侧上肢、下肢及躯干意识性本体感觉和精细触觉障碍 ③ 舌下神经核或舌下神经根损害：同侧舌肌无力，伸舌偏向患侧
脑桥	偏瘫或偏身感觉障碍、混合性轻瘫、构音障碍、水平方向眼球凝视麻痹、闭锁综合征、四肢瘫、失语、意识及认知功能保留、眼球垂直运动保留
基底动脉尖（基底动脉尖综合征）	嗜睡、混乱（丘脑梗死）；对侧视野缺损，未察觉或否认视野缺损（双侧枕叶梗死）
小脑后动脉供血区	躯干共济失调、眩晕（累及小脑下脚时可伴共济失调）
大脑后动脉供血区	对侧同向性偏盲（枕叶梗死）、偏侧感觉缺失（丘脑梗死）、丘脑梗死引起的偏身疼痛（丘脑痛），如累及双侧，可伴视物变形、视觉失认

三、慢性后循环型脑缺血

慢性后循环型脑缺血是最常见的 CCH 分型，也是目前文献报告最多的分型，其危险性大，一旦发展成急性梗死，致残、致死率高。临床特点有以下 5 点：

（1）符合慢性脑缺血诊断依据（发病常为 45 岁以上人群、存在脑血管病危险因素、起病隐匿、病程大于等于 3 个月）。

（2）具有持续性椎 - 基底动脉供血不足症状，主要以头晕、头瞢、行走不稳感、倾斜感、站立不稳感或头重脚轻感为主，一般不伴恶心；症状重时可有短时眩晕，伴轻度恶心、视物模糊、肢体乏力。上述症状可有波动性，时轻时重，体位变动时或行走时间较长时头晕加重，卧位时减轻或消失。

（3）有或无神经系统轻度定位损害体征，如腱反射活跃、双侧罗索利莫征（+）、龙贝格征（±）等。

（4）核磁共振显示有无症状性腔隙性脑梗死、轻度小脑萎缩、四脑室轻度扩大等。MRA 或 CTA 可显示椎 - 基底动脉粥样硬化、不规则狭窄、发育异常、延长扩张等。

（5）确切排除其他可导致上述症状的相关疾病，如内耳眩晕症、躯体化障碍、焦虑抑郁症、主观性头晕及各种变性病的相关伴随症状等。

第三节　后循环缺血的脑实质形态学影像评估及灌注评估

原则上对所有疑为后循环缺血的患者均应进行神经影像学检查，对于后循环短暂性脑缺血发作和慢性后循环型脑缺血，通常影像学无急性责任病灶，但部分患者可发现陈旧性缺血病灶、白质脱髓鞘或脑萎缩等改变。诊断后循环缺血主要依靠 MRI 检查，DWI 对急性病变最有诊断价值。对于急性缺血性卒中的诊断，DWI 比 CT 更敏感。DWI 敏感性为 83%、特异性为 96%；CT 敏感性为 16%、特异性为 97%。CT 适合排除出血和不能进行 MRI 或脑干梗死的患者。基底动脉小血管病变脑梗死如图 10-10 所示。小脑下后动脉（posterior inferior cerebellar artery，PICA）闭塞脑梗死如图 10-11 所示。基底动脉闭塞脑梗死如图 10-12 所示。

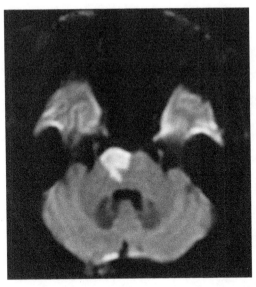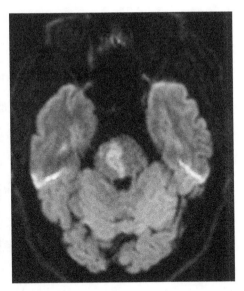

（a）头颅 MRI 提示脑桥梗死，考虑为长旋支动脉闭塞　　（b）头颅 MRI 提示脑桥梗死，考虑为旁中央动脉闭塞

图 10-10　基底动脉小血管病变脑梗死

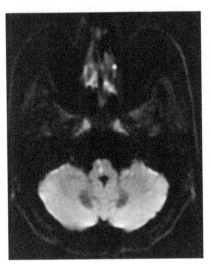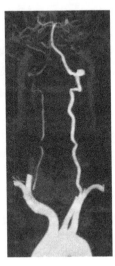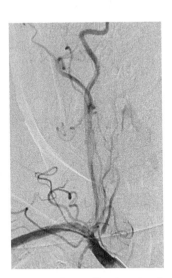

（a）头颅 MRI 提示左侧延髓梗死　　（b）头颈部联合 CTA 提示右椎细小，开口处闭塞，PICA 未见显影　　（c）DSA 提示右椎细小，开口处闭塞，前向血流缓慢，PICA 未见显影

图 10-11　小脑下后动脉闭塞脑梗死

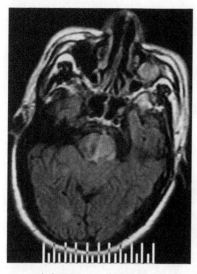
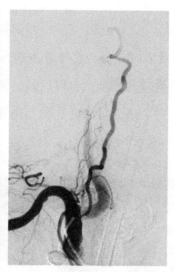
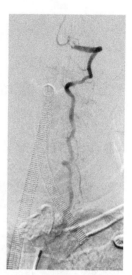

（a）头颅 MRI 提示脑干梗死　　（b）DSA 提示右侧椎动脉 V3 段后　　（c）DSA 提示左侧椎动
　　　　　　　　　　　　　　　　　　　闭塞　　　　　　　　　　　脉 V4 段后闭塞

图 10-12　基底动脉闭塞脑梗死

对于怀疑后循环缺血的患者可进行脑灌注检查，DWI 与灌注加权成像（perfusion weighted imaging，PWI）两者联合应用及多模 CT 灌注成像在急性缺血性脑卒中超早期临床中已广泛应用，对于慢性后循环脑缺血近年也有较多研究，在此不做过多赘述。单光子发射计算机体层摄影（single photon emission computed tomography，SPECT）非入侵的核素脑灌注显像，通过放射性的稀疏或缺损反映血流动力学改变，了解组织灌注情况，但是价格昂贵，临床难以普及。

第四节　椎动脉功能学及病变性状的评估

对疑诊椎动脉病变患者，需进一步评估病变性质及血管功能检查。建议首选无创性颈部血管 CDFI 或 TCD 检查。

一、血管 CDFI

血管 CDFI 将二维实时成像与多普勒流速分析结合起来评估椎动脉，通过二维成像分析狭窄的性状和程度，也可以通过测量血流速度间接反映狭窄的程度。利用超声造影可进一步评估病变性质，指导进一步治疗。支架植入术前后 CDFI 显示血流情况如图 10-13 所示。

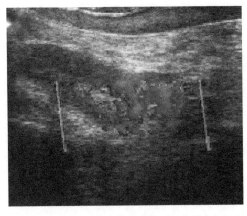 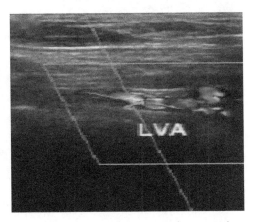

（a）术前 CDFI 显示左椎动脉起始段内径变细，血流增快 　　（b）术后 CDFI 显示血流充盈改善、内径增宽

图 10-13　支架植入术前后 CDFI 显示血流情况

二、TCD 的表现特征

椎动脉在起始段血流流速增快，频谱紊乱并伴有涡流，颅内段两侧椎动脉流速明显不对称，在狭窄侧呈收缩期上升速度减慢，峰值延迟，最后峰尖消失而成圆钝低搏动指数波浪状频谱。TCD 对 VAOS 检查具有很高的特异性（93%～98%），但敏感性较低（70%），有人把压力支持通气大于 140 cm/s 作为超声诊断 VAOS 大于 50% 的指标。TCD 主要是检测血流速度及方向，不能测血流量，其主要针对大动脉的狭窄和闭塞性疾病，主观性强，缺乏量化标准，只能作为缺血性疾病的初筛手段。椎动脉起始部狭窄 TCD 表现特征如图 10-14 所示。

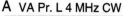

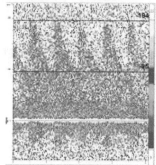
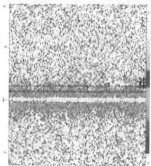

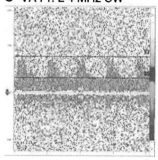
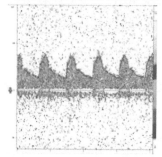

A- 术前 TCD 提示椎动脉在起始阶段的血流速度增快；B- 术前 TCD 提示左椎动脉颅内段呈低流速低搏动指数频谱；C- 术后 TCD 提示椎动脉起始段的血流流速恢复正常；D- 术后 TCD 显示椎动脉颅内段的血流速率加快，且搏动指数升高

图 10-14　椎动脉起始部狭窄 TCD 表现特征

三、其他椎动脉功能及病变性质的检查手段

不适合使用超声检查或结果不清楚难以确诊者，可以应用 CTA 诊断，特别是夹层、炎症性病变，必要时行高分辨率磁共振血管成像。高分辨率磁共振血管成像是近年来临床广泛运用的影像学检查方法，不仅能显示狭窄或闭塞的管腔，还能评估斑块形态、体积，分析斑块性质、斑块纤维帽、脂质核心大小、斑块内出血，具有较高的敏感度和特异度。应用 DSA、CTA、MRA、同位素灌注成像和（或）同位素代谢成像等有助于评估狭窄供血区域的缺血程度、侧支循环代偿及脑血流储备，确定缺血区或症状是否与狭窄相关。

第五节　椎动脉血管影像检查及狭窄程度评估

对一般怀疑椎动脉病变的患者，可通过颈部血管 CDFI 或 TCD 评估；对高度怀疑椎动脉血管病变者可进一步行 CTA 或 MRA 检查。对多种无创性影像学检查结果不一致或需进一步评估的患者，可通过 DSA 进行检查。

一、CT 血管成像

与 DSA 相比，CTA 具有无创、费用低及可重复性强等优点。CTA 检查对椎动脉狭窄具有较高的诊断效能，CTA 可由多个视角对血管的结构形态、走向及管壁病变进行观察，进而清晰地展示血管与周围组织的关系，准确地反映出病变位置、大小、形态的三维空间关系。近年来一系列的分析提示，应用对比剂的 CTA、MRA 对 50% ~ 99% VAOS 的诊断敏感性分别为 100% 和 94%，两者特异性均达 95%。CTA 检查亦存在不足，即 CTA 不能很好地解决伪影。因此有一定假阳性、假阴性的比例，但因其费用低，对患者创伤小，可重复性高，所以 CTA 是椎动脉狭窄评估的重要评估手段。双侧椎动脉重度狭窄，CTA 不同角度主动脉起始部 3D 显影如图 10-15 所示。

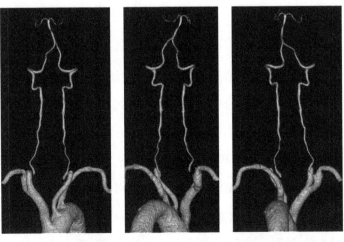

图 10-15　双侧椎动脉重度狭窄，CTA 不同角度主动脉起始部 3D 显影

二、磁共振血管成像

MRA 以无创、无辐射、软组织分辨率高等特点在脑动脉评估方面具有重要的意义。由于平扫 MRA 的图像质量容易受到一些因素的影响，常高估狭窄程度，现在越来越倾向于使用对比剂增强的 MRA，通过放大流动血液与周围组织之间的信号强度对椎动脉管径做出更准确地评估。应用 MRA 评估颅外椎动脉狭窄的局限在于高估狭窄程度，以及不能将接近闭塞的狭窄和完全闭塞区分开来，因此 MRA 通常不作为椎动脉狭窄常规的评估手段。此外，部分患者因幽闭恐惧症、过度肥胖或植入过磁性不兼容设备（如起搏器或除颤器等）而不能进行 MRA 检查。头颅 MRA 提示双侧大脑动脉 M1 段轻度狭窄如图 10-16 所示。

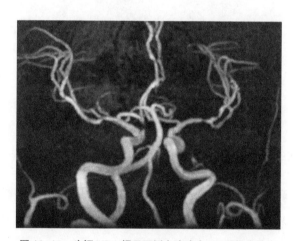

图 10-16　头颅 MRA 提示双侧大脑动脉 M1 段轻度狭窄

三、经导管血管造影术

DSA 是目前诊断血管狭窄的金标准，可提供血管狭窄的程度、部位、形态、范围等信息，并能动态观察椎动脉血流方向，但 DSA 对管壁病变（如斑块成分、附壁血栓等）无法准确显示。DSA 为有创技术，使用碘对比剂时有相应的风险，一般在考虑同期行经皮腔内介入治疗时才选用。DSA 提示基底动脉重度狭窄如图 10-17 所示。

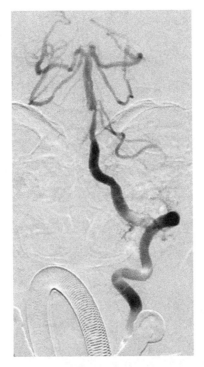

图 10-17　DSA 提示基底动脉重度狭窄

四、狭窄程度评估

对经过颈部超声检查、颈部 CTA、MRA 及颈部血管造影检查存在椎动脉狭窄的患者，需进一步评估狭窄程度。目前，国际上多采用北美症状性颈动脉内膜切除术试验（north american symptomatic carotid endarterectomy trial, NASCET）中的测量方法确定椎动脉狭窄率为（1-a/b）× 100%。NASCET 狭窄度测定如图 10-18 所示。对于椎动脉狭窄的严重程度，一般分为轻、中、重三级，狭窄率在 0 ～ 49% 为轻度狭窄，50% ～ 69% 为中度狭窄，70% ～ 99% 为重度狭窄。

狭窄率的测量结果与影像学检查方法及狭窄率计算方法密切相关。影像学检查方法以 DSA 为金标准，CTA、MRA 准确性优于时间飞跃法磁共振血管成像（time of flight，TOF-MRA）。

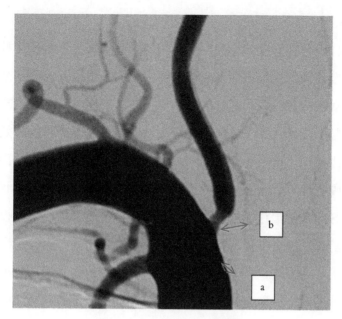

图 10-18 NASCET 狭窄度测定

第六节 颅外段椎动脉狭窄的治疗方法

椎动脉负责小脑、脑干及大脑后约 40% 的血液供应，一旦椎动脉闭塞，则可导致患者出现严重的神经功能缺损症状，如昏迷、眩晕及生命体征改变等。因此，椎动脉狭窄的治疗是防止椎动脉闭塞而引发脑梗死的重要措施。对于椎动脉狭窄的治疗包括药物治疗及血运重建治疗，血运重建治疗主要包括经皮腔内介入治疗和外科手术治疗，其选择需要根据病因、病情和病变解剖学特点而定。

一、药物治疗

药物治疗需要依据椎动脉狭窄的病因、并存疾病，以及血运重建方案的选择而定。

1. 动脉粥样硬化性病变的治疗

动脉粥样硬化性病变的诊断与治疗需综合临床病史及影像学检查结果。目前缺乏症状性动脉粥样硬化性 VAOS 药物治疗的系统研究。欧洲卒中预防研究发现，联合双嘧达莫与阿司匹林能降低后循环脑缺血的风险。也有研究表明，对症状性动脉粥样硬化性 VAOS 单独应用抗血小板聚集药物的疗效有限，而抗凝治疗的作用并未比抗血小板聚集治疗好，不良反应的发生率反而更高。症状性动脉粥样硬化性 VAOS 药物治疗推荐意见：药物治疗仍然是症状性动脉粥样硬化性 VAOS 的基础治疗，药物治疗主要包括危险因素控制、抗血小板聚集治疗及他汀类药物。抗血小板治疗是改善动脉粥样硬化性心血管疾病（ASCVD）预后的根本治疗措施之一，但目前对椎动脉狭窄的抗血小板治疗循证医学的证据较少，因此临床上一般是基于冠状动脉、颈动脉或下肢动脉疾病治疗的经验实施抗血小板治疗。对于有症状的患者建议给予积极的抗血小板治疗，如长期口服阿司匹林（每天 100 mg）或硫酸氢氯吡格雷（每天 75 mg）。对于 TIA 或者小的缺血性脑卒中，应该在 24 h 内给予双联抗血小板治疗，至少维持 21 天。

2. 大动脉炎性病变的诊断及治疗

大动脉炎性病变的药物治疗主要针对血管壁非特异性炎症，本病在就诊时应评价炎症是否处于活动期。如果临床上处于活动期，尤其是在急性期，一般主张积极抗感染治疗。多数相关的行业指南推荐初始治疗为糖皮质激素治疗，其剂量及疗程在文献中的推荐并不一致，还需具有说服力的循证医学证据。

3. 抗凝治疗

血栓或栓塞是导致椎动脉狭窄（vertebral artery stenosis，VAS）的少见原因之一，急性缺血症状多与之有关，来源于心房颤动的栓塞是主要病因之一。临床上对这部分患者，如 CHA2DS2-VASc 抗凝评分在 2 分及以上，应给予系统性的抗凝治疗，华法林口服应维持国际标准化比值 2 ～ 3，或服用新型口服抗凝药物，如利伐沙班、达比加群酯等。缺血急性期可给予溶栓治疗，溶栓治疗的方案需遵循相关的指南或专家共识。

二、颅外段椎动脉狭窄介入治疗

动脉粥样硬化性颅外椎动脉狭窄（extracranial vertebral artery stenosis，ECVAS）血管腔内介入治疗适用于椎动脉重度狭窄合并后循环缺血患者的治疗。目前，此方法已被临床广泛应用，可有效治疗椎动脉狭窄症状，具有安全、微创等特点，同时也是预防缺血性脑血管疾病的重要手段。ECVAS 血管腔内介入治疗主要包括球囊血管成形术（percutaneous transluminal angioplastry，PTA）、药物涂层球囊（drug coating ballon，DCB）的使用、裸金属支架置入、药物洗脱或涂层支架（drug eluting stent，DES）置入术。粥样硬化性 ECVAS 程度 ≥70% 时，如果给予药物治疗后仍出现缺血事件，或有后循环缺血症状的患者，建议进行血运重建。对于无症状的患者，是否进行血运重建尚存在较大争议。如果 ECVAS 严重影响优势侧椎动脉或孤立椎动脉供血，或合并严重的前循环动脉狭窄闭塞病变，则提供给后循环侧支可能失代偿，对这些无症状患者可考虑进行血运重建治疗。

支架置入术较单纯的 PTA 能减少血管夹层和急性血管闭塞的发生率，且远期通畅率明显升高，应作为粥样硬化性 ECVAS 介入治疗的首选。一项包含 27 项 ECVAS 研究的系统分析表明：993 例患者行腔内介入治疗，术后 30 天内脑卒中发生率为 1.1%，TIA 发生率为 0.8%。另外一项囊括 1981—2011 年 42 项 VAS 研究的系统分析显示：1099 例 ECVAS 患者中有 84 例接受 PTA 治疗，1015 例接受支架治疗，围手术期脑卒中和死亡联合发生率为 1.1%，死亡率为 0.5%（6/1099），其中仅 4 例死亡与脑卒中相关。

动脉粥样硬化性 ECVAS 治疗中选用裸支架还是药物涂层支架是临床关注的问题之一。已有多个研究显示药物涂层支架较裸支架中远期的通畅率高，应作为首选。裸支架可用于不能耐受较长时间双联抗血小板治疗患者的替代选择。DCB 置入术即刻残余狭窄率高，因此临床应用较少。栓塞保护装置的脑保护作用不明确，并且可能会增加椎动脉介入治疗中血管痉挛、斑块脱落、血栓形成等的发生风险，因此除非病变椎动脉管径较大且狭窄处斑块不稳定，否则不推荐应用栓塞保护装置。

三、外科手术治疗

外科血运重建的方法包括椎动脉内膜剥脱术、椎动脉移位术（移植到颈总动脉、颈内动脉，少部分至甲状颈干和锁骨下动脉）、椎动脉搭桥术、邻近小血管重建椎动脉术及静脉移植重建术等。对于严重的 ECVAS，血运重建术非常有效。在血运重建术中，手术入路的选择对供受体血管的获取及吻合均至关重要。对于严重的 ECVAS 行血管内介入治疗后再狭窄的患者可考虑血运重建术，但相关手术的方式有待进一步探索。外科手术并发症包括 Horner 综合征、淋巴瘘、喉返神经损伤、切口感染、脑卒中、死亡等，其围手术期并发症发生率报道为 2.5% ～ 25.0%，围手术期死亡率为 0 ～ 4%。因其创伤较大，围手术期死残率高，目前仅推荐为介入治疗失败的备选方案。

第七节　桡动脉入路颅外椎动脉狭窄血管内成形术的适应证及禁忌证

一、适应证

（1）经桡动脉入路的病变侧。经桡动脉入路颅外椎动脉狭窄血管内成形术建议桡动脉直径大于等于 2 mm（以桡动脉超声测量为准），如桡动脉直径小于 2 mm 可经肱动脉入路。

具体病变侧分型方法如下：依据锁骨下动脉造影或 CTA 检查将椎动脉起始部血管中间线（椎动脉起始 10 mm 内）与锁骨下动脉切线所成角度分为锐角（60° 以内）、接近直角或呈钝角（大于 60°）、迂曲；依据椎动脉开口是否低于锁骨下动脉上缘的 2 倍（锁骨下动脉直径分为高开口与低开口）。经桡动脉入路椎动脉开口分型方法如图 10-19 所示。

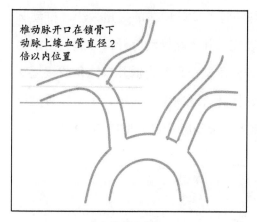

（a）椎动脉高开口

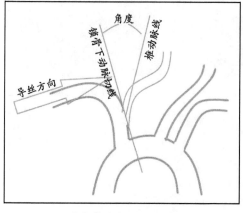

（c）椎动脉开口呈锐角

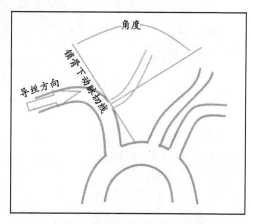

（d）椎动脉开口接近90°或呈钝角

（b）椎动脉低开口

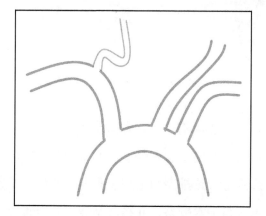

（e）椎动脉开口迂曲

图10-19　经桡动脉入路椎动脉开口分型方法

根据头颈部 CTA 或 DSA 中椎动脉与锁骨下动脉切线的夹角大小、椎动脉开口高低及与锁骨下动脉的成角关系，经桡动脉入路椎动脉开口分型：Ⅰ型为高开口钝角或接近直角型；Ⅱ型为高开口锐角型；Ⅲ型为低开口钝角或接近直角型；Ⅳ型为低开口锐角型；Ⅴ型为特殊性开口迂曲型。其中，Ⅰ型、Ⅲ型指引导管容易到位，手术较容易。经桡动脉入路椎动脉开口分型如图 10-20 所示。

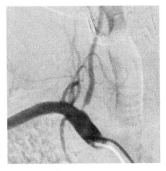 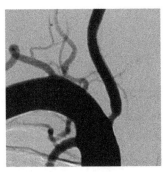 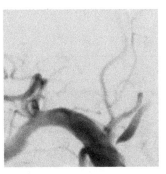

（a）Ⅰ型为高开口钝角或接近直角型　　（b）Ⅱ型为高开口锐角型　　（c）Ⅲ型为低开口钝角或接近直角型

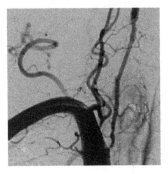 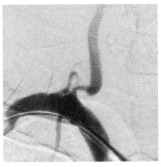

（d）Ⅳ型为低开口锐角型　　（e）Ⅴ型为特殊性开口迂曲型

图 10-20　经桡动脉入路椎动脉开口分型

对椎动脉开口进行分型具有指导经桡动脉与椎动脉介入治疗的重要价值，椎动脉开口高、夹角大，经桡动脉入路手术的难度明显下降，依据分型经桡动脉入路手术难度从易到难大致排序为Ⅰ型、Ⅲ型、Ⅱ型、Ⅴ型、Ⅳ型。其中，Ⅰ型、Ⅲ型经桡动脉入路手术较易，Ⅱ型、Ⅴ型有一定难度，Ⅳ型难度较大，建议经股动脉入路。经桡动脉入路与经股动脉入路具有一定互补性，桡动脉入路难度大，选择经股动脉穿刺可能降低手术难度，特别是对于经桡动脉入路呈低开口锐角型的椎动脉介入手术的成功率低，选经股动脉入路能提高手术成功率。部分左侧Ⅳ型可考虑经右侧桡动脉完成。椎动脉迂曲是介入手术成功与否的重要影响因素，经桡动脉手术均应对椎动脉开口进行个体化评估。

（2）症状性动脉粥样硬化性 VAOS 血管内治疗的适应证。

①一侧 VAOS 大于或等于 50%，伴有对侧动脉狭窄闭塞或发育不良，或对侧椎动脉没有参与到基底动脉。

②优势侧 VAOS 大于或等于 50%，有前循环的血管病变（狭窄或闭塞），后循环通过 Willis 环对前循环有重要代偿作用。

③一侧 VAOS（50% ～ 99%）及内科药物治疗无效仍有后循环缺血症状或卒中发作的患者。

（3）对于无症状性动脉粥样硬化性 VAOS（70% ～ 99%）及经多模 CT 或磁共振证实存在后循环灌注不足的患者。

（4）符合慢性脑缺血后循环型诊断，或动脉粥样硬化性或炎性血管狭窄（超过 70%）及药物治疗无效的患者。

（5）急性椎动脉闭塞或重度狭窄，如夹层动脉瘤、血栓栓塞、急性血栓形成，症状持续 30 min 以上并无明显缓解迹象的患者。

（6）对于后循环 TIA 或轻型脑卒中患者，如果没有早期血管重建术的禁忌证，可在症状出现的两周内进行干预。对于大面积脑梗死仍保留部分神经功能的患者，应在梗死至少两周后再进行椎动脉狭窄血管内成形术。

二、禁忌证

随着器械材料的改进和技术的进步，椎动脉血管成形术的适应证也逐步扩大，既往的绝对禁忌证已经变为相对禁忌证。

1. 绝对禁忌证

（1）无症状性椎动脉慢性完全性闭塞者。

（2）已有严重残疾的脑梗死患者。

2. 相对禁忌证

（1）3 个月内未经治疗的不明原因的颅内出血。

（2）两周内曾发生心肌梗死或大面积脑梗死。

（3）伴有颅内动脉瘤，不能提前、同期或限期处理者。

（4）胃肠道疾病伴有活动性出血者。

（5）难以控制的高血压。

（6）对肝素及抗血小板类药物有使用禁忌者。

（7）对造影剂过敏者。

（8）重要脏器（如心、肺、肝和肾等）严重功能不全者。

第八节　桡动脉入路颅外椎动脉狭窄血管内成形术材料的选择

1. 鞘

通常使用 6F 桡动脉鞘。

2. 导管

4F 或 5F 猪尾巴导管（125 cm）、4F 或 5F simmons 2（125 cm）、6F 指引导管，如非 V1 段建议使用 5F 或 6F 远端通路导管。

3. 压力泵、泥鳅导丝、微导丝

压力泵为国产压力泵；泥鳅导丝规格为 0.035 inch（150 cm/180 cm）；微导丝规格为 0.014 inch（200 cm），为外周用微导丝。

4. 椎动脉支架

目前，市面上常用的椎动脉球扩支架均能通过 6F 指引导管，直径 5 mm（含）以下，常用外周支架包括强生 BLUE、百多力、颅内支架——阿波罗支架、雷帕霉素药物洗脱支架等。2022 年，国内开发针对椎动脉的雷帕霉素药物洗脱椎动脉支架，包括雅伦药物支架（信立泰）、微创神通 Bridge 支架，均能通过 6F 指引导管。

第九节 桡动脉入路颅外椎动脉狭窄血管内成形术的操作技术

经桡动脉入路颅外椎动脉狭窄血管内成形术操作技术有同轴技术、交换技术、塑形技术、导丝锚定技术等。对于不同患者，建议根据具体情况选择适合的手术技术。

一、右椎动脉 I 型、Ⅲ型

椎动脉高开口钝角型或接近直角型（I型）、低开口接近直角或钝角型（Ⅲ型）行桡动脉入路颅外椎动脉支架置入难度较低。0.035 inch 泥鳅导丝（150 cm）带 6F 指引导管铆钉椎动脉开口后，泥鳅导丝放置在头臂干，上行0.014 inch 微导丝（200 cm）通过椎动脉到达 V3 段，常规操作无特殊技巧。

二、右椎动脉（Ⅱ型、Ⅴ型）

右椎动脉分为高开口锐角型（Ⅱ型）、特殊性开口迂曲型（Ⅴ型）。0.035 inch泥鳅导丝（180 cm）带 6F 指引导管锚定椎动脉开口后，泥鳅导丝放置在头臂干，根据血管开口对微导丝或指引导管塑形，并通过椎动脉开口上行微导丝通过椎动脉到达 V3 段。此操作较难，一般通过导管头转向及微导丝塑形完成操作。

三、左椎动脉Ⅳ型

左椎动脉低开口锐角型（Ⅳ型）建议首选经股动脉入路，如无法通过股动脉入路进行手术，可改经右桡动脉入路。使用 4F 或 5F simmons 2 导管在主动脉弓成形，进入左侧锁骨下动脉，锚定后上行 0.035 inch 泥鳅导丝（180 cm），泥鳅导丝头端放置在肱动脉处，最后交换上行 6F 指引导管。部分病例难以锚定，可对 6F 指引导管进行塑形，或尝试使用 simmons 2 导管带上锁骨下动脉。桡动脉入路颅外左侧椎动脉起始部支架成形术过程如图 10-21 所示。应用耗材为 6F envoy 指引导管、两根 0.014 inch 微导丝（200 cm）、0.035 inch 泥鳅导丝

（180 cm）、4 mm×15 mm 火鸟支架。

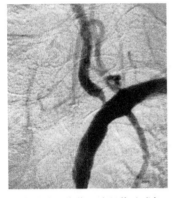 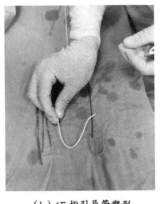 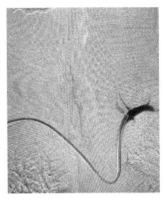

（a）造影检查提示左侧椎动脉起   （b）6F 指引导管塑形   （c）6F 指引导管到达左侧锁骨下
始部为重度狭窄

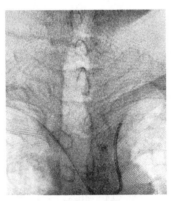 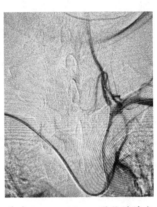

（d）微导丝到达 V3 段   （e）4 mm×15 mm 冠状动脉火
鸟支架到位

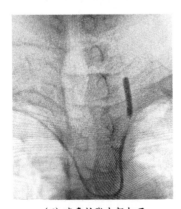 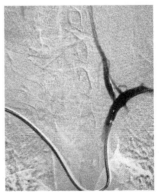

（f）球囊扩张支架打开   （g）释放支架

图 10-21   桡动脉入路颅外左侧椎动脉起始部支架成形术过程

四、右椎动脉Ⅳ型

右椎低开口锐角型（Ⅳ型）手术经桡动脉入路较为困难，建议选择股动脉型血管内成形术，如无法经股动脉入路进行手术可选择 4F 或 5F simmons 2（125 cm）导管反折，上行 0.035 inch 泥鳅导丝（180 cm），最后上行 5F 中间导管或 6F 指引导管，通过椎动脉开口上 0.014 inch 微导丝（200 cm）通过椎动脉到达 V3 段。

五、左椎动脉（Ⅰ型、Ⅱ型）

左椎分为高开口钝角型或接近直角型（Ⅰ型）、高开口锐角型（Ⅱ型）或低开口钝角型或接近直角型（Ⅲ型）。经左侧桡动脉入路，根据需要对导丝或导管塑形，0.035 inch 泥鳅导丝（180 cm）带 6F 指引导管锚定椎动脉开口后，泥鳅导丝放置在头臂干，上行 0.014 inch 微导丝（200 cm）通过椎动脉到达 V3 段。操作过程可参考右侧椎动脉高开口椎动脉支架置入。

六、椎动脉主动脉弓型

椎动脉起始于主动脉弓型。由于此类病例较少，无相关经验，建议首选经股动脉入路血管成型术。

第十节 桡动脉入路颅外椎动脉狭窄血管内成形术的优势及局限

一、传统经股动脉入路优势及局限

经股动脉入路的优势：股动脉血管粗大，利于器械操作；穿刺成功率高；鞘管及导管摆放容易；血管可耐受长时间手术操作；适合多血管病变介入处置。

经股动脉入路的局限：人工按压穿刺口耗时，影响手术效率；术后需严格且长时间卧床制动；可能会出现腹膜后血肿等较严重的并发症。

二、经桡动脉入路颅外椎动脉狭窄血管内成形术优势

近年来，TRA 的介入治疗方法在临床上应用不断增多。经桡动脉入路的优势：血管表浅，方便压迫，易于止血；术后不需制动，患者术后可下床活动；术后恢复快，减少护理量；最适于不能平卧的患者；手术安全性高，穿刺并发症低，严重并发症少见；可作为部分经股动脉失败的备选路径；可作为严格评估后适合经桡动脉入路椎动脉狭窄血管内治疗的首选方案（如Ⅲ型主动脉弓、椎动脉开口Ⅰ型或Ⅲ型等），手术操作更容易；无侵犯隐私，女性患者更愿意接受。

三、经桡动脉入路颅外椎动脉狭窄血管内成形术的局限

经桡动脉入路颅外椎动脉狭窄血管腔内介入在部分患者中可作为常规和首选的手术方式，但也存在一些局限：①血管管径小，6F 以上的鞘管不易摆放，操作相对困难，对桡动脉管径小于 2 mm 的患者不适合桡动脉入路；②桡动脉属于肌性动脉，具有较高的交感神经兴奋性，极易引发痉挛，也可能出现导管输送及拔出困难，所以要求术者熟练操作，尽可能缩短腔内操作时间；③桡动脉较细，不易固定，多次穿刺易出现血管痉挛，导致穿刺成功率稍低；④适合部分选择的血管内介入手术，对Ⅳ型椎动脉开口及对侧椎动脉病变手术难度高；⑤对累及多血管狭窄需同时处置的情况，经股动脉入路可能更具优势。

第十一节　桡动脉入路颅外椎动脉狭窄血管内成形术围手术期的管理

血管内介入治疗是目前颅外椎动脉狭窄血运重建治疗的主要手段，除掌握规范的介入操作技术外，也要做好围手术期的管理，其核心就是为介入治疗

提供保证，并有效降低相关并发症带来的健康损害。

一、术前准备

1. 完善诊断，明确适应证

临床上，对颅外椎动脉狭窄血管内治疗还存在分歧，相关的医学证据资料有限。要依据临床资料、病因、影像综合分析，严格把握颅外椎动脉狭窄血管内治疗适应证。

（1）颅外段椎动脉狭窄最常见的病因是动脉粥样硬化。其他病因包括血管炎、先天性畸形、纤维肌性发育不良、神经纤维瘤病、放射线损伤、血栓形成或栓塞、机械性原因（外伤、夹层、胸廓出口综合征）等。动脉粥样硬化病变所致血管狭窄的诊断至少满足以下两项：①至少存在 1 个动脉粥样硬化的危险因素，包括年龄大于 40 岁，有高血压病、糖尿病、高脂血症，以及有吸烟史等。②至少符合两条动脉粥样硬化的影像学特征，包括斑块状不规则性狭窄、偏心狭窄、锥形病变、血管钙化、病变主要位于动脉开口或近段，以及有其他外周动脉粥样硬化的证据等。大动脉炎诊断需满足以下 3 项，每项至少须符合其中一个特征：①发病年龄小于或等于 40 岁（女性多见）；②具有血管受累部位的症状和（或）体征（受累器官供血不足、病变血管狭窄相关体征、急性期可出现受累血管疼痛和炎症指标明显升高）；③发现特征性的病变影像，这种病变影像综合分型包括病变部位和病变性质的组合，即任何一型或多型的病变部位和任何一型或多型的病变性质组合，需排除动脉粥样硬化、肌纤维发育不良、先天性动脉畸形、结缔组织病或其他血管炎等所致。

（2）通过解剖诊断、病理生理诊断，以及测定血管狭窄率多模影像来评估狭窄血管供血区域的缺血程度、侧支循环、脑血流储备，确定病变血管为责任血管。通过颈部超声检查评估血管的管腔、管壁、血流速度，结合血流频谱、TCD 监测微栓子、血流储备功能测定。通过头颈部 CTA 及脑 CTP 评估血管的管腔、管壁、斑块性质、狭窄程度、解剖结构、侧支代偿、血流储备等。通过脑 MRI 和管壁高分辨 MR 评估颅内缺血病灶及管壁斑块性质。通过 DSA

及 3D-DSA 术前评估血管狭窄的程度、部位、形态、范围、动态血流、穿支关系等。有条件可行光学相干断层扫描（optical coherence tomography，OCT）来评估血管管腔内的管壁结构、狭窄程度，必要时应用血流储备分数（fractional flow reserve，FFR）管腔内监测压力梯度来计算 FFR。血管内治疗要求血管狭窄程度大于或等于 70%，一般采用 CTA 或 DSA 测定。

2. 药物准备

（1）抗血小板药物准备。抗血小板药物是动脉粥样硬化狭窄治疗的基石。对规范服用抗血小板药物仍有发作的患者应完善硫酸氢氯吡格雷基因检测或血栓弹力图检查，并根据结果对部分患者进行剂量调整。对于 ECVAS 支架治疗的患者常规予以双联抗血小板治疗（每天予阿司匹林 100 mg、硫酸氢氯吡格雷 75 mg）。双联抗血小板治疗术前 3～5 天，如急诊或术前服用时间不够，可酌情在术前 6～24 h 内顿服阿司匹林 300 mg、硫酸氢氯吡格雷 300 mg。目前，大部分 ECVAS 患者使用裸支架，一般主张维持双联抗血小板治疗至术后 1～3 个月，随后使用一种抗血小板药物长期维持。鉴于 ECVAS 较高的再狭窄率，2022 年欧洲相关的行业指南建议选用药物支架，一般建议行双联抗血小板治疗 6 个月以上，最好 9～12 个月。大动脉炎性病变的介入治疗以 PTA 为主，术后抗血小板治疗一般建议选用一种抗血小板药物即可，维持 3～6 个月。如果这类患者因病情需置入支架，可给予规范的双联抗血小板（注意部分患者术后血压控制不良），或维持每天使用泼尼松 20 mg 以上。双联抗血小板有增加出血的风险，要谨慎使用。

（2）糖尿病相关药物准备。对于合并糖尿病的椎动脉狭窄的患者，必须加强饮食管理。控制血糖目标值：非空腹血糖 11.1 mmol/L 以下，治疗期间糖化血红蛋白应小于 7%。对于肾功能正常的患者，造影前不需要停用盐酸二甲双胍，但使用造影剂后应在医生的指导下停用盐酸二甲双胍 2～3 天，复查肾功正常后可继续服用；对于肾功能异常的患者，使用造影剂前 2 天应暂时停用盐酸二甲双胍，使用之后还需停用盐酸二甲双胍 2～3 天，复查肾功正常后可继续用药。

（3）降压药物准备。介入术前最好将血压控制在 150/90 mmHg 以下。

（4）血脂药物准备。强化他汀类药物治疗，目标血脂为低密度脂蛋白胆固醇≤1.8 mmol/L，术后≤1.4 mmol/L。

（5）其他。对造影剂过敏的患者，需充分水化，预防用药推荐泼尼松、甲泼尼龙或氢化可的松，严重不良反应者首选肾上腺素。

3. 术前基本准备

（1）穿刺部位评估。通过血管搏动、Allen实验评估是否适合经桡动脉血管内治疗。应重点关注上肢桡动脉搏动或肱动脉搏动，为术前、术后病情发生变化时的对比提供有价值的临床信息。

（2）完善辅助检查。如肝肾功能、凝血功能、血常规、术前四项、血型及不规则抗体、心电图、肺部CT等。

（3）麻醉评估。颅外段椎动脉一般采取局部麻醉，不能配合的患者可行全身麻醉。

（4）其他。签署知情同意书，宣教手术流程、手术风险，必要时给予患者及其家属心理安抚。

二、术中管理

（1）造影剂。肾功能异常患者使用非离子造影剂，但应尽量减少造影剂的用量。

（2）术中全程肝素化。活性凝血时间（activated coagulation time，ACT）监测维持基线1.5～2.5倍（250～300 s）。

（3）备足抢救药品及介入手术的耗材，应对术中突发情况。

（4）心电监护。术中全程监测患者的生命体征，合理控制血压，避免高灌注、低灌注风险。

（5）手术时间。规范操作，减少重复操作，尽量缩短手术时间。

三、术后管理

1. 术后一般情况的管理

术后第一时间进行神经系统查体，根据基线情况判断有无新发神经功能缺损及既往神经功能缺损变化等情况，并做详细记录。术后常规心电监测患者的生命体征，血压管理个体化，对血压管理要求高的患者可考虑镇静或在 NICU 过渡。桡动脉入路患者的患肢应制动 6 h，并观察穿刺点情况。有误吸风险的患者可抬高床头约30°。术后鼓励患者多饮水促进造影剂代谢，保持二便通畅。

2. 并发症的处理

必须重视介入治疗并发症的识别和处理，坚持预防大于治疗，早发现早治疗的原则。要严格实施介入手术资质的管理制度，医疗机构要具备相应的硬件设施和有经验的神经介入技术团队。ECVAS 介入治疗的并发症低，穿刺点及通路并发症不再赘述，主要阐述其特殊部分。

（1）主要避免缺血卒中，预防斑块脱落栓塞、支架内血栓、残余狭窄及再狭窄。需要术者有丰富的经验，进行合理的手术方式选择、充足的药物准备，这样可减少缺血事件的概率。出现缺血事件，应准确识别和早期干预，这样可挽救更多神经功能，补液、替罗非班、阿加曲班、血管解痉剂、改善微循环等药物的应用也可减少缺血事件的发生。

（2）出血性卒中风险较低，要注意避免术中血管损伤及抗凝、抗血小板药物的应用，避免高灌注。对于高出血风险或术后出血的患者，要更改抗凝抗栓治疗的方案。术中、术后应密切观察患者的意识及生命体征，可疑出血性卒中应尽快复查头颅 CT，严格控制血压，适当脱水，必要时开颅治疗。

（3）脑过度灌注综合征（cerebral hyperperfusion syndrome，CHS）。ECVAS 介入治疗罕有报道，与脑血流自动调节机能受损有关，表现为头痛、眼及面部疼痛、局灶神经功能缺损、癫痫和意识丧失等。根据临床早期复查影像进行早期干预，术后血压维持在 140/90 mmHg 以下；有后循环缺血症状的患者血压在以不诱发症状的情况下尽量维持在 140/90 mmHg 以下，介入术前最好不超过 160/90 mmHg。建议介入术后血压维持不高于术前水平，波动幅度不超过 25%，但不应低于 90/60 mmHg。出现 CHS 建议即刻启动静脉药物降压和脱水降颅压处理，症状不能很快缓解者，需行颅脑 CT 平扫排除脑出血。

第十二节　桡动脉入路颅外椎动脉狭窄血管内成形术术后回访

回访时应强调生活方式的管理和其他 ASCVD 危险因素的全面控制。生活方式管理包括戒烟限酒、健康饮食、规律运动、控制体重。此外，对非动脉粥样硬化因素引起的 ECVAS 患者，需继续原发病的治疗和进行疗效评估。

第十三节　桡动脉入路颅外椎动脉病变介入诊疗的典型病例

一、病例 1（经右侧桡动脉入路颅外右侧椎动脉支架成形术）

女，61 岁，因"头痛、头晕半年，加重 3 天"入院。半年前开始反复出现头痛、头晕症状，自觉头部闷胀不适，时轻时重，反复发作，每次持续数分钟至数小时，每月发作 10 余次，疼痛过后伴有视物散光及额头闷胀不适，口服银杏叶片或抗炎止痛药物可缓解，门诊拟"头痛待查"收住院。既往有高血压病史 10 余年，平素服用苯磺酸氨氯地平、坎地沙坦酯降压治疗。神经系统检查：无神经系统定位体征。头颅"MRI+MRA"：轻度脑萎缩、脑白质脱髓鞘；双侧半卵圆中心、放射冠、右侧额叶及脑桥腔隙性脑梗死，左侧大脑中动脉 M2 段及双侧大脑后动脉 P2 段轻度狭窄，右侧椎动脉颅内段重度狭窄。

入院诊断：①慢性脑动脉供血不足（后循环型）；②高血压病（未分级）。

术中使用的高值耗材：Y 型连接器套件（进口）、0.035 inch 泥鳅导丝（150 cm）、6F 桡动脉鞘、6F 指引导管、压力泵、百多力球囊扩张导管（2 mm×15 mm）、百多力球囊扩张支架（4 mm×15 mm）、0.014 inch 外周微导丝（200 cm）。

手术过程：患者平卧于 DSA 检查台上，经右侧桡动脉穿刺，常规消毒，铺无菌手术单。以 2% 利多卡因在穿刺点行局部浸润麻醉，按 Seldinger 法穿刺，成功后放入 6F 桡动脉鞘，经 6F 桡动脉鞘注入生理盐水冲管。在泥鳅导丝引导下，将猪尾巴导管及椎动脉造影导管分别放入主动脉弓、双侧颈总动脉、双侧椎动脉开口进行造影，提示右侧椎动脉起始部重度狭窄，狭窄程度大于 90%，右侧椎动脉 V4 段中重度狭窄。告知患者家属将行右侧椎动脉支架置入术。沿泥鳅导丝将 6F 指引导管放入右侧椎动脉起始部，尾端接高压灌注装备，持续滴注生理盐水。造影下，沿指引导管送入微导丝，微导丝通过狭窄段至右侧椎动脉 V2 段，沿微导丝送入 2 mm×15 mm 百多力球囊扩张导管至狭窄段，扩张球囊，退出球囊后复查。造影提示狭窄稍改善，沿微导丝送入 4 mm×15 mm 百多力球囊扩张支架至狭窄段，扩张球囊，释放支架，造影复查，提示右侧椎动脉狭窄段改善，狭窄程度小于 30%，前向血流正常，症状改善，结束手术。手术完毕后，顺利退出指引导管及桡动脉鞘，穿刺点用消毒纱布覆盖，并用绷带加压包扎。患者生命体征平稳，安全返回病房。头颅 MRI 及头颈影像检查如图 10-22 所示。经右侧桡动脉入路颅外右侧椎动脉支架成形术手术过程如图 10-23 所示。

患者术后无头晕，3 天后出院。术后 6 个月复查头颈部 CTA，提示右椎动脉起始部支架置入良好，未见狭窄，如图 10-24 所示。随访半年，患者头痛、头晕症状消失，无自觉不适。

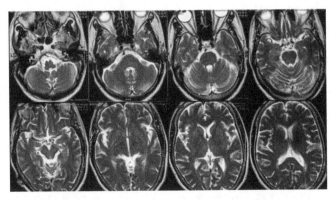

（a）头颅 MR 检查提示双侧额叶、放射冠、半卵圆中心缺血灶

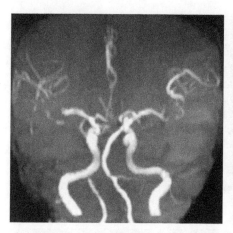

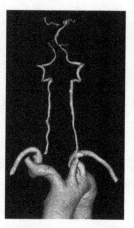

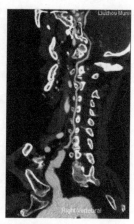

（b）颅脑 MRA：左侧大脑中动脉 M2 段及双侧大脑后动脉 P2 段轻度狭窄，右侧椎动脉 V4 段重度狭窄

（c）行头颈部 CTA 检查，提示右侧椎动脉起始部重度狭窄

（d）行头颈部 CTA 检查，提示右侧椎动脉起始部重度狭窄

图 10-22　头颅 MRI 及头颈影像检查

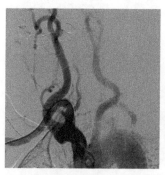

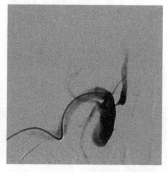

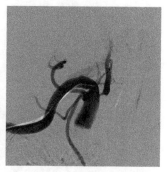

（a）造影提示为Ⅲ型弓，头臂干锁骨下血管扭曲

（b）造影提示右侧椎动脉起始部重度狭窄

（c）右侧椎动脉狭窄率大于 90%

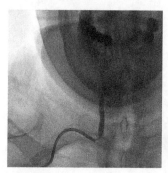

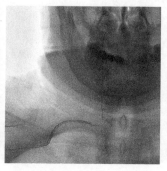

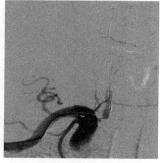

（d）将 6F 指引导管放入右侧椎动脉起始部

（e）微导丝顺利进入椎动脉 V3 段

（f）沿微导丝推送球囊

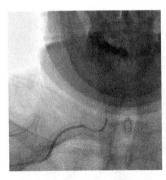

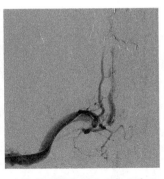

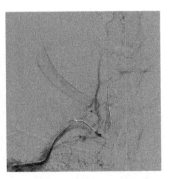

（g）2 mm×15 mm 球囊预扩张　　（h）造影复查提示狭窄改善不明显　　（i）再次输送球囊

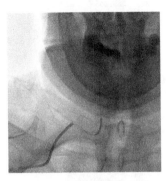

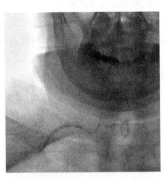

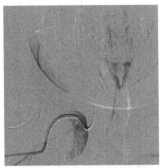

（j）再次扩张球囊　　（k）造影提示椎动脉显影差　　（l）送入球囊支架至狭窄段

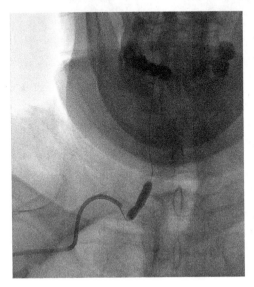

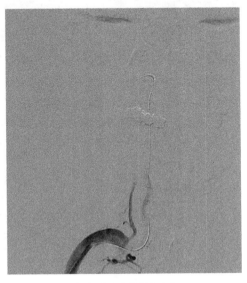

（m）扩张球囊　　（n）释放球囊扩张支架

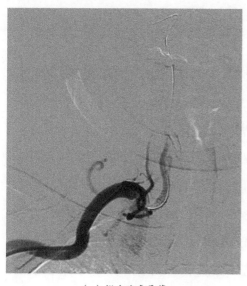

（o）撤出球囊导管

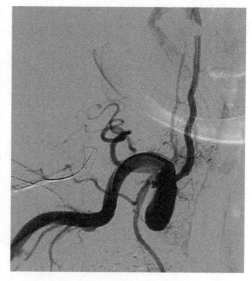

（p）造影复查，提示狭窄小于30%，前向血流正常

图 10-23　经右侧桡动脉入路颅外右侧椎动脉支架成形术手术过程

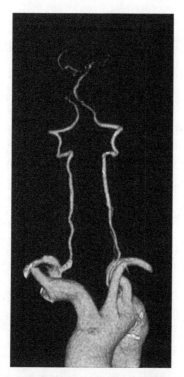

图 10-24　术后 6 个月复查头颈部 CTA，提示右椎动脉起始部支架置入良好

二、病例 2（经右侧桡动脉入路颅外右侧椎动脉支架成形术）

女，74 岁，因"反复头痛、头晕、口周麻木 1 年"入院。2021 年 5 月因头痛、头晕、口周麻木在柳州市某医院住院诊治，此后间断头胀、头晕，为全头晕胀不适，严重时伴有恶心、呕吐，磁共振提示"脑梗死、动脉狭窄"，出院至今仍间断头晕、口周麻木，有时伴有左侧肢体麻木，头痛为轻度胀痛，口服抗炎止痛药物可缓解。有脑梗死病史 10 多年，遗留左侧肢体稍乏力、麻痛不适，行走稍拖。有头痛病史 30 余年，具体诊治不详，症状反复。有颈椎病、高血压病、冠心病病史 10 多年。有视物模糊多年，具体诊治不详。神经系统检查：双侧瞳孔等大等圆，直径 3 mm，粗测左眼视力较右侧下降，对光反射灵敏。右侧肢体肌力Ⅳ + 级，左上肢肌力Ⅳ + 级，左下肢肌力Ⅳ –。头颅 MRI：右侧基底节，双侧放射冠，半卵圆中心散在缺血灶及陈旧性、腔隙性脑梗死，脑白质脱髓鞘，脑萎缩。

入院诊断：①慢性脑动脉供血不足；②脑血管病后遗症；③高血压病。

术中使用的高值耗材：Y 型连接器套件（进口）、0.035 inch 泥鳅导丝（150 cm）、6F 桡动脉鞘、6F 指引导管、压力泵、百多力外周球囊扩张支架（3.5 mm×15 mm）、0.014 inch 外周微导丝（200 cm）。

手术过程：患者平卧于 DSA 检查台上，经右侧桡动脉穿刺，常规消毒，铺无菌手术单。以 2% 利多卡因在穿刺点行局部浸润麻醉，按 Seldinger 法穿刺，穿刺成功后放入 6F 桡动脉鞘，造影显示主动脉弓呈Ⅲ型，右侧椎动脉起始部重度狭窄，狭窄程度大于 90%，行经右侧桡动脉右侧椎动脉支架血管成形术。沿泥鳅导丝将 6F 指引导管放入右侧椎动脉起始部，尾端接高压灌注设备，持续滴注生理盐水。沿指引导管送入微导丝，微导丝通过狭窄段至右侧椎动脉 V3 段，沿微导丝送入 3.5 mm×15 mm 百多力外周球囊扩张支架至狭窄段，扩张球囊，释放支架。造影复查，提示右侧椎动脉狭窄段改善，手术过程顺利，退出指引导管及桡动脉鞘，穿刺点用消毒纱布覆盖，并用绷带加压包扎。患者

生命体征平稳，四肢活动良好，无自觉不适，安全返回病房。入院头颅 MRI
检查结果如图 10-25 所示。右侧桡动脉入路颅外右侧椎动脉支架成形术手术过
程如图 10-26 所示。

患者无不适，术后 3 天出院。

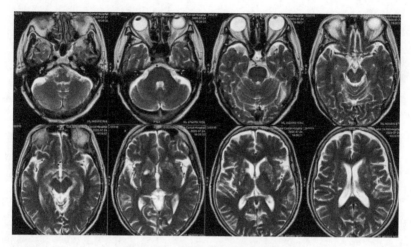

图 10-25　入院头颅 MRI 检查结果

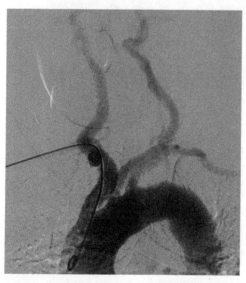

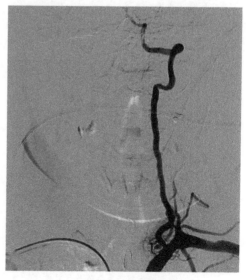

（a）经造影评估，经桡动脉入路手术操作更容易　　　　（b）左侧椎动脉造影

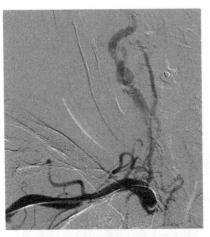

（c）右侧椎动脉造影，提示起始部重度狭窄

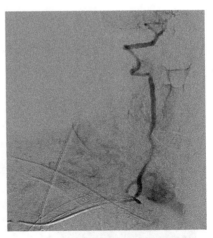

（d）椎动脉远端未汇入基底动脉

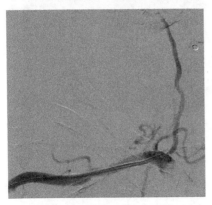

（e）放置球囊支架到位

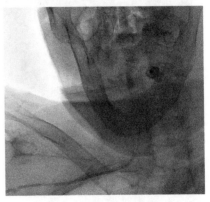

（f）球囊扩张支架成型

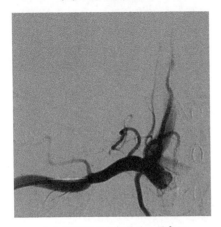

（g）造影显示支架释放位置良好

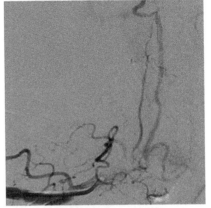

（h）血流改善，远端供血良好

图 10-26　右侧桡动脉入路颅外右侧椎动脉支架成形术手术过程

三、病例 3（经右侧桡动脉入路颅外右侧椎动脉支架成形术 + 左侧股动脉入路颅外左侧椎动脉起始部支架血管成形术）

男，87 岁，因"头晕伴视物旋转 1 天余"入院。自述发病前 1 天 18 点左右无明显诱因下出现头晕，且呈持续性、阵发性加重，伴视物旋转、恶心、呕吐（呕吐胃内容物），症状持续约 1 h 缓解，入院前 2 h 以上症状再次发作，持续约半小时。既往有高血压病、脑梗死病史。1 周前突发晕倒伴意识不清，至市某医院就诊，行头部 CT 检查无出血。神经系统检查：双上肢肌力Ⅳ级，双下肢肌力Ⅲ级。入院后磁共振检查未见新发责任病灶。头颅 MRI 提示有小脑半球、脑桥陈旧性梗死病灶、脑萎缩。头颈部 CTA 检查：左侧椎动脉起始部重度狭窄。

入院诊断：①短暂性脑缺血发作（椎 – 基底动脉系统）；②高血压病 2 级（高危组）。

术中使用的高值耗材：Y 型连接器套件（进口）、0.035 inch 泥鳅导丝（150 cm）、6F 桡动脉鞘、6F 指引导管、压力泵、百多力外周球囊扩张支架（3.5 mm×15 mm）、0.014 inch 外周微导丝（200 cm）。

手术过程：患者平卧于 DSA 检查台上，经右侧桡动脉穿刺，常规消毒，铺无菌手术单。以 2% 利多卡因在穿刺点行局部浸润麻醉，按 Seldinger 法穿刺，成功后放入 6F 桡动脉鞘，全身肝素化。沿泥鳅导丝将 6F 指引导管放在锁骨下椎动脉起始部附近，尾端连接高压灌注设备，持续滴注生理盐水。沿指引导管送入微导丝，微导丝通过狭窄段至右侧椎动脉 V3 段，沿微导丝送入 3.5 mm×15 mm 百多力外周球囊扩张支架至狭窄段，扩张球囊，释放支架。造影复查，显示右侧椎动脉狭窄段改善。将 6F 指引导管头端置于左侧锁骨下动脉行左侧椎动脉起始部支架置入术。上行 3.5 mm×15 mm 百多力外周球囊扩张支架时，支架到位困难，改经右侧股动脉路径。将 6F 指引导管头端置于左侧锁骨下动脉，微导丝通过狭窄段至右侧椎动脉 V1 段，沿微导丝送入 3.5 mm×15 mm 百多力外周球囊扩张支架至狭窄段，扩张球囊，释放支架。造影复查，左侧椎动脉狭窄段改善，手术过程顺利，退出指引导管及桡动脉鞘，穿刺点用消毒纱布覆盖，并用绷带加压包扎。患者生命体征平稳，四肢活动良好，无自觉不适，安全返回病房。头颅 MRI 及头颈部 CTA 影像评估如图 10-27 所示。

"经右侧桡动脉入路颅外右侧椎动脉支架成形术 + 左侧股动脉入路颅外左侧椎动脉起始部支架血管成形术"手术过程如图 10-28 所示。

患者术后无不适，2 天后出院。术后 6 个月复查头颈部 CTA，提示双侧椎动脉支架内未见狭窄，见图 10-29。

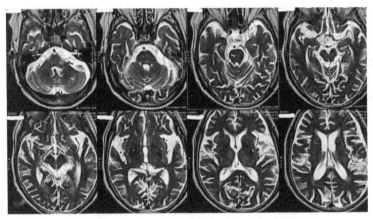
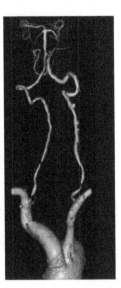

(a) 行磁共振检查，提示有小脑半球、脑桥陈旧性梗死病灶

(b) 行头颈部 CTA 检查，提示双侧椎动脉 V1 段重度狭窄

图 10-27　头颅 MRI 及头颈部 CTA 影像评估

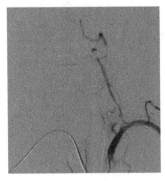
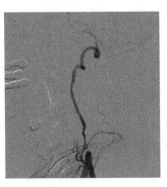
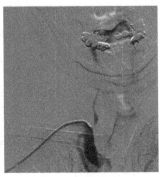

(a) 左侧椎动脉正位

(b) 造影见左侧 V1 段、V2 段串珠样重度狭窄

(c) 右侧椎动脉正位

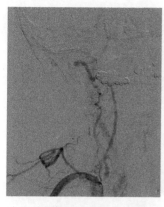

（d）右侧椎动脉造影显示血流缓慢，重度狭窄

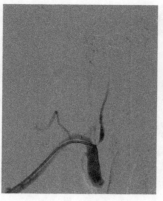

（e）指引导管到位

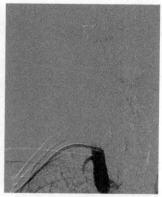

（f）送入 3.5 mm×15 mm 百多力外周球囊扩张支架

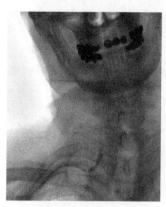

（g）扩张球囊，释放支架

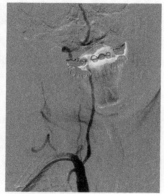

（h）造影复查，提示狭窄改善

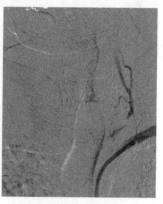

（i）经右侧桡动脉入路失败，改左侧股动脉入路

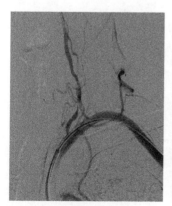

（j）6F 指引导管到位

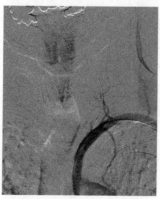

（k）左侧椎动脉 V2 段

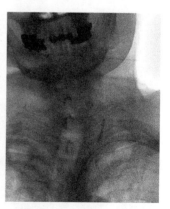

（l）支架至 V1 狭窄段，扩张球囊，释放支架

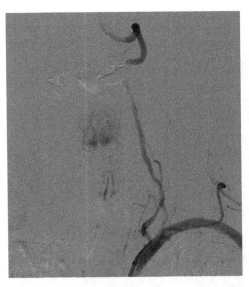 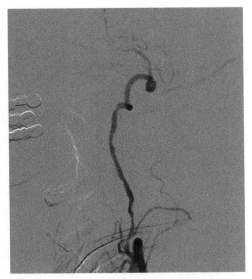

（m）复查造影正位　　　　　　　　　（n）造影提示左侧椎动脉 V1 段狭窄改善

图 10-28　"经右侧桡动脉入路颅外右侧椎动脉支架成形术 + 左侧股动脉入路颅外左侧椎动脉起始部支架血管成形术"手术过程

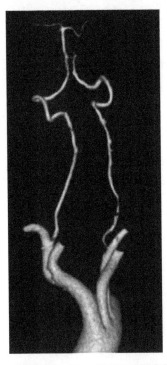

图 10-29　6 个月后复查颈部 CTA，提示双侧椎动脉支架内未见狭窄

四、病例 4（经右侧桡动脉入路颅外右侧椎动脉支架成形术）

男，77 岁，因"视物模糊，远视视物成双 12 h 余"入院。入院前 12 h 出现视物模糊，即看远处时视物模糊明显伴视物成双，看近处无此症状，症状持续约 3 h 后明显缓解。眼科门诊诊断：①双眼复视查因；②双眼老年性白内障；③左眼翼状胬肉，双眼视网膜血管硬化。既往有高血压病病史。神经系统检查：未见明显异常。头部 CT：脑萎缩、脑白质脱髓鞘改变，脑桥腔隙性脑梗死灶。头颅磁共振功能成像：脑萎缩，脑白质脱髓鞘改变，脑桥陈旧性腔隙灶，两侧额叶、放射冠及半卵圆中心散在缺血灶。

入院诊断：①短暂性脑缺血发作（椎 – 基底动脉系统）；②高血压病 2 级（高危）。

术中使用的高值耗材：Y 型连接器套件（进口）、0.035 inch 泥鳅导丝（150 cm）、6F 桡动脉鞘、6F 指引导管、压力泵、百多力外周球囊扩张支架（4 mm×15 mm）、0.014 inch 外周微导丝（200 cm）。

手术过程：患者平卧于 DSA 检查台上，经右侧桡动脉穿刺，常规消毒，铺无菌手术单。以 2% 利多卡因在穿刺点行局部浸润麻醉，按 Seldinger 法穿刺，成功后放入 6F 桡动脉鞘，6F 指引导管放入右侧椎动脉起始部，尾端接高压灌注设备，持续滴注生理盐水。泥鳅导丝引导 6F 指引导管至右侧锁骨下椎动脉开口附近。造影提示椎动脉起始部狭窄程度大于 90%。取出泥鳅导丝，沿指引导管送入微导丝，微导丝通过狭窄段至右侧椎动脉 V3 段，沿微导丝送入 4 mm×15 mm 百多力外周球囊扩张支架至狭窄段，扩张球囊，释放支架。造影复查，显示右侧椎动脉狭窄段改善。手术过程顺利，退出指引导管及桡动脉鞘，穿刺点用消毒纱布覆盖，并用绷带加压包扎。患者生命体征平稳，四肢活动良好，无自觉不适，安全返回病房。CT 及磁共振影像评估如图 10-30 所示。经右侧桡动脉入路颅外右侧椎动脉支架成形术手术过程如图 10-31 所示。

患者术后未再出现视物模糊及复视，术后 4 天出院。

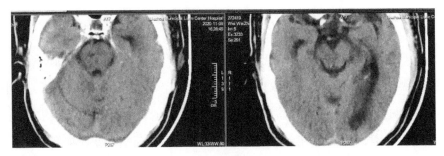

（a）头部 CT 提示脑桥腔隙性脑梗死灶

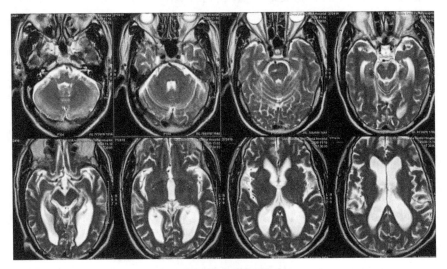

（b）磁共振脑桥陈旧性腔隙灶

图 10-30　CT 及磁共振影像评估

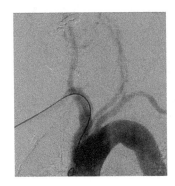 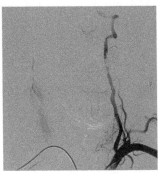 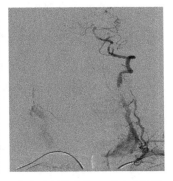

（a）主动脉弓造影　　　　（b）左侧椎动脉起始部中度狭窄　　　（c）左侧椎动脉 V4 段中度狭窄

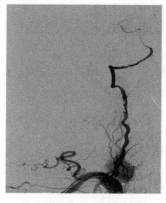
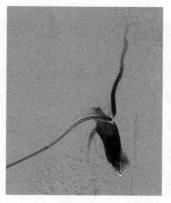
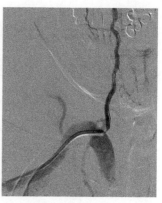

（d）右侧椎动脉起始部重度狭窄　　（e）6F指引导管放入右侧锁骨下　　（f）微导丝至右侧椎动脉V2段
　　　　　　　　　　　　　　　　　　　动脉起始部

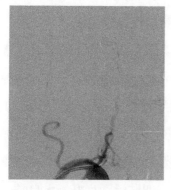
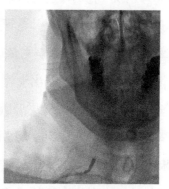

（g）推送4 mm×15 mm百多力外　　　　（h）扩张球囊，释放支架
周球囊扩张支架至狭窄段

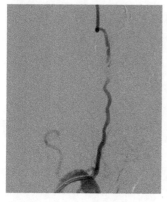
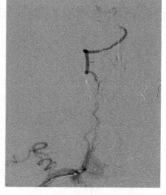

（i）造影提示右侧椎动脉狭窄段　　　　（j）前向血流正常
改善

图10-31　经右侧桡动脉入路颅外右侧椎动脉支架成形术手术过程

五、病例 5（经右侧桡动脉入路颅外右侧椎动脉起始部支架成形术）

男，73 岁，"反复头晕 1 年，加重伴恶心、呕吐 3 天"入院。入院时症状基本缓解，神经系统查体未见明显异常，头颅 CT 及磁共振未见明显责任病灶。

术中使用的高值耗材：Y 型连接器套件（进口）、0.035 inch 泥鳅导丝（150 cm）、6F 桡动脉鞘、6F 指引导管、压力泵、百多力外周球囊扩张支架（4 mm×15 mm）、0.014 inch 外周微导丝（200 cm）。

手术过程：患者平卧于 DSA 检查台上，经右侧桡动脉穿刺，常规消毒，铺无菌手术单。以 2% 利多卡因在穿刺点行局部浸润麻醉，按 Seldinger 法穿刺，成功后放入 6F 桡动脉鞘，6F 指引导管尾端接高压灌注设备，持续滴注生理盐水。泥鳅导丝引导 6F 指引导管至右侧锁骨下椎动脉开口附近。造影显示椎动脉起始部狭窄程度大于 90%。取出泥鳅导丝，沿指引导管送入微导丝，微导丝通过狭窄段至右侧椎动脉 V3 段，沿微导丝送入 4 mm×15 mm 百多力外周球囊扩张支架至狭窄段，扩张球囊，释放支架。造影复查，显示右侧椎动脉狭窄段改善。手术过程顺利，退出指引导管及桡动脉鞘，穿刺点用消毒纱布覆盖，并用绷带加压包扎。患者生命体征平稳，四肢活动良好，无自觉不适，安全返回病房。椎动脉狭窄影像评估如图 10-32 所示。经右侧桡动脉入路颅外右侧椎动脉起始部支架成形术手术过程如图 10-33 所示。

患者术后无自觉不适，2 天后出院。

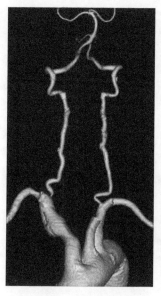

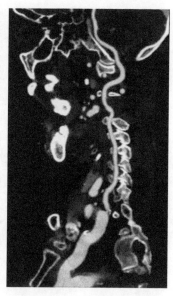

（a）头颈部 CTA 容积再现重组：
右侧椎动脉起始部重度狭窄

（b）头颈部 CTA 最大密度投影：
右侧椎动脉起始部重度狭窄并钙化

图 10-32　椎动脉狭窄影像评估

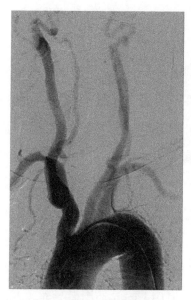

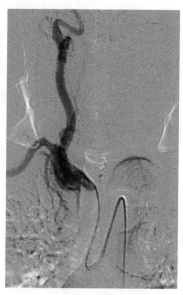

（a）主动脉弓造影呈Ⅲ型弓

（b）经股动脉入路失败

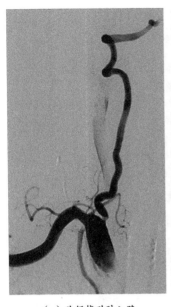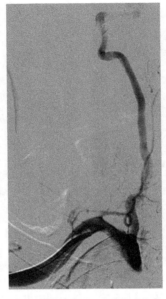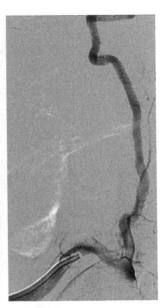

（c）改经桡动脉入路　　　（d）右侧椎动脉置入球囊扩张支架　　　（e）术后狭窄消失

图 10-33　经右侧桡动脉入路颅外右侧椎动脉起始部支架成形术手术过程

六、病例 6（经左侧桡动脉入路颅外左侧椎动脉开口血管成形术）

女，72 岁，因"反应迟钝 3 天"入院。患者家属代诉患者于 3 天前无明显诱因下出现反应迟钝、言语不清、对答不切题、行为异常。有高血压病病史 10 多年，收缩压最高达 170 mmHg，现未服用降压药，未监测血压，血压控制不详。有 2 型糖尿病、糖尿病周围神经病病史 8 年多，现口服阿卡波糖 50 mg（每天 3 次）联合皮下注射精蛋白人胰岛素混合注射液（50R），注射量为早 14 IU、晚 12 IU 控制血糖。患者自诉血糖控制尚可。体格检查未见明显阳性体征。入院后完善相关检查，行 DSA 检查，提示左侧椎动脉开口重度狭窄。

入院诊断：①脑动脉供血不足；②高血压病 3 级（高危组）；③ 2 型糖尿病。

手术使用的高值耗材：6F 指引导管、0.014 inch 外周微导丝（200 cm）、球囊充压装置（国产）、雷帕霉素药物洗脱椎动脉支架（3.5 mm × 12 mm）。

手术过程：行全脑血管造影检查，提示左侧椎动脉起始部重度狭窄。选择左侧桡动脉为穿刺点，常规消毒，铺无菌手术单。以 2% 利多卡因在穿刺点行局部浸润麻醉，按 Seldinger 法穿刺，成功后放入 6F 桡动脉鞘，经桡动脉鞘注入生理盐水冲管，全身肝素化。造影检查提示左侧椎动脉起始部重度狭窄，狭窄程度大于 90%，6F 指引导管尾端接高压灌注设备，持续滴注生理盐水。泥鳅导丝引导 6F 指引导管至锁骨下椎动脉开口附近，沿指引导管送入微导丝，微导丝通过狭窄段至左侧椎动脉 V3 段，退出泥鳅导丝，沿微导丝送入球囊扩张支架至狭窄段，扩张球囊，释放支架。造影复查，显示右侧椎动脉狭窄段改善。顺利退出指引导管及桡动脉鞘，穿刺点用消毒纱布覆盖，并用绷带加压包扎，手术结束。术中、术后患者无不适，生命体征平稳，安全返回病房。造影提示左侧椎动脉重度狭窄，如图 10-34 所示。经左侧桡动脉入路颅外左侧椎动脉开口血管成形术手术过程如图 10-35 所示。

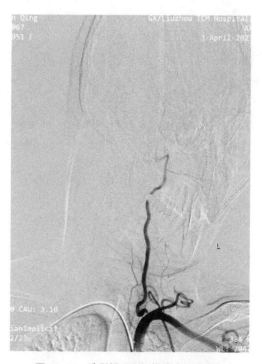

图 10-34 造影提示左侧椎动脉重度狭窄

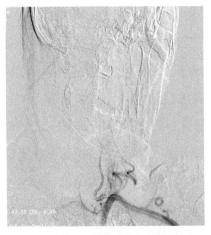

（a）微导丝小心通过病变狭窄部位

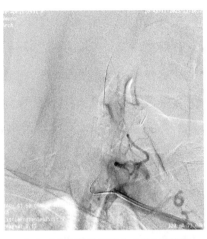

（b）确认支架位置并准确覆盖狭窄段

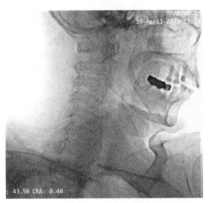

（c）球囊扩张

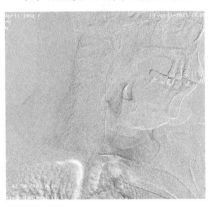

（d）释放支架

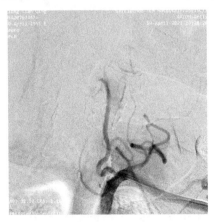

（e）支架成形好，支架内血流畅通

图 10-35　经左侧桡动脉入路颅外左侧椎动脉开口血管成形术手术过程

七、病例 7（经左侧桡动脉入路颅外左侧椎动脉起始部支架成形术）

男，63 岁，因"左侧肢体麻木无力 4 天"入院。4 天前无明显诱因下出现左侧肢体麻木无力，持物及行走尚可，以左上肢无名指、小指麻木为主，发病后自行口服安宫牛黄丸，上述症状未见明显好转。既往体健，否认高血压病、糖尿病病史。有吸烟史 20 多年，日吸烟 10 ～ 20 支，未戒烟。神经系统查体：左侧肢体肌力 4 级，左侧肌张力正常，右侧肢体肌力及肌张力正常，龙贝格征（－），串联步态欠稳。感觉系统粗测正常。TOAST 分型：小动脉闭塞型。NIHSS：4 分。改良 Rankin 评分：2 分。洼田饮水试验：1 级。Essen 评分：1 分。行全脑血管造影检查，提示左侧椎动脉起始部重度狭窄。

入院诊断：急性脑干梗死。

手术使用的高值耗材：6F 指引导管、0.014 inch 外周微导丝（200 cm）、球囊充压装置（国产）、阿波罗球囊扩张支架系统（3.5 mm × 12 mm）。

手术过程：全脑血管造影提示左侧椎动脉起始部重度狭窄。选择左侧桡动脉为穿刺点，常规消毒，铺无菌手术单。以 2% 利多卡因在穿刺点行局部浸润麻醉，按 Seldinger 法穿刺，成功后放入 6F 桡动脉鞘，经桡动脉鞘注入生理盐水冲管，全身肝素化。造影检查提示左侧椎动脉起始部重度狭窄，狭窄程度大于 90%。将 6F 指引导管尾端接高压灌注设备，持续滴注生理盐水。泥鳅导丝引导 6F 指引导管至锁骨下椎动脉开口附近，沿指引导管送入微导丝，微导丝通过狭窄段至左侧椎动脉 V3 段，退出泥鳅导丝，沿微导丝送入球囊扩张支架至狭窄段，扩张球囊，释放支架。造影复查，显示右侧椎动脉狭窄段改善。顺利退出指引导管及桡动脉鞘，穿刺点用消毒纱布覆盖，并用绷带加压包扎，手术结束。患者术中、术后无不适，生命体征平稳，安全返回病房。头颅 MRI 提示小脑、脑桥急性脑梗死如图 10-36 所示。经左侧桡动脉入路颅外左侧椎动脉起始部支架成形术手术过程如图 10-37 所示。

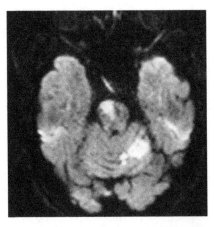

图 10-36 头颅 MRI 提示小脑、脑桥急性脑梗死

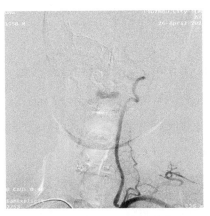

（a）左侧椎动脉开口重度狭窄

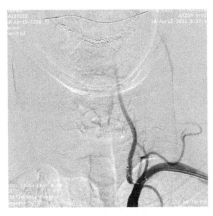

（b）支架定位

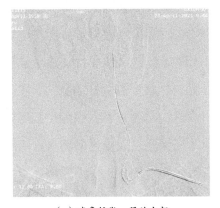

（c）球囊扩张，释放支架

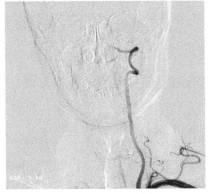

（d）支架成形良好

图 10-37 经左侧桡动脉入路颅外左侧椎动脉起始部支架成形术手术过程

八、病例8（经左侧桡动脉入路颅外左侧椎动脉开口球囊支架置入术）

女，59岁，因"左侧肢体麻木1年，加重2个月"入院。1年前无明显诱因出现左侧肢体麻木，无左侧肢体偏瘫，无肢体抽搐及震颤，无言语障碍，病后未予重视及治疗，近两个月肢体麻木稍有加重。两年前因右侧肢体无力在我院诊断为"脑梗死"，住院治疗后病情好转出院，遗留右侧肢体无力，右上肢持物欠稳，右下肢行走甩步，出院后未继续口服抗血小板药物（二级预防）。有高血压病病史1年半，未规律服药，现血压控制不详。查体：右上肢肌力4级，右下肢肌力"4-"级，左上肢肌力"5-"级，左下肢肌力5级。右侧指鼻试验欠稳准，轮替试验迟缓，跟–膝–胫试验不能完成。龙贝格征（±）、串联步态不能完成。磁共振波谱成像（magnetic resonance spectroscopy，MRS）：2分，NIHSS：2分，洼田饮水试验：1级。行DSA，提示左侧椎动脉开口重度狭窄。

入院诊断：急性脑梗死。

手术使用的高值耗材：6F指引导管、0.014 inch外周微导丝（200 cm）、球囊充压装置（国产）、阿波罗球囊扩张支架系统（4 mm×15 mm）。

手术过程：全脑血管造影提示左侧椎动脉起始部重度狭窄。选择左侧桡动脉为穿刺点，常规消毒，铺无菌手术单。以2%利多卡因在穿刺点行局部浸润麻醉，按Seldinger法穿刺，成功后放入6F桡动脉鞘，全身肝素化。造影检查提示左侧椎动脉起始部重度狭窄，狭窄程度大于90%。将6F指引导管尾端接高压灌注设备，持续滴注生理盐水。泥鳅导丝引导6F指引导管至锁骨下椎动脉开口附近，沿指引导管送入微导丝，微导丝通过狭窄段至左侧椎动脉V3段，退出泥鳅导丝，沿微导丝送入球囊扩张支架至狭窄段，扩张球囊，释放支架。造影复查，显示右侧椎动脉狭窄段消失，顺利退出指引导管及桡动脉鞘，穿刺点用消毒纱布覆盖，并用绷带加压包扎，手术结束。术中、术后患者无不适，生命体征平稳，安全返回病房。左侧椎动脉开口重度狭窄如图10-38所示。左侧桡动脉入路颅外左侧椎动脉开口球囊支架置入术过程如图10-39所示。

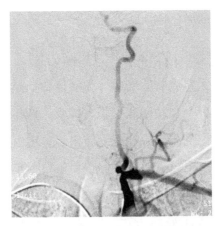

图 10-38　左侧椎动脉开口重度狭窄

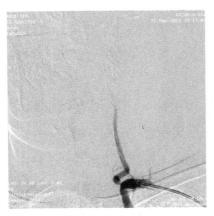

（a）推送微导丝至左椎动脉 V2 段上段

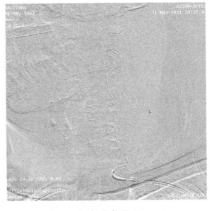

（b）支架定位

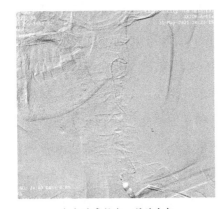

（c）球囊扩张，释放支架

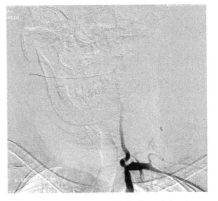

（d）支架成形好，支架内血流畅通

图 10-39　左侧桡动脉入路颅外左侧椎动脉开口球囊支架置入术手术过程

第十一章
桡动脉入路基底动脉病变介入诊疗

第一节　基底动脉狭窄或闭塞病变概述

一、定义

基底动脉主要供应脑干、小脑、丘脑、大脑半球后 2/5 部分脑组织的血流，基底动脉管腔狭窄或闭塞可造成相应脑组织的缺血、缺氧，从而引起短暂性脑缺血发作或卒中。症状较轻者出现头晕、头痛等，重者出现眩晕、复视、共济失调、肢体无力、意识障碍，甚至危及生命。

二、病因学

基底动脉狭窄或闭塞常见的病因包括血栓栓塞、大动脉粥样硬化性狭窄或闭塞、动脉炎、动脉夹层等。在中青年患者中，动脉炎及动脉夹层是比较常见的病因。

三、病理生理学

基底动脉下段与双侧椎动脉交界处比较容易形成动脉粥样硬化性斑块，所以基底动脉粥样硬化性狭窄多发生在血流转向和分支的部位。基底动脉狭窄引起脑卒中和短暂性脑缺血发作主要有下列机制。

（1）动脉粥样硬化部位血栓形成或斑块脱落引起的动脉 – 动脉栓塞。

（2）基底动脉重度狭窄或闭塞引起脑灌注不足。

（3）动脉粥样硬化斑块堵塞或延伸至穿支血管引起穿支动脉闭塞。

四、基底动脉及其分支的解剖特点

基底动脉的主要分支包括脑桥支、内听动脉、小脑前下动脉、小脑上动脉、大脑后动脉等。不同血管部位发生的病变可以引起不同的临床表现，基底动脉末端闭塞可以引起基底动脉尖综合征。基底动脉及其分支如图 11-1 所示。

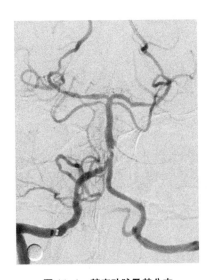

图 11-1　基底动脉及其分支

脑桥支包括旁中央动脉、短旋动脉、长旋动脉。旁中央动脉供应脑桥腹侧中线两旁的结构，一侧脑桥支闭塞可出现脑桥基底内侧综合征（Foville 综合征），两侧闭塞可出现闭锁综合征。短旋动脉供应脑桥腹外侧面楔形区域，闭塞可出现脑桥基底外侧综合征（Millard-Gubler 综合征）。长旋动脉供应脑桥被盖部，闭塞可出现脑桥被盖综合征（Raymond-Cestan 综合征）。

内听动脉也称迷路动脉，常由小脑前下动脉发出，供应内耳前庭、半规管、耳蜗等部位的血液。内听动脉缺血可引起平衡障碍、眩晕、恶心呕吐、耳鸣等症状，严重者可引起神经性耳聋。

小脑前下动脉从基底动脉下段两侧发出，供应脑桥被盖外侧部、小脑、小脑脚等部位的血液。小脑前下动脉闭塞可出现同侧上肢小脑性共济失调、周围性面瘫、听力下降、面部感觉异常，以及对侧偏身感觉障碍等。

小脑上动脉从基底动脉上段两侧发出，供应中脑被盖外侧部、脑桥上段被盖部、小脑结合臂、小脑上部等部位的血液。小脑上动脉闭塞可出现同侧上肢小脑性共济失调和对侧偏身感觉障碍等。

大脑后动脉是基底动脉的终末支，供应枕叶、颞下回、部分间脑和内囊等部位的血液。大脑后动脉造影分为 4 段，即 P1 段（交通前段），从基底动脉分叉至与后交通动脉汇合处；P2 段（环池段），后交通动脉汇合处至中脑后段；P3 段（四叠体段），中脑后段至距状裂；P4 段（距状裂段），为大脑后动脉在距状裂内的终末支。一侧大脑后动脉闭塞可出现对侧偏瘫、偏身感觉障碍、偏盲、动眼神经麻痹、小脑性共济失调等症状。

第二节　基底动脉狭窄的评估

一、基底动脉狭窄的评估方法

基底动脉狭窄的评估首选无创性影像学方法进行，包括 TCD、经颅彩色多普勒超声（transcranial color-coded duplex sonography，TCCD）、CTA、MRA 等。当无创性影像学检查结果不能明确血管狭窄情况时，可通过 DSA 进行确诊。

1. 经颅多普勒超声

经颅多普勒超声（TCD）与 TCCD 适用于颅内动脉高度狭窄或闭塞病变的筛查和诊断，对循环血管狭窄评估的准确性（敏感度 50%～80%，特异度 80%～96%）低于前循环（敏感度 70%～90%，特异度 90%～95%），主要受限于患者颞窗质量的限制和对术者技术的依赖性。此外，TCD 还可用于检测基底动脉狭窄处的栓子及监测介入治疗中脑血流的变化情况。

2. 计算机体层血管成像

计算机体层血管成像（CTA）是目前颅内动脉狭窄病变诊断及长期随访首选的无创检查方法。在以 DSA 为金标准对照时，CTA 对颅内动脉狭窄或闭塞诊断的敏感度和特异度可以分别达到 97.1% 和 99.5%，同时 CTA 还可以观察到颅内动脉壁组织的改变和钙化情况，有助于对病变血管情况进行充分的评估。

3. 磁共振血管成像

磁共振血管成像（MRA）是目前颅内动脉狭窄病变诊断及长期随访常用的无创检查方法。MRA 对于狭窄程度为 50%～99% 的颅内动脉的阳性检测预测值为 66%，阴性预测值为 87%，准确性略低于 CTA 检查。MRA 有可能过度估计颅内动脉的狭窄度、骨性伪差、血管转折或卷曲，以及血流速度的快慢，可能造成 MRA 假阳性。

4. 数字减影血管造影

数字减影血管造影（DSA）是评估基底动脉狭窄的金标准。DSA 属于有创性检查手段，不作为首选的基底动脉狭窄评估方法。当患者因为幽闭恐惧症、体内留置铁磁材料等不能行 MRA 和 CTA 时，或无创性影像学方法检查不能明确血管病变情况时，可使用 DSA 来评估基底动脉的狭窄情况。DSA 可以明确病变血管的部位、直径、病变长度、偏心率、血管的分支情况、侧支循环代偿情况等。

二、基底动脉狭窄程度的计算方法

基底动脉狭窄程度的计算目前多参照华法林 – 阿司匹林治疗症状性颅内疾病（warfarin and aspirin for symptomatic intracranial disease，WASID）研究：狭窄率 =[1-（ Ds/Dn ）] × 100%。公式中，Ds 为病变部位残余管腔的最小直径；Dn 为病变近心端最靠近病变处正常血管的管腔直径；如果无法测量病变近心端正常血管的管腔直径，则测量病变远心端最靠近病变处正常血管的管腔直径作为 Dn。基底动脉狭窄的 WASID 测量方法示意图如图 11-2 所示。

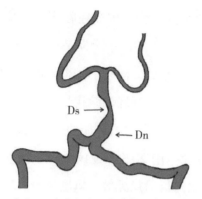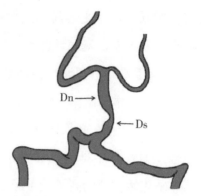

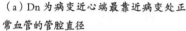

（a）Dn为病变近心端最靠近病变处正常血管的管腔直径　　（b）Dn为病变远心端最靠近病变处正常血管的管腔直径

图11-2　基底动脉狭窄的 WASID 测量方法示意图

第三节　基底动脉狭窄的治疗方法

基底动脉狭窄常用的治疗方法通常包括积极的药物治疗、血管内治疗、外科手术等。积极的药物治疗可以有效降低基底动脉狭窄患者脑卒中的复发，但部分症状性基底动脉狭窄患者经过积极的药物治疗后仍有较高的脑卒中再发率。WASID 研究结果显示，症状性基底动脉狭窄的患者采用阿司匹林或华法林治疗后脑卒中的年发生率达 15%，相比其他部位的脑动脉狭窄或基底动脉狭窄患者的预后较差。对部分药物治疗效果不佳的重度基底动脉狭窄的患者，血管内治疗可能是一种较好的治疗方法。

症状性基底动脉狭窄血管内治疗的方式主要包括球囊扩张血管成形术、自膨式支架置入术、球囊扩张式支架置入术等。球囊血管成形术操作相对简单，但可能会出现血管弹性回缩、动脉夹层等风险，并且其平均术后残余狭窄率偏高，通常不作为首选的血管内治疗方式。球囊扩张式支架置入术可以避免单纯球囊扩张血管成形术的上述风险，但由于支架的刚度相对较大，很难通过一些迂曲严重的血管，因此比较适合用于血管路径迂曲不严重、病变较短的基底动脉。自膨式支架置入术的手术操作相对复杂，但因自膨式支架比球囊扩张式支架更柔软灵活，更容易通过弯曲的颅内血管，因此在临床中的应用也较多。临床研究报道，基底动脉支架置入术 30 天的围手术期卒中或死亡率为 4.5% ~ 16.7%。系统回顾显示后循环动脉行支架置入术的手术风险率（12.1%）比前循环动脉的手术风险率（6.6%）要高。症状性基底动脉狭窄的患者是否需要进行支架置入术治疗，必须充分评估患者的手术风险与可能的效果后再决定。《中国急性缺血性卒中早期血管内介入诊疗指南 2022》建议，对于症状性颅内动脉粥样硬化性狭窄的高风险（经过强化内科治疗无效、重度狭窄、责任血管供血区存在低灌注、侧支循环代偿不良）人群，选择支架置入术治疗是合理的。

2004 年，Eskioglu 等首次报道经桡动脉入路行颅内血管病变介入治疗，血管病变包括后循环动脉瘤、基底动脉狭窄、动静脉瘘、动静脉畸形等。随着神经介入诊疗技术及治疗器械的发展，国内外部分学者开始不断探索经桡动脉入路进行后循环神经介入手术，并取得了一定的进展。2015 年，Gao 等人对 58 例不适合经股动脉入路的重度颅内椎 – 基底动脉狭窄的患者进行了经桡动脉入路支架置入术，结果显示只有 1 例患者需要转为经肱动脉入路，其余患者均采用经桡动脉入路，所有患者均取得了技术上的成功，术后平均残余狭窄率为 10%；术后 30 天的围手术期卒中或死亡率为 5.2%。与传统的经股动脉入路相比较，经桡动脉入路的优势在于能降低穿刺部位出血等并发症的发生概率，缩短患者的住院时间，减少患者的痛苦与不适，提高患者术后的生活质量，并大大降低术后护理的工作量。

第四节　桡动脉入路基底动脉狭窄血管内成形术

参照《症状性颅内动脉粥样硬化性狭窄血管内治疗中国专家共识 2022》的建议，对于症状性基底动脉粥样硬化性狭窄高风险（经过强化内科治疗无效、重度狭窄、责任血管供血区存在低灌注、侧支循环代偿不良）人群，可以选择血管内成形术（包括支架置入术）进行治疗。

一、适应证

（1）症状性基底动脉狭窄。基底动脉狭窄率大于或等于 70%，强化药物治疗无效或脑侧支循环代偿不良，责任血管供血区存在低灌注的患者。

（2）对于 TIA 患者，如果没有早期血管重建术的禁忌证，可以在事件出现两周内进行干预。对于急性缺血性卒中患者，应在卒中至少两周后再进行治疗。

（3）术前应用结构影像学和功能影像学（CT 或 MR 等）充分评估脑侧支循环，检测提示为血流动力学障碍引起缺血症状发作的患者。

（4）术前通过影像学检查和评估，预计桡动脉入路能顺利完成手术的患者。

二、禁忌证

（1）3 个月内有颅内出血。

（2）伴有颅内动脉瘤，不能提前、同期或限期处理者。

（3）两周内曾发生心肌梗死或大面积脑梗死。

（4）合并严重全身系统性疾病，或本次发病之前存在严重的神经功能障碍的患者（MRS ≥ 3 分）。

（5）不能控制的高血压。

（6）烟雾病、活动性动脉炎、不明原因等非动脉粥样硬化性狭窄。

（7）胃肠道疾病伴有活动性出血者。

（8）不能耐受双联抗血小板治疗，对肝素有使用禁忌或对造影剂过敏者。

（9）国际标准化比值（international normalized ratio，INR）＞ 1.5。

第五节　桡动脉入路基底动脉狭窄血管内成形术材料的选择

由于桡动脉直径通常较股动脉细小，经桡动脉入路进行基底动脉狭窄血管内成形术所用材料与经股动脉入路所用材料不完全相同，常用材料如下。

1. 动脉鞘

5F 或 6F 桡动脉鞘、7F 桡动脉鞘（薄壁）。

2. 常规导管

5F 单弯导管（100 cm），5F 或 6F 指引导管。

3. 中间导管

5F 或 6F 的颅内支持导管或远端通路导管。

4. 导丝

0.035 inch 泥鳅导丝（150 cm/180 cm），0.035 inch 交换导丝（260 cm），0.014 inch 微导丝（200 cm/300 cm）或其他可用于颅内血管的微导丝。

5. 支架

颅内动脉支架系统（Wingspan、Apollo、Enterprise、Neuroform EZ 等）。

6. 微导管

XT27 微导管等。

7. 其他

压力泵、球囊扩张导管等。

第六节　桡动脉入路基底动脉狭窄血管内成形术操作技巧

基底动脉狭窄血管内成形术可以根据患者的双侧椎动脉情况来确定选择经左侧桡动脉或右侧桡动脉入路来完成，通常选择优势侧椎动脉或路径相对好的椎动脉入路。路径相对好的椎动脉指的是开口位置较高、与锁骨下动脉夹角比较大、血管迂曲程度比较轻的椎动脉。下面以右侧桡动脉入路为例子。

一、桡动脉穿刺置鞘

桡动脉穿刺置鞘（6F 的普通桡动脉鞘或 7F 的薄壁桡动脉鞘）后，通过桡动脉鞘行桡动脉造影或做路径图，观察有无桡动脉痉挛情况并测量桡动脉直径，如发现患者桡动脉痉挛，可以通过桡动脉鞘缓慢注射（2 ～ 3 min）稀释好的硝酸甘油注射液 3 ～ 5 mL，待血管痉挛消失后再进行下一步的操作；如患者右侧桡动脉直径偏小（小于 6F 桡动脉鞘外径），则可能会出现血管痉挛、夹管的情况，可使用硝酸甘油注射液预防上述情况的发生。

二、介入治疗通路建立

1. 常规介入通路的建立

泥鳅导丝引导下将 5F 单弯导管超选至右侧椎动脉 V1 段，通过单弯导管将交换导丝（260 cm）送至右侧椎动脉 V2 段，利用交换导丝将 5F 或 6F 指引导管或中间导管送至右侧椎动脉 V2 段或 V3 段。常规介入通路的建立如图 11–3 所示。

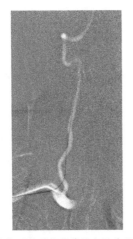 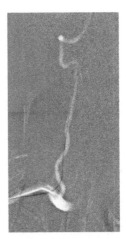

（a）通过单弯导管将交换导丝送　　　　　（b）将指引导管或中间导管送至
至右侧椎动脉 V2 段　　　　　　　　　　右侧椎动脉 V2 段或 V3 段

图 11-3　常规介入通路的建立

2. 高位椎动脉开口介入通路的建立

如患者椎动脉开口位置较高，椎动脉与锁骨下动脉夹角较大，可直接用泥鳅导丝将指引导管或中间导管送至右侧椎动脉 V2 段或 V3 段建立通路。高位椎动脉开口介入通路的建立如图 11-4 所示。

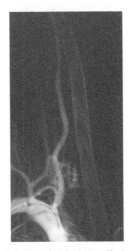 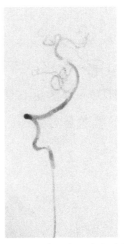

（a）泥鳅导丝超选右侧椎动脉　　　　　（b）将指引导管或中间导管引导至右
　　　　　　　　　　　　　　　　　　　侧椎动脉 V2 段或 V3 段

图 11-4　高位椎动脉开口介入通路的建立

3. 低位椎动脉开口介入通路的建立

如患者椎动脉开口位置较低，椎动脉与锁骨下动脉夹角较小，泥鳅导丝无法顺利将单弯导管或指引导管或中间导管超选至右侧椎动脉，可以先将预塑形的微导丝或双微导丝或"微导丝＋微导管"超选至右侧椎动脉 V2 段，然后利用微导丝及微导管将中间导管送至右侧椎动脉 V2 段和 V3 段建立通路。如果初步选择的介入通路建立困难，也可考虑从对侧椎动脉建立介入通路或改为经股动脉建立介入通路。低位椎动脉开口如图 11-5 所示。

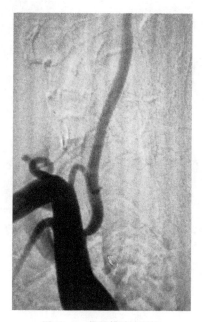

图 11-5　低位椎动脉开口

三、基底动脉血管内球囊成形术

介入通路建立成功后，大部分患者在置入支架前需要用扩张球囊对基底动脉狭窄部位进行预扩张。在路径图的指导下，通过指引导管或中间导管将 0.014 inch 微导丝（300 cm）送至左侧大脑后动脉或右侧大脑后动脉 P1 或 P2 段，在微导丝的引导下将型号合适的球囊扩张导管送至基底动脉狭窄部位，接上压力泵，缓慢加压（30～60 s）。球囊扩张时球囊导管的最大直径不宜超过病变部位正常血管直径的 80%，球囊导管扩张次数不宜超过两次，扩张完成后退出球囊导管，微导丝保持位置不动，造影确认血管情况。基底动脉血管内球囊成形术如图 11-6 所示。

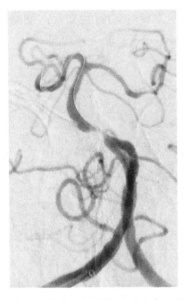
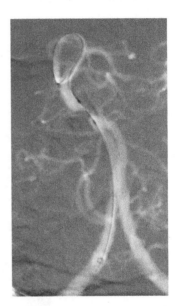

（a）将微导丝送至右侧大脑后动脉 P2 段　　　　（b）将球囊扩张导管送至基底动脉狭窄部位

图 11-6　基底动脉血管内球囊成形术

四、基底动脉支架置入

如选择置入的支架为 Wingspan 支架或 Apollo 支架，可在微导丝的引导下将支架送至狭窄部位，对位良好后，释放 Wingspan 支架或 Apollo 支架（扩张 Apollo 支架过程中应当缓慢加压），支架释放完成后行造影观察血管及支架情况。如果选择需要经微导管释放的 Enterprise 支架或 Neuroform EZ 支架，则应在微导丝的引导下将 XT27 微导管送至基底动脉远端或大脑后动脉 P1 段，微导管的远端最好超过狭窄病变处 15～20 mm（Neuroform EZ 支架的头端有长约 19 mm 的导丝），通过微导管将 Enterprise 支架或 Neuroform EZ 支架送至狭窄部位，造影观察对位准确后固定支架导丝，缓慢退出微导管并释放支架。支架释放完成后行造影观察血管及支架情况，退出支架辅助系统及微导丝。释放支架后造影观察血管及支架情况如图 11-7 所示。通过微导管将支架送至基底动脉狭窄部位如图 11-8 所示。

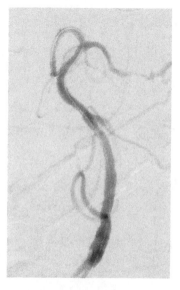

图 11-7　释放支架后造影观察血管及支架情况

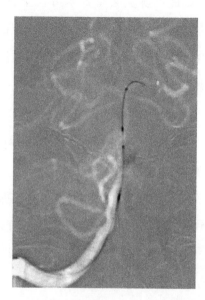

图 11-8　通过微导管将支架送至基底动脉狭窄部位

五、手术完成

退出微导丝后等待 10 min，通过指引导管或中间导管行造影观察支架内有无急性血栓形成及支架的通畅情况，如果情况良好则可结束手术，退出指引导管或中间导管，拔除桡动脉鞘。

第七节　桡动脉入路基底动脉狭窄支架成形术术中及术后管理

一、麻醉方式的选择

基底动脉支架置入术可在全身麻醉或局部麻醉下进行。如患者有以下情况建议选择全身麻醉进行手术：有精神高度紧张或烦躁不安等不能很好配合手术治疗的情况；血管病变复杂，预计手术难度大、操作时间长。

二、术中注意事项

（1）术中球囊扩张及支架释放应在透视下完成，以免球囊或支架发生移位。

（2）对狭窄血管进行球囊扩张时，速度应当缓慢，一般应当在每秒 0.5 ATM 左右；球囊导管扩张次数不宜超过两次。

（3）球囊扩张时球囊导管的最大直径不宜超过病变部位正常血管直径的 80%。

三、围手术期药物治疗

1. 抗血小板药物的应用

择期手术建议术前至少使用阿司匹林（每天 100 mg）加硫酸氢氯吡格雷（每天 75 mg）3～5 天进行双联抗血小板治疗；急诊手术建议在术前 4～6 h 服用负荷剂量硫酸氢氯吡格雷 600 mg，或服用负荷剂量硫酸氢氯吡格雷 300 mg 联合阿司匹林 300 mg。术后双联抗血小板治疗至少服用 4 周，如果合并冠心病和再狭窄的危险因素建议延长至 3 个月，建议长期服用低剂量阿司匹林（每天 100 mg）。对于不能耐受硫酸氢氯吡格雷的患者，可以使用其他抗血小板药物，如西洛他唑、盐酸沙格雷酯、贝前列素钠、替格瑞洛等。

2. 术前、术中、术后血压控制

在支架置入术前，建议使用抗高血压药物有效控制血压。术中、术后也应将血压控制在 140/80 mmHg 以下。

第八节　基底动脉狭窄介入治疗常见并发症及防范

一、常见并发症

1. 动脉夹层

如果为溃疡性斑块引起的基底动脉狭窄且狭窄严重，操作不当可能会引起动脉夹层，一旦出现动脉夹层，应保留微导丝（300 cm）用于交换，快速行支架植入覆盖夹层，可以考虑用支架修复。

2. 血管破裂

常见于反复试探，导丝穿破血管壁，造影可见造影剂外溢等情况。需用球囊压迫止血或置入支架，并予鱼精蛋白中和肝素。

3. 穿支闭塞

基底动脉中上段小动脉分支比较多，手术中出现穿支闭塞可能性大，术中操作应小心谨慎，动作轻柔。

4. 支架内急性或亚急性血栓形成

可予替罗非班、阿替普酶或尿激酶经导管用药治疗。

5. 高灌注综合征

基底动脉狭窄支架术后应当控制血压，收缩压不宜超过 140 mmHg，血压控制不佳可能会发生脑高灌注综合征，如果出现头痛、恶心、呕吐等症状，尤其是合并收缩压超过 150 mmHg 时，需考虑高灌注综合征，需予静脉药物降压和脱水降颅压处理，症状不能很快缓解者，需行颅脑 CT 平扫排除脑出血。

6. 导管打折

常见于低位椎动脉开口且夹角过小，以及血管过于迂曲的患者，在通路建立过程中应注意避免导管打折情况发生。

二、防范并发症

（1）熟练掌握各种导丝、导管、球囊、支架的性能和使用技术。

（2）桡动脉入路可以完成超过半数的基底动脉支架置入术，但是当椎动脉开口位置太低且夹角太小时往往会出现超选椎动脉困难，如果确实无法顺利超选椎动脉，则应改为经股动脉入路继续手术。

第九节　桡动脉入路相关手术操作技巧及典型病例

一、病例 1（经左侧桡动脉入路行基底动脉支架置入术）

女，69 岁，因"头晕半月余"入院。半个多月前无明显诱因下出现头晕不适，伴行走不稳感，自服甲磺酸倍他司汀片、天麻醒脑胶囊等药物，但治疗效果不佳，遂来诊。既往史：有糖尿病病史，不规律服用达格列净、磷酸西格列汀（降糖治疗），血糖控制情况不详。查体：血压 134/82 mmHg，四肢肌力正常，昂伯征（+），其余神经系统查体基本正常。头颅磁共振：左侧丘脑、右侧基底节、内囊前肢腔隙性脑梗死。磁共振灌注成像：双侧小脑半球、枕叶局部脑实质灌注信号减低。头颈 CTA：左侧颈总动脉分叉处、两侧颈内动脉虹吸部粥样硬化并形成钙斑，其中双侧颈内动脉虹吸部管腔轻 - 中度狭窄，基底动脉下段局部管腔重度狭窄。

诊断：①脑梗死（左侧丘脑、右侧基底节、内囊前肢）；②多发脑动脉狭窄（基底动脉下段重度狭窄、左侧颈内动脉中度狭窄、右侧颈内动脉轻度狭窄）；③2 型糖尿病；④高脂血症。

手术中使用的高值耗材：0.035 inch 泥鳅导丝（180 cm）、6F 桡动脉鞘、压力泵、XT27 微导管、0.014 inch 微导丝（300 cm）、5F 中间导管、Apollo 颅内支架系统（3 mm×8 mm）。

手术过程：对患者进行全身麻醉后，成功行左侧桡动脉穿刺置鞘。患者全身肝素化，路径图下显示患者左侧桡动脉细小并痉挛，予鞘内注射硝酸甘油缓解桡动脉痉挛。在 0.035 inch 滑泥鳅导丝（180 cm）的引导下将 5F 中间导管超选至左侧椎动脉 V2 段。中间导管造影，确认基底动脉下段局部重度狭窄，观察手术路径情况，测量病变血管的长度及直径，选择合适的支架。在路径图的指导下，利用 0.014 inch 微导丝（300 cm）及 XT27 微导管将中间导管送至左侧椎动脉 V3 段，通过中间导管将微导丝头端小心通过狭窄部位后送至基底动脉远端。撤出微导管，保留微导丝在血管内在微导丝的引导下，将 Apollo 颅内支架送至基底动脉下段狭窄部位，行造影确认支架两端完全覆盖狭窄部位，缓慢扩张球囊扩张支架，扩张成功后行造影并确认支架对位及贴壁良好，支架内血流通畅，残余轻度狭窄（约 20%），退出支架输送系统及微导丝。等待 10 min 后重复造影，提示支架无移位，无支架内血栓形成，支架内及支架远端血管血流通畅，退出中间导管，停用肝素，手术完成。术后拔除桡动脉鞘，压迫穿刺点 4～6 h。患者苏醒后无不适主诉，四肢活动良好。经左侧桡动脉入路行基底动脉支架置入术手术过程如图 11-9 所示。

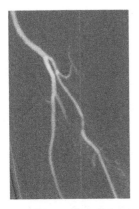

（a）置鞘后，在路径图下显示患者左侧桡动脉痉挛

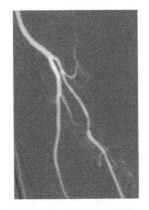

（b）经桡动脉鞘使用硝酸甘油后桡动脉痉挛减轻

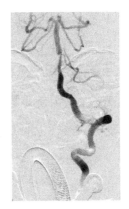

（c）经中间导管行造影，确认基底动脉下段局部重度狭窄

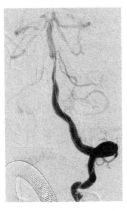

（d）通过中间导管将微导丝送至基底动脉远端

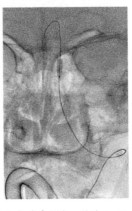

（e）球囊扩张，释放 Apollo 支架

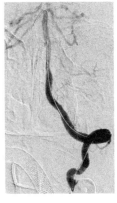

（f）支架释放成功后行造影，确认血管及支架情况

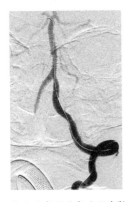

（g）支架释放成功后造影

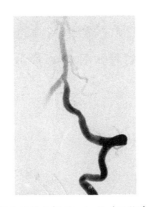

（h）释放支架 10 min 后（正位片）

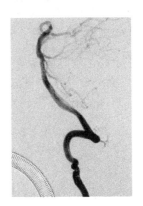

（i）释放支架 10 min 后（侧位片）

图 11-9 经左侧桡动脉入路行基底动脉支架置入术手术过程

二、病例 2（经右侧桡动脉入路行基底动脉支架置入术）

男，57 岁，因"反复发作性视物模糊伴头晕半月余"入院。1 个多月前无明显诱因下出现发作性视物模糊，伴有头晕不适，在外院治疗效果不佳，遂来诊。既往史：高血压病病史多年，血压最高达 160/100 mmHg，不规律服用降压药物，未正规监测血压。查体：血压 152/98 mmHg，神经系统查体正常。

头颅磁共振：左侧基底节陈旧性腔隙性梗死灶。磁共振灌注成像：左侧小脑半球、双侧枕叶局部脑实质灌注信号减低。头颈 CTA：动脉粥样硬化改变，基底动脉近端重度狭窄 80% ～ 90%，左侧椎动脉开口轻度狭窄，左大脑后动脉 P2 段中度狭窄。

诊断：①多发脑动脉狭窄（基底动脉下段重度狭窄、左侧椎动脉开口轻度狭窄、左侧大脑后动脉 P2 段中度狭窄）；②短暂性脑缺血发作；③高血压病 2 级；④糖耐量异常；⑤脂肪肝。

术中使用的高值耗材：0.035 inch 泥鳅导丝（180 cm）、6F 桡动脉鞘、6F 指引导管、压力泵、XT27 微导管、Gateway 球囊扩张导管（1.5 mm×15 mm）、0.014 inch 微导丝（300 cm）、5F 远端通路导管（105 cm）、Apollo 颅内动脉支架系统（3 mm×13 mm）、球囊扩张导管（2.5 mm×9 mm）。

手术过程：对患者进行全身麻醉，成功经右侧桡动脉穿刺置鞘，患者全身肝素化，在 0.035 inch 泥鳅导丝（180 cm）引导下将 5F 中间导管送至右侧锁骨下动脉近右侧椎动脉开口处做路径图，并在泥鳅导丝的引导下将 5F 中间导管超选至右侧椎动脉 V2 段，通过中间导管将 300 cm 微导丝及 XT27 微导管送至右侧椎动脉 V3 段，利用微导丝及微导管将中间导管送至右侧椎动脉 V4 段。中间导管造影，确认基底动脉下段重度狭窄。观察手术路径情况，测量病变血管的长度及直径，选择合适的扩张球囊及支架。在路径图的指引下，通过中间导管将 0.014 inch 微导丝（300 cm）头端小心通过狭窄部位后送至右侧大脑后动脉 P2 段。退出微导管，在微导丝的引导下将球囊送至狭窄处，球囊两端完全覆盖狭窄部位，连接压力泵，缓慢加压扩张球囊。确认球囊扩张成形良好后，将球囊退回指引管内，再次行造影，提示基底动脉下段狭窄好转，退出球囊。在路径图的指引下，沿微导丝将 Apollo 支架送至狭窄部位，确认支架两端完全覆盖狭窄部位，连接压力泵，缓慢加压扩张支架。扩张支架成功后，行造影确认支架对位及贴壁良好，此时支架内的血流通畅，残余轻度狭窄约 20%，退出支架输送系统及微导丝。等待 10 min 后重复行造影，发现支架无移位，无支架内血栓形成，支架内及支架远端血管血流通畅，退出远端通路导管，手术完成。

术后拔除桡动脉鞘，压迫穿刺点 4 ~ 6 h。患者苏醒后无不适主诉，四肢活动良好。术前头颈 CTA 正侧位片如图 11-10 所示。经右侧桡动脉入路行基底动脉支架置入术手术过程如图 11-11 所示。

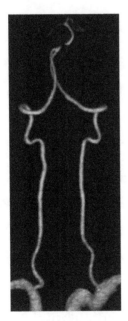
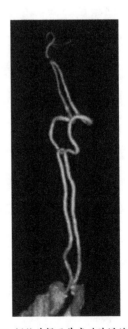

（a）CTA 正位片提示基底动脉近端重度狭窄　　　（b）CTA 侧位片提示基底动脉近端重度狭窄

图 11-10　术前头颈 CTA 正侧位片

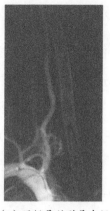

（a）泥鳅导丝引导中间
导管超选右侧椎动脉

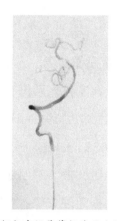

（b）中间导管超选至右侧
椎动脉 V2 段造影

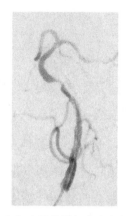

（c）中间导管超选至右侧
椎动脉 V4 段并行造影

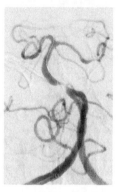

（d）通过中间导管将微导丝
推送至右侧大脑后动脉 P2 段

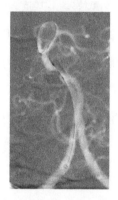

（e）微导丝引导扩张球囊
至狭窄部位

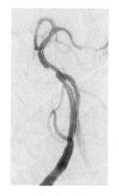

（f）球囊扩张后行造影，
提示基底动脉狭窄改善

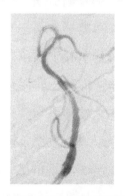

（g）释放 Apollo 支架后行造影

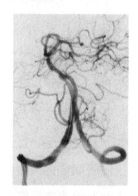

（h）支架释放后行造影，
提示残余轻度狭窄

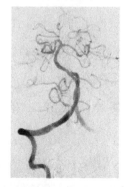

（i）等待 10 min 后行造影，
提示支架及远端血管血流通畅

图 11-11　经右侧桡动脉入路行基底动脉支架置入术手术过程

三、病例 3【经右侧桡动脉入路行基底动脉支架置入术（交换技术）】

男，70 岁，因"头晕伴晕厥发作 2 天"入院。2 天前无明显诱因下出现头晕不适，伴有晕厥，发作两次，在家休息后仍有头晕不适，遂来诊。既往有高血压病病史 10 多年，血压最高达 170/110 mmHg，长期不规律服用降压药，未正规监测血压。查体：血压 157/85 mmHg，四肢肌力正常，昂伯征（+），其余神经系统查体基本正常。头颅磁共振（"颅脑平扫 + 弥散成像"）：右侧小脑半球急性腔隙性脑梗死。磁共振灌注成像：右侧小脑半球、左侧枕叶局部脑实质灌注信号较对侧减低。头颈 CTA：左椎动脉起源主动脉弓，右侧大脑后动脉中度狭窄，双侧颈内动脉轻度狭窄，基底动脉下段重度狭窄。

诊断：①短暂性脑缺血发作；②急性腔隙性脑梗死；③多发脑动脉狭窄（基底动脉下段重度狭窄、右侧大脑后动脉 P1 段中度狭窄、双侧颈内动脉轻度狭窄）；④高血压病 2 级（很高危组）。

术中使用的高值耗材：0.035 inch 泥鳅导丝（180 cm/260 cm）、6F 桡动脉鞘、5F 远端通路导管（105 cm）、压力泵、XT27 微导管、Gateway 球囊扩张导管（2.25 mm × 12 mm）、0.014 inch 微导丝（300 cm）、Neuroform EZ 颅内支架系统（3.5 mm × 15 mm）。

手术过程：对患者进行全身麻醉，经右侧桡动脉穿刺置鞘成功，全身肝素化，在 0.035 inch 泥鳅导丝（180 cm）的引导下将 5F 单弯导管送至右侧锁骨下动脉近右侧椎动脉开口处做路径图，并在泥鳅导丝的引导下将单弯导管超选至右侧椎动脉 V1 段，退出泥鳅导丝，通过单弯导管将更长的泥鳅导丝（260 cm）送至右侧椎动脉 V2 段，利用交换导丝将 5F 远端通路导管送至右侧椎动脉 V3 段，退出交换导丝。远端通路导管造影，确认基底动脉下段重度狭窄。观察手术路径情况，测量血管病变的长度及直径，选择合适的扩张球囊及支架。在路径图的指导下，通过远端通路导管将 0.014 inch 微导丝（300 cm）头端小心通过狭窄部位后送至左侧大脑后动脉 P2 段，并在微导丝的引导下将球囊送至狭窄处，球囊两端应完全覆盖狭窄部位。连接压力泵，缓慢加压扩张球囊，加压时间 30 ~ 60 s，压力 6 ATM，球囊扩张成形良好，将球囊退回远端通路导管，再次行造影，提示基底动脉下段狭窄好转，退出球囊。在路径图的指导下，沿微导丝将 XT27 微导管头端送至左侧大脑后动脉 P1 段，退出微导丝，通过微导管将 Neuroform EZ 支架送至狭窄部位，行造影确认支架两端完全覆盖狭窄部位，固定好支架输送导丝，缓慢退出微导管，释放支架，释放成功后行造影，确认支架对位及贴壁良好，此时支架内血流通畅，残余狭窄约 20%，退出支架输送器。等待 10 min 后重复造影，发现支架无移位，无支架内血栓形成，支架内及支架远端血管血流通畅，退出远端通路导管，停用肝素，手术完成。术后拔除桡动脉鞘，压迫穿刺点 4 ~ 6 h。患者苏醒后无不适主诉，四肢活动良好。术前头颈 CTA 检查如图 11-12 所示。经右侧桡动脉入路行基底动脉支架置入术手术过程如图 11-13 所示。

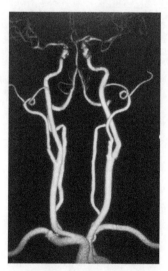

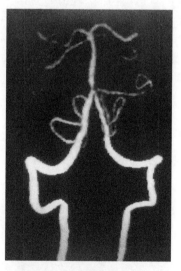

（a）CTA 3D 成像提示基底动脉近端重度狭窄　　　　（b）CTA 密度成像提示基底动脉近端重度狭窄

图 11-12　术前头颈 CTA 检查

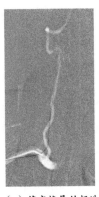
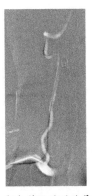
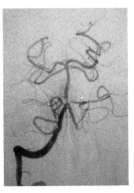
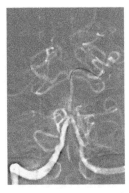

（a）将交换导丝超选至右侧椎动脉V2段　　（b）将远端通路导管送至右侧椎动脉V3段　　（c）远端通路导管造影，确认基底动脉下段重度狭窄　　（d）通过远端通路导管将微导丝送至左侧大脑后动脉P2段

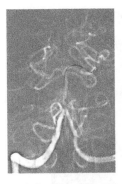
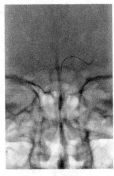
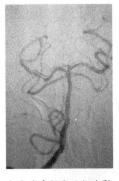
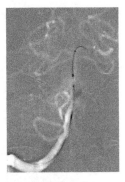

（e）在微导丝引导下将扩张球囊送至狭窄部位　　（f）压力泵缓慢加压扩张球囊　　（g）球囊扩张后行造影，提示基底动脉狭窄改善　　（h）通过微导管将Neuroform EZ支架送至狭窄部位

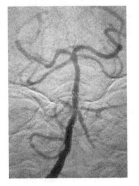
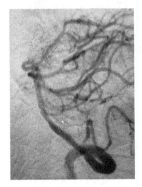

（i）退出微导管，释放支架后造影　　（j）支架释放后行造影，提示支架及远端血管血流通畅，残余轻度狭窄

图11-13　经右侧桡动脉入路行基底动脉支架置入术手术过程

四、病例 4（经右侧桡动脉入路行椎动脉及基底动脉支架置入术）

男，58 岁，因"反复头晕伴行走不稳 5 天"入院。5 天前无明显诱因下出现头晕不适，头晕明显时伴有行走不稳，自服阿司匹林、阿托伐他汀钙等药物，仍有头晕不适，遂来诊。既往史：有脑梗死病史，未遗留明显后遗症。查体：血压 143/100 mmHg，四肢肌力正常，神经系统查体基本正常。头颅磁共振：左侧基底节腔隙性脑梗死。磁共振灌注成像：左侧小脑半球、双侧枕叶局部脑实质灌注信号减低。头颈 CTA：左侧基底节腔隙灶，两侧颈总动脉分叉处、两侧颈内动脉虹吸部粥样硬化并形成钙斑，管腔轻度狭窄；左侧椎动脉 V3～V4 段闭塞；右侧椎动脉颅内段及基底动脉中 - 重度狭窄。

诊断：①腔隙性脑梗死（左侧基底节）；②多发脑动脉狭窄（左侧椎动脉 V3～V4 段闭塞、基底动脉起始段重度狭窄、右侧椎动脉 V4 段重度狭窄、双侧颈内动脉轻度狭窄）、③高血压病 2 级（很高危组）。

术中使用的高值耗材：0.035 inch 泥鳅导丝（180 cm）、6F 桡动脉鞘、6F 中间导管、压力泵、XT27 微导管、Gateway 球囊扩张导管（1.5 mm×15 mm）、0.014 inch 微导丝（300 cm）、Neuroform EZ 颅内支架系统（3.5 mm×15 mm 或 4 mm×20 mm）。

手术过程：对患者进行全身麻醉，经右侧桡动脉穿刺置鞘成功，患者全身肝素化，在 0.035 inch 泥鳅导丝（180 cm）的引导下将 6F 中间导管超选至右侧椎动脉 V2 段。行中间导管造影确认右侧椎动脉 V4 段及基底动脉下段中 - 重度狭窄，观察手术路径情况，测量血管病变的长度及直径，选择合适的扩张球囊及支架。在路径图的指导下，通过指引导管将 0.014 inch 微导丝（300 cm）头端小心通过狭窄部位后送至右侧大脑后动脉 P2 段，并在微导丝的引导下将扩张球囊送至基底动脉下段狭窄处，球囊两端应完全覆盖狭窄部位。连接压力泵，缓慢加压扩张球囊，在透视下观察球囊扩张成形是否良好，将球囊退回中间导管管内。再次行造影，提示基底动脉下段狭窄无明显好转，使用球囊扩张狭窄部位两次后行造影，提示基底动脉下段狭窄仍无明显改善，考虑患者血管斑块钙化严重，球囊扩张效果不佳，退出扩张球囊。在路径图的指导下，沿微导丝将 XT27 微导管头端送至右侧大脑后动脉 P1 段，退出微导丝。通过微导管将 Neuroform EZ 3.5 mm × 15 mm 支架送至基底动脉下段狭窄部位，行造影确认支架两端完全覆盖狭窄部位，固定好支架输送导丝，缓慢退出微导管，释放支架，成功后行造影确认支架对位及贴壁良好，此时支架内血流通畅，残余狭窄约 60%，退出支架输送器。以相同的方法在右侧椎动脉 V4 段狭窄部位释放 Neuroform EZ 4 mm × 20 mm 支架，释放成功后行造影，确认支架对位及贴壁良好，此时支架内血流通畅，残余轻度狭窄，退出支架输送器。因患者基底动脉下段支架置入后仍残留中度狭窄，拟用扩张球囊进行后扩张，在微导丝的引导下将扩张球囊送至基底动脉支架内进行后扩张 1 次，行造影，提示支架内残留狭窄减轻，退出扩张球囊及微导丝。等待 10 min 后重复行造影，支架无移位，无支架内血栓形成，支架内及支架远端血管血流通畅，退出中间导管，手术完成。术后拔除桡动脉鞘，压迫穿刺点 4 ~ 6 h。患者苏醒后无不适主诉，四肢活动良好。右侧椎动脉颅内段及基底动脉中重度狭窄如图 11-14 所示。经右侧桡动脉行椎动脉及基底动脉支架置入术手术过程如图 11-15 所示。

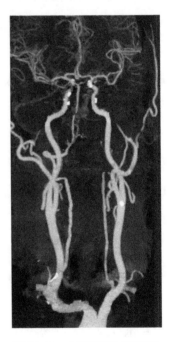

图 11-14　右侧椎动脉颅内段及基底动脉中重度狭窄

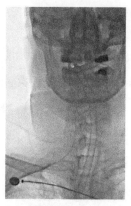

（a）泥鳅导丝引导中间导管
超选至右侧椎动脉

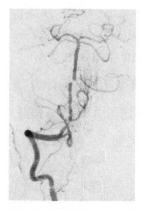

（b）右侧椎动脉 V4 段及基
底动脉下段中 - 重度狭窄

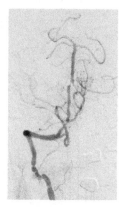

（c）将微导丝送至右
侧大脑后动脉 P2 段

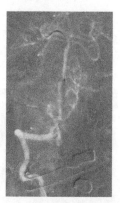

（d）将扩张球囊送至基
底动脉下段狭窄部位

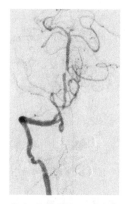

（e）球囊扩张后基底动
脉下段狭窄无明显改善

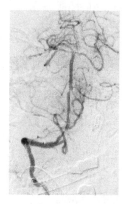

（f）基底动脉下段释放
支架后仍残余中度狭窄

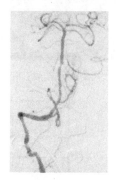

（g）右侧椎动脉 V4 段释
放支架后残余轻度狭窄

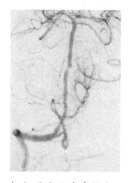

（h）再次用球囊扩张后
残留狭窄减轻

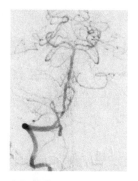

（i）等待 10 min 后支架远
端血管血流通畅

图 11-15　经右侧桡动脉行椎动脉及基底动脉支架置入术手术过程

五、病例 5（经桡动脉入路行基底动脉闭塞血栓抽吸术）

女，69 岁，因"突发言语含糊 3 个多小时"入院。于入院前 3 h 无明显诱因下突然出现言语含糊不清（能理解问话内容），伴头晕、四肢无力来诊。既往有高血压病、心房颤动病病史。查体：嗜睡状态，言语含糊，右侧鼻唇沟变浅，伸舌左偏。四肢肌力欠配合，粗测 2 ～ 3 级，右侧巴宾斯基征（+）。头颅 CT：基底动脉尖致密征。

入院诊断：①脑梗死超急性期；②心律失常、心房颤动；③高血压病。

术中使用的高值耗材：0.035 inch 泥鳅导丝（180 cm）、6F 桡动脉鞘、SOFIA 6F 抽吸导管（125 cm）。

手术经过：全身麻醉后经右侧桡动脉入路。在路径图的指导下，泥鳅导丝引导 SOFIA 6F 抽吸导管（125 cm）超选进入右侧椎动脉，内衬泥鳅导丝，上行 SOFIA 6F 抽吸导管（125 cm）至基底动脉闭塞处，给予负压抽吸，可抽出两块质韧血栓，造影提示基底动脉完全再通。前向血流 3 级。术后拔除桡动脉鞘，压迫穿刺点 4 ～ 6 h。术后患者意识恢复，四肢肌力正常，24 h 后复查头颅 CT 未见脑干梗死。术前头颅 CT：基底动脉尖致密征如图 11-16 所示。经右侧桡动脉入路行基底动脉闭塞血栓抽吸术手术过程如图 11-17 所示。术后复查头颅 CT 未见脑干梗死，如图 11-18 所示。

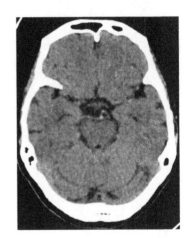

图 11-16　术前头颅 CT：基底动脉尖致密征

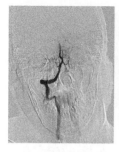

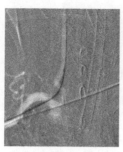

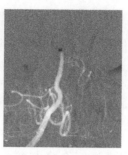

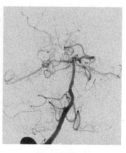

（a）造影提示基底动脉中段闭塞

（b）泥鳅导丝引导抽吸导管进入右侧椎动脉

（c）推进抽吸导管至血管闭塞段进行负压抽吸

（d）抽吸出血栓后复查造影，显示血管再通，前向血流3级

图 11-17　经右侧桡动脉入路行基底动脉闭塞血栓抽吸术手术过程

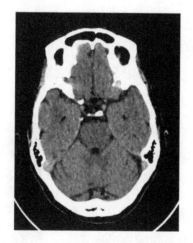

图 11-18　术后复查头颅 CT 未见脑干梗死

六、病例 6（经右侧桡动脉入路行基底动脉支架取栓术）

男，88 岁，因"意识障碍 5 h"入院。入院前 5 h 被家属发现意识障碍、呼之无反应，双上肢僵直，无肢体抽搐。既往有高血压病病史。入院神经系统查体：浅昏迷，双侧瞳孔等大等圆，直径 2.5 mm，对光反射迟钝，四肢肌张力增高，肌力检查不能配合，左侧巴宾斯基征（+）。NIHSS：18 分。急查头颅 CT：基底动脉存在高密度影。术前头颅 CT：基底动脉致密征。

入院诊断：①急性脑梗死；②高血压病。

术中使用的高值耗材：0.035 inch 泥鳅导丝（180 cm）、6F 桡动脉鞘、6F 远端通路导管（115 cm）、压力泵、微导管（Rebar 27）、Gateway 球囊扩张导管（2.5 mm×15 mm）、0.014 inch 微导丝（300 cm）、Solitaire 取栓支架（6 mm×30 mm）。

手术经过：对患者进行全身麻醉，泥鳅导丝配合导管行全脑血管造影，证实基底动脉主干次全闭塞，远端可见双侧大脑后动脉浅淡显影，考虑基底动脉在狭窄基础上闭塞。在路径图的指导下，引导远端通路导管超选进入右侧椎动脉，微导丝配合支架导管上行至右侧大脑后动脉 P1 段。撤出微导管，沿微导管上行 2.5 mm×15 mm 颅内球囊导管，准确定位后加压 6 ATM 行球囊扩张。撤回球囊导管后行造影，显示血管狭窄较前改善，血管远端可见血栓影。撤出球囊导管，沿微导丝上行支架微导管，支架微导管头端置于右侧大脑后动脉 P1 段，撤出微导丝，上行 6 mm×30 mm Solitaire 取栓支架，支架有效段小心覆盖闭塞段，释放支架，造影显示血管显影，观察 5 min 后缓慢撤出微导管及支架，可见支架上有血栓附着。造影复查，显示基底动脉已通，前向血流 3 级。术后拔除桡动脉鞘，压迫穿刺点 4～6 h。术前头颅 CT：基底动脉致密征如图 11-19 所示。经右侧桡动脉入路行基底动脉支架取栓术手术过程如图 11-20 所示。

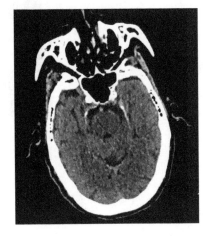

图 11-19　术前头颅 CT：基底动脉致密征

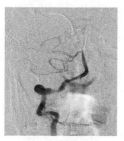

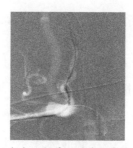

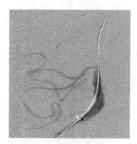

（a）造影见基底动脉中上　　　（b）泥鳅导丝引导指引导　　　（c）神经导丝携球囊导管至
段次全闭塞　　　　　　　　　　管超选进入右侧椎动脉　　　　闭塞段准确定位后扩张

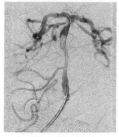

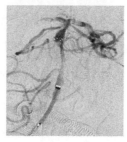

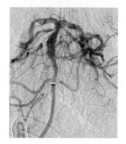

（d）再次造影见基底动脉　　　（e）准确定位后释放取栓　　　（f）撤出支架系统并复查造
存在大负荷量血栓　　　　　　　支架　　　　　　　　　　　　　影，确认基底动脉是否再通

图 11-20　经右侧桡动脉入路行基底动脉支架取栓术手术过程

术后情况：术后经积极治疗，患者意识状态好转，出院时神志清楚，言语欠清晰，四肢肌力粗测 4 级，左侧病理征（+）。NIHSS：6 分。术后复查头颅 CT，提示双侧枕叶梗死，未见出血。术后复查头颅 CT 的结果如图 11-21 所示。

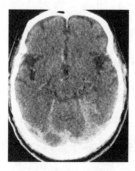

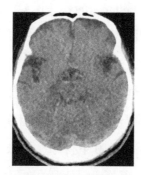

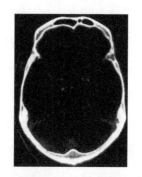

（a）术后复查头颅 CT　　　（b）术后复查头颅 CT（去　　　（c）术后复查头颅 CT（去碘后）：
（去碘前）　　　　　　　　　碘后）：双侧枕叶梗死　　　　　双侧枕叶梗死，未见出血

图 11-21　术后复查头颅 CT 的结果

七、病例 7（右侧桡动脉入路行右侧椎动脉闭塞再通术）

男，57 岁，因"左侧肢体无力、麻木 3 h"入院。入院前 3 h 无明显诱因下突然出现左侧肢体无力、麻木，行走不稳，伴有头晕、言语含糊，症状逐渐进展加重。既往有高血压病病史，未规律用药。查体：言语不清，左侧中枢性面瘫，左侧肢体肌力"4+"级，左侧肢体浅感觉减退。NIHSS：3 分。头颅 CT：左侧岛叶低密度灶，脑梗死可能。入院后予阿替普酶溶栓治疗，患者症状好转，NIHSS：2 分。入院行头颅"MRI+MRA"：双侧椎动脉闭塞，双侧后交通开放，脑干梗死。行脑血管造影术，提示双侧椎动脉闭塞。

入院诊断：①脑干梗死（超急性期）；②双侧椎动脉闭塞；③高血压 2 级（很高危组）。

术中使用的高值耗材：0.035 inch 泥鳅导丝（180 cm）、6F 桡动脉鞘、5F 中间导管（115 cm）、压力泵、支架微导管（T-27）、微导管（SL10）、Gateway 球囊扩张导管（1.5 mm×20 mm 或 2 mm×15 mm）、0.014 inch 微导丝（300 cm 或 200 cm）。

手术过程：对患者进行全身麻醉，经右侧桡动脉穿刺置入 6F 桡动脉鞘，全身肝素化，在 0.035 inch 泥鳅导丝（180 cm）的引导下引入 5F 中间导管（115 cm）至右侧椎动脉 V4 段。中间导管造影，确认右侧椎动脉 V4 段小脑下后动脉（posterior inferior cerebellar artery，PICA）发出后闭塞，观察手术路径情况，测量血管病变的长度及直径，选择合适的扩张球囊及支架。在路径图的引导下，0.014 inch 微导丝（200 cm）配合微导管（SL10）上行至右侧大脑后动脉 P1 段，撤出微导丝。微导管造影，提示微导管在血管真腔，交换成 0.014 inch 微导丝（300 cm），撤出微导管。沿微导丝上行 1.5 mm×20 mm Gateway 球囊扩张导管，准确定位后加压 6 ATM 下行球囊扩张，后撤球囊导管再行造影，显示血管再通，残余狭窄 60%，基底动脉下段仍重度狭窄。撤出球囊导管，沿微导丝上行 2 mm×15 mm Gateway 球囊扩张导管，准确定位基底动脉下段狭窄处，在加压 6 ATM 下行球囊扩张，后撤球囊导管再行造影，并沿微导丝上行支架微导管，支架微导管头端置于基底动脉上段，撤出微导丝。造影显示基底动脉细小，测量直径为 1.3 mm，无法置入支架，与患者家属沟通后未行支架置入。撤出支架微导管及支架输送系统。等待 10 min 后重复造影，发现狭窄段无血栓，无弹性回缩，结束手术。术后拔除桡动脉鞘，压迫穿刺点 4～6 h。患者苏醒后无不适主诉，四肢活动良好。术后 24 h 复查头颅 MRI 未见新发梗死。头颅 MRI 结果如图 11-22 所示。DSA 双侧椎动脉闭塞如图 11-23 所示。右侧桡动脉入路右侧椎动脉闭塞再通术手术过程如图 11-24 所示。术后头颅 MRI 未见新发梗死，如图 11-25 所示。

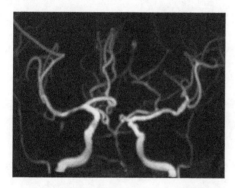
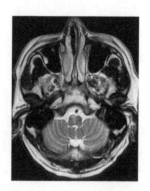

（a）双侧椎动脉闭塞，双侧后交通开放　　　（b）头颅 MRI：脑干梗死

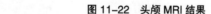

图 11-22　头颅 MRI 结果

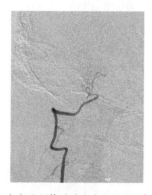
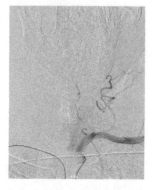
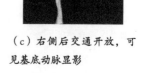

（a）右侧椎动脉发出 PICA 闭塞　　（b）左侧椎动脉细小，V2 段　　（c）右侧后交通开放，可
　　　　　　　　　　　　　　　　　以上未见显影　　　　　　　　见基底动脉显影

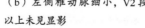

图 11-23　DSA 双侧椎动脉闭塞

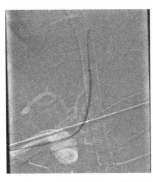

（a）泥鳅导丝引导中间导管超选至右侧椎动脉

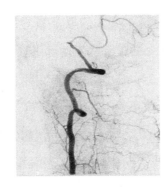

（b）中间导管造影，确认右侧椎动脉 V4 段以上闭塞

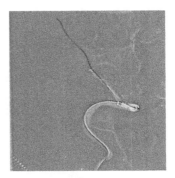

（c）微导丝、微导管配合顺利通过闭塞段

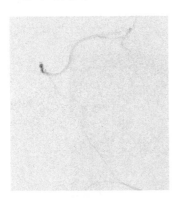

（d）微导管造影，提示在真腔

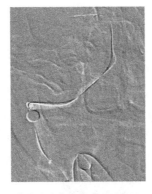

（e）将球囊导管送至闭塞段，准确定位后扩张

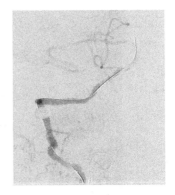

（f）造影显示血管再通，残余重度狭窄

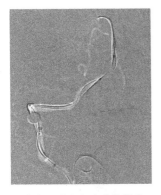

（g）再次上行球囊导管并覆盖狭窄段后扩张

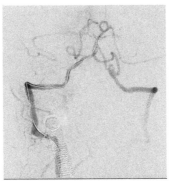

（h）造影复查，显示残余狭窄较前明显改善

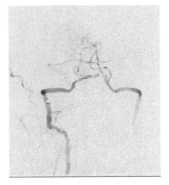

（i）造影未见血管再次闭塞及血栓形成

图 11-24　右侧桡动脉入路右侧椎动脉闭塞再通术手术过程

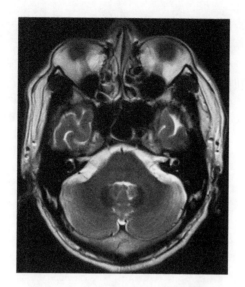

图 11-25 术后头颅 MRI 未见新发梗死

第十二章
桡动脉入路颈动脉颅外段病变介入诊疗

第一节　颈动脉粥样硬化性疾病的自然病史、病因、病理生理学

一、颈动脉狭窄性疾病的自然病史

1991 年，北美症状性颈动脉内膜切除术试验（north american symptomatic carotid endarterectomy trial，NASCET）详细描述了症状性颈动脉狭窄程度与卒中风险的关系。研究发现，在 18 个月的内科药物治疗期间，颈动脉狭窄程度为 70% ～ 79% 的患者发生卒中的风险为 19%，狭窄程度为 80% ～ 89% 的患者发生卒中的风险为 28%，狭窄程度为 90% ～ 99% 的患者发生卒中的风险为 33%。

无症状性颈动脉狭窄患者发生卒中风险与颈动脉狭窄严重程度间的关系尚不十分明确。一项无症状性颈动脉狭窄手术试验（asymptomatic carotid surgery trial，ACST）结果提示，接受药物治疗 5 年以上且狭窄程度超过 60% 的无症状性颈动脉狭窄的患者，发生卒中的风险为 11%。在这项研究过程中，发生卒中的风险率始终不变，这可能与无症状性颈动脉狭窄患者的颈动脉斑块组织学具有相同的特性。因此，对这类斑块稳定性的评价可能是一个比以狭窄严重程度预测反复发生卒中更好的指标。

二、颈动脉狭窄性疾病的病因学

颈动脉狭窄的主要病因是动脉粥样硬化（约占 90% 以上），其他少见病因包括动脉炎（Takayasu 大动脉炎、巨细胞动脉炎等）、纤维肌性发育不良、外伤性或自发性夹层、动脉扭转、先天性动脉闭锁、肿瘤、放疗后纤维化等。在我国中青年患者中，Takayasu 大动脉炎是较常见的病因。

颈动脉粥样硬化是颈动脉的一种慢性、进展性、炎性改变，其特点为动脉壁内 - 中膜进行性增厚与结构紊乱。动脉粥样硬化的早期表现为动脉壁内 - 中膜增厚，继而有动脉粥样硬化斑块形成，随着病程的进展可发展为动脉狭窄或闭塞。

1. 高血压

血压水平与心脑血管疾病的发病和死亡风险之间存在密切的因果关系。在对全球 61 个人群（约 100 万人，40 ~ 89 岁）的前瞻性观察研究中，基线血压从 115/75 mmHg 到 185/115 mmHg，平均随访 12 年，发现诊室收缩压（SBP）或舒张压（DBP）与卒中、冠心病事件、心血管疾病死亡的风险呈连续、独立、直接的关系。SBP 每升高 20 mmHg 或 DBP 每升高 10 mmHg，心、脑血管疾病发生的风险倍增。在包括中国 13 个人群在内的亚太队列研究中，诊室血压水平与卒中、冠心病事件密切相关，而且亚洲人群血压升高与卒中、冠心病事件的关系比澳大利亚与新西兰人群更密切，SBP 每升高 10 mmHg，亚洲人群的卒中与致死性心肌梗死发生的风险分别增加 53% 与 31%，而澳大利亚与新西兰人群分别增加 24% 与 21%。

2. 高脂血症

低密度脂蛋白胆固醇（low density lipoprotein cholesterol，LDL-C）是缺血性卒中发病的独立危险因素。在动脉粥样硬化的发生和发展过程中，LDL-C 升高是最关键的危险因素之一。一项全球孟德尔随机化研究显示，动脉粥样硬化相关卒中患者中，LDL-C 每升高 1 个标准差则卒中风险显著增加 28%。中国慢性病前瞻性研究提示，中国人群中 LDL-C 每升高 1 mmol/L，缺血性卒中风险就升高 26%，而且是独立于受教育水平、吸烟、酗酒、糖尿病、收缩压的危险因素，甚至独立于高密度脂蛋白胆固醇和三酰甘油水平。针对新发 TIA 和轻型缺血性卒中的血小板抑制治疗研究的一项二次分析显示，与颈动脉狭窄小于 50% 的患者比较，颈动脉狭窄大于或等于 50% 的患者卒中复发风险可增加 1.5 倍。

　　近期发表的一项在香港地区缺血性卒中患者中进行的前瞻性队列研究结果显示，大动脉粥样硬化性卒中更能通过强化降低 LDL-C 水平而获益。此外，与无颅内外动脉狭窄的患者比较，存在颅内外动脉狭窄的患者如接受强化降脂治疗，缺血性卒中复发的风险降低更显著。高危患者应用前蛋白转化酶蛋白酶或 kexin9 型抑制剂进一步研究入选的 27564 例具有极高心血管事件风险的 ASCVD 患者，分析显示 ASCVD 合并下列情况的患者在他汀类药物充分治疗后仍具有非常高的心血管事件风险：近期（2 年内）有心肌梗死事件、频发心肌梗死（≥ 2 次）、冠状动脉多支血管病变、外周动脉疾病、糖尿病、代谢综合征等。进一步研究发现，该类患者可从更加严格的降脂治疗中获得更多益处。

3. 糖尿病

　　糖尿病是动脉粥样硬化性心脑血管疾病（atherosclerotic cardio cerebrovascular disease，ASCCVD）的独立危险因素之一，它可发生于 ASCCVD 之前，也可发生于之后，可引起或加重 ASCCVD。目前，ASCCVD 被认为是糖尿病患者的首要致死原因。世界卫生组织发起的心血管病趋势和影响因素监测国际多中心协作研究，其中为期 7 年的中国研究结果显示：中国人群冠心病（CHD）的发病率及死亡率均低于世界平均水平，而卒中的发病率及死亡率均高于世界平均水平，这与日本、韩国及其他亚洲国家的相关报道一致。2007—2008 年中国人糖代谢状况流行病学调查发现，中国 20 岁以上成人大血管病患病率为 1.44%，其中卒中患病率为 0.83%，CHD 患病率为 0.63%。2010 年全球疾病负担研究中国数据显示，卒中在 2010 年已经成为中国第一位的死亡原因。ADVANCE 研究共纳入中国糖尿病受试者 3293 例（亚洲地区纳入人群总数为 4136 例），纳入对象基线特征显示，发生过大血管疾病的患者比例心肌梗死占6.4%，而卒中占13.9%。亚太地区队列协作研究表明，亚洲糖尿病患者平均随访4年后卒中的发生率高于冠心病。中国大庆糖尿病预防研究在随访20年后发现，糖耐量受损的患者中有211例首发颅内动脉粥样硬化性血管疾病（atherosclerotic vascular disease，ASVD）事件，其中卒中145例，急性心肌梗死66例；在随访23年后发现ASVD为糖尿病首要致死原因，其中卒中致死占一半。这些证据表明，卒中是我国成人糖尿病患者ASCCVD最常见的临床结局，也是主要的致死及致残原因。

4. 吸烟

吸烟及被动吸烟是缺血性卒中的独立危险因素。来自中国人群的前瞻性队列研究发现，吸烟在男性卒中事件发生和死亡的人群特异危险度分别为14.2%和7.1%，女性分别为3.1%和2.4%。被动吸烟使总人群的卒中总体风险增加45%，卒中后死亡风险增加两倍。

吸烟可增加卒中及TIA患者的卒中复发风险。南京卒中注册登记研究结果显示，卒中后持续吸烟者的卒中复发风险是不吸烟者的近两倍，且吸烟量与卒中复发风险存在强剂量反应关系。但目前尚缺乏戒烟对卒中复发风险影响的随机对照试验（randomized controlled trial，RCT）。

吸烟具有成瘾性，发生血管疾病后约1/3的患者戒烟困难。心理疏导、行为及药物干预等手段可能对戒烟有效。现有的戒烟药物包括伐尼克兰、安非他酮等，而尼古丁替代疗法是应用最广泛的一种戒烟方法。一项对戒烟药物及电子烟的系统回顾及网络荟萃分析，以及一项针对大量饮酒者戒烟的RCT研究结果均显示，药物联合疗法是有效且安全的戒烟方式，特别是标准剂量的伐尼克兰联合尼古丁替代疗法，能够显著提高持续戒烟率。

5. 睡眠呼吸暂停

睡眠呼吸暂停会增加卒中、死亡和心血管疾病（如心脏病、高血压和心房颤动）的风险。呼吸暂停低通气指数（apnea-hypopnea index，AHI）通常用于评价睡眠呼吸暂停的程度。研究结果表明，30 ～ 70 岁的成人中约有 26% 存在睡眠呼吸暂停（AHI ≥ 5 次 /h）的症状，且随年龄和体重的增长症状越明显，其中中重度睡眠呼吸暂停（AHI > 15 次 /h）约占 10%。在卒中患者中，大于 70% 的患者合并睡眠呼吸暂停（AHI ≥ 5 次 /h），其中重度睡眠呼吸暂停（AHI ≥ 30 次 /h）约占 30%；睡眠呼吸暂停以阻塞性睡眠呼吸暂停（obstructive sleep apnea，OSA）为主，而中枢性睡眠呼吸暂停占比为 12%。有研究结果表明，合并 OSA 可能会增加急性缺血性卒中患者功能残疾、卒中复发和死亡的风险，但这一结果尚需进一步研究证实。

研究结果显示，卒中后采用持续气道正压通气（continuous positive airway pressure，CPAP）治疗是安全的，可以降低 AHI，改善卒中患者日间嗜睡与神经功能。睡眠呼吸暂停心血管终点事件研究（sleep apnea cardiovascular endpoints study，SAVE）的次要结局分析结果显示，对于既往有冠状动脉疾病或脑血管疾病的患者，CPAP 治疗依从性高的患者卒中风险更低。CPAP 治疗有利于神经功能的恢复，小样本随机试验结果表明，只有 CPAP 依从性高的患者才能显著获益。对卒中患者早期进行 CPAP 治疗是否能够降低卒中后严重不良结局的风险仍然存在争议，可能会降低缺血性卒中合并中重度睡眠呼吸障碍的卒中复发和死亡风险，但研究大多评价的是短期终点，缺乏长期随访数据，尚需进一步研究。目前，有 3 项验证正压通气治疗 OSA 对卒中结局影响的干预性研究正在开展，希望能够为临床决策提供更多证据。

6. 高同型半胱氨酸血症

既往观察性研究结果显示，高同型半胱氨酸血症（hyperhomo-cysteinemia，HHcy）与卒中及其他血管性疾病的发生风险增高有关。干预性研究结果显示，虽然补充叶酸、维生素 B_6 及维生素 B_{12} 可降低缺血性卒中或 TIA 患者的血同型半胱氨酸（total homocysteine，tHcy）水平，但尚无证据支持可以降低缺血性卒中或 TIA 患者不良预后的风险。维生素预防卒中研究将缺血性卒中患者随机分为高剂量维生素治疗组（叶酸 2.5 mg、维生素 B_6 25 mg、维生素 B_{12}

0.4 mg）和低剂量维生素治疗组（叶酸 20 μg、维生素 B₆ 200 μg、氰钴胺 6 μg），结果显示，两年随访中，高剂量维生素治疗组 tHcy 降低幅度比低剂量维生素治疗组更大，但是两组主要终点事件（缺血性卒中复发）和次要终点事件（冠心病和死亡）的发生率差异均无统计学意义。维生素预防卒中研究同样发现，B 族维生素治疗不能减少卒中复发或 TIA 患者复合终点事件（卒中、心肌梗死或血管性死亡）风险。

进一步分析发现，既往关于补充 B 族维生素降低 tHcy 的卒中二级预防研究在设计上存在一定局限性，如纳入的部分患者在入组前或研究过程受到了饮食强化或叶酸补充的干预。分析结果表明，补充维生素可降低血管疾病患者卒中的风险，这种治疗方法作用虽小，但具有统计学意义。补充维生素对血管疾病患者的作用可能受到一些因素的影响，如参与叶酸代谢的基因多态性、基线 tHcy 水平、肾功能和补充 B 族维生素的剂量等。一项针对高同型半胱氨酸合并高血压患者的卒中一级预防研究发现，在依那普利基础上加用叶酸可降低高血压患者的首次卒中风险，但在卒中二级预防方面，补充叶酸是否可以降低新发缺血性卒中或 TIA 患者的卒中复发风险尚不明确。

三、颈动脉狭窄性疾病的病理生理学

动脉粥样硬化多发生在血流转向和分支的部位，这些都是湍流和剪应力改变的部位，因此在颈总动脉划分颈内和颈外动脉的部位特别容易形成斑块。脑卒中和 TIA 主要由下列机制所引起。

（1）重度狭窄或闭塞引起脑灌注降低。

（2）斑块破裂导致颅外段颈动脉急性原位血栓性闭塞。

（3）动脉粥样硬化部位血栓形成引起的动脉 – 动脉栓塞。

（4）胆固醇结晶或其他动脉粥样物质碎屑的栓塞。

（5）动脉壁结构破坏导致动脉夹层或内膜下血肿而致血管重度狭窄或闭塞。

第二节　颈动脉狭窄的临床表现

既往 6 个月内无颈动脉狭窄所致的 TIA、卒中或其他相关神经症状，只有头晕或轻度头痛的临床表现视为无症状性颈动脉狭窄。

既往 6 个月内有 TIA、一过性黑矇、患侧颅内血管导致的轻度或非致残性卒中等临床症状中的一项或多项的颈动脉狭窄称为有症状性颈动脉狭窄。

TIA 是一种内科急症，以能够在 24 h 内恢复的短暂性、局灶性视网膜和（或）大脑半球神经功能缺损为特征。在一项研究中，11% 的患者在发生 TIA 后的 90 天内发展为卒中，其中半数发生在最初的 2 天内。同时，存在视网膜和大脑半球症状的患者通常有严重的颅外段颈动脉疾病。在罕见情况下，双侧 ICA 重度狭窄或闭塞患者可表现为短暂性双侧大脑半球症状，可能被误诊为后循环缺血。

需要详细地了解患者的病史以确定症状是否归咎于颈动脉狭窄。短暂性单眼盲通常被描述为一个黑影完全遮蔽了一只眼睛。大脑半球症状包括单侧运动无力、感觉缺失、语言障碍或视野障碍。后循环系统症状包括脑干症状（构音障碍、复视、吞咽困难），小脑症状（肢体或步态共济失调），单侧或双侧运动、感觉和视力丧失。大脑半球和椎 - 基底动脉症状之间的鉴别很重要，因患者可同时存在后循环缺血和无症状颈动脉狭窄。如果处理得当，临床症状的准确定位会极大地帮助临床处理和选择血运重建的时机。

颅外段颈动脉闭塞性疾病相关的临床综合征包括视网膜综合征、大脑半球综合征、全脑综合征。其中，视网膜综合征包括 TIA（表现为一过性黑矇或短暂性单眼盲、变异型一过性黑矇）和视网膜梗死（表现为视网膜中央动脉闭塞、视网膜分支动脉闭塞、前部缺血性视神经病），大脑半球综合征包括 TIA（表现为短暂性大脑半球缺血发作、肢体抖动型 TIA）和脑梗死（表现为分水岭梗死、血栓塞性卒中），全脑征表现为双侧或交替 TA、双侧同时出现的 TIA（提示后循环缺血）、双侧脑梗死。

颈动脉狭窄的评估方法：对疑诊颈动脉狭窄患者，建议首选无创性影像学方法进行检查。颈动脉疾病的大多数患者通常应用颈动脉双功能超声检查、MRA 和 CTA 来评估病灶特征和狭窄程度。当多种无创性影像学检查结果不一致时，可通过经导管血管造影术进行确诊。

一、颈动脉双功能超声

常规颈动脉超声检查包括二维灰阶成像、CDFI、能量多普勒成像及脉冲波频谱多普勒血流动力学参数检测。二维灰阶成像主要通过评估颈动脉血管壁的结构、内 – 中膜厚度、斑块大小、形态与声学（回声）特征，以及对直径狭窄率和面积狭窄率的检测计算，对病变血管的狭窄程度与病因学特征做出初步判断。CDFI 用于观察动脉血流的充盈度、方向性、速度分布及责任血管病变的定位，并可进一步提高低回声或低至无回声斑块声像特征的对比，以及溃疡型斑块病变的检出率。能量多普勒成像可提高极重度狭窄或次全闭塞性病变低速血流检测的敏感度。频谱多普勒用于检测狭窄病变导致的血流速度的梯度变化，包括狭窄段、狭窄近心段和狭窄远段的收缩期峰值流速、舒张期末流速，依此计算狭窄段与狭窄近心段流速的比值或狭窄段与狭窄远段流速的比值，以提高颈动脉狭窄程度评估的准确性。

二、经颅多普勒（TCD）

有或无彩色编码的 TCD 通过测定颅内血流可间接评估和检测点近端和远端的狭窄情况，其对于评估颅内动脉狭窄尤其有价值。TCD 可作为颈动脉双功能超声检查的补充检查法，其一般极少单独用来评估颈动脉狭窄。敏感度接近90%，但临床应用 TCD 来决定颈动脉重建的价值仍有待评估。研究表明，对于无症状颅外颈动脉狭窄的患者，如果 TCD 提示其脑血管储备受损则发生神经系统症状的风险增加 3 倍，但成功的血管重建可使血管舒缩储备恢复正常。另有研究表明，无症状颈动脉狭窄患者如果没有血栓信号，每年卒中危险度只有1%。

三、血管内超声

血管内技术的进步和超声探头的微型化使得血管内超声（intravascular ultrasound，IVUS）成为可能。IVUS 的分辨率为 $150 \sim 300$ μm，可获得整个血管壁厚度的图像，可区分动脉管壁的 3 层结构，识别易损或破裂斑块、管壁扩张性重塑及钙化结节等（诊断准确性依赖于官腔内表面的规则程度），主要用于动脉粥样硬化疾病严重程度的评价、病情监测及指导颈动脉支架的选择和放置。虚拟组织学血管内超声可对斑块形态进行更准确的评价，VH-IVUS 可识别 4 种组织类型：纤维性的斑块、纤维脂肪的斑块、坏死的及致密钙化的斑块。血管内超声评估颈动脉斑块研究列出了按斑块部位和斑块内各组织类型排列进行分类的 5 种斑块类型，主要包括病理性内膜增厚、纤维粥样斑块、钙化纤维粥样斑块、薄帽纤维粥样斑块及钙化的薄帽纤维粥样斑块，其中薄帽纤维粥样斑块被视为最易破裂的斑块，而其他成分混杂的斑块则相对稳定，但在该研究中 IVUS 识别的易损斑块与颈动脉支架术中的栓塞风险并无相关性。另一项研究同样应用 VU-IVUS 对颈动脉斑块的形态学及组织学特点进行分析，未发现颈动脉斑块组成与支架手术中微栓塞风险的关系。此外，IVUS 可结合弹性成像（elastography，US-E）检测斑块的物理学特性，反映斑块的变形率（张力），该方法最初用于评价冠状动脉。冠状动脉斑块张力和破裂风险之间具有直接相关性，但非侵入性弹性成像法的出现替代了 US-E，基于通过超声检查的斑块物理学特征检测法在颈动脉的应用仍具有挑战性。

四、血管内光学相干断层扫描（OCT）

OCT 是近年来基于光导纤维技术发展起来的一种光学（近红外光）成像方法，与血管内超声检查相似，OCT 提供血管壁横断位的影像，但由于其利用光（而非声波）进行组织分析，因而可提供近似于显微精密的图像（分辨率为 $10 \sim 20$ μm），是目前可应用的分辨率最高的血管内成像技术。OCT 可直接观察正常动脉的 3 层膜结构,即内弹力层(靠近管腔的明亮、高反射条带)、血管中层(低反射的暗条带)和外弹力层(离腔高反射的区域)。一系列主要源于冠状动脉的研究数据表明,血管内 OCT 不仅可以准确识别斑块的组成(如脂滴、钙化和纤维成分等),而且可以直接且定量地分析薄帽纤维斑块、血管腔内血栓、钙化结节及血管炎症等。此外,OCT 可以直接测量并观察管腔内结构,如斑块覆盖、斑块脱垂、支架置放、新生内膜增厚等,因此 OCT 在支架的选择、围手术期并发症预测、斑块治疗监测等中亦有重要价值。2010 年,Yoshimura 等首次将血管内 OCT 技术应用于颈动脉,2011 年该团队描述了 OCT 观察下的颈动脉粥样斑块纤维帽破裂、管腔内血栓形成及支架术后的斑块脱垂等特征,此后血管内 OCT 在颈动脉斑块分析及支架放置中的应用及其安全性和有效性得到越来越多研究的证实。

应用 OCT 技术在已有的研究中发现,症状性颈动脉粥样硬化患者颈动脉美国心脏协会(american heart association,AHA)- Ⅵ 型复杂斑块的检出率显著高于无症状患者,尤其是破裂的薄纤维帽斑块和血管内血栓的检出率显著高于无症状者。在常规检查视为低风险的无症状患者中,OCT 仍然可以发现破裂薄纤维帽斑块、血管内血栓、斑块炎症及支架杆内组织脱垂等"高危"患者。此外,应用 OCT 可以直接观察到颈动脉支架撑开后与斑块轮廓及血管曲度的适合程度,因此对支架贴壁不良的诊断具有不可替代的价值。目前研究未发现在实施颈动脉 OCT 过程及患者住院期间的神经系统并发症及明显副作用,评价者内部及评价者之间对 OCT 成像的分析具有高度的一致性。近来应用生理盐水替代碘造影剂冲刷进行 OCT 实施时的短暂血液清除,排除了碘造影剂对肾脏的可能损害,使得血管内 OCT 更加安全。

五、磁共振血管成像(MRA)

MRA 以无创、无辐射、软组织分辨率高等特点在颈动脉狭窄评估方面具有重要意义。目前采用的技术主要有时间飞跃法磁共振血管成像、对比增强磁共振血管成像、四维流相位磁共振血管成像、零回波时间动脉自旋标记血管成像（zero echo time arterial spin labeling magnetic resonance angiography，zTE-ASL-MRA）、黑血成像技术和磁共振同时非增强血管成像和斑块内出血成像等。由于平扫MRA图像质量容易受到一些因素的影响，常高估狭窄程度，现在越来越倾向于使用对比剂增强的MRA，通过放大流动血液与周围组织之间的相对信号强度，从而对颈动脉管径做出更准确的评估。MRA对动脉钙化的不敏感是相较于颈动脉超声检查和CTA的明显优势。应用MRA评估颅外颈动脉狭窄的局限在于高估狭窄程度，以及不能将接近闭塞的狭窄和完全闭塞区分开来。此外，部分患者因幽闭恐惧症、过度肥胖或植入过磁性不兼容设备（如起搏器、除颤器等）而不能进行MRA检查。

六、计算机体层血管成像（CTA）

CTA可以进行纵向颈动脉显像，并同时评估颅内血管，但缺点是有离子辐射及使用有潜在肾毒性的造影剂。与MRA类似，当颈动脉双功能超声检查不确定时，利用CTA观察主动脉弓或高位分叉部位的病理学，对次全闭塞和完全闭塞的鉴别较可靠，还可以对动脉的入口和串联病变进行评估，也可以对有心律失常、瓣膜性心脏病、心肌病的患者进行评估。因为CTA依靠狭窄血管腔的造影剂充盈判断狭窄，故不易受湍流和动脉过度扭曲的影响。CTA对钙化非常敏感，但在评估斑块的易损性方面，较颈动脉双功能超声检查和MRA差。与颈动脉双功能超声检查相比，CTA对重度病变的特异性更高。CTA较增强MRA可靠性低，CTA诊断70%以上颈动脉狭窄的敏感度和特异度分别为85%～95%和93%～98%。利用快速高分辨多序列扫描检查轴位原始图像和容积显示，可以提高CTA的敏感性和准确性。

七、经导管血管造影术

DSA是评估颅外颈动脉狭窄的金标准，但因相对有创性和高成本的原因使其难以成为一种常规筛选方法。当患者因为肥胖、体内留置铁磁材料等而不能做 MRA 和 CTA，或当无创性成像产生不一致的结果时，可使用经导管血管造影术来评估颈动脉狭窄程度。

第三节　颈动脉狭窄程度的评估

依据血管内径与血流动力学参数综合分析、评估颈动脉狭窄的程度，常规检查可将其分为 4 个等级，即狭窄率＜ 50%、狭窄率为 50% ～ 69%、狭窄率为 70% ～ 99% 及闭塞。颈动脉颅外段狭窄率的计算方法有北美症状性颈动脉内膜切除试验（north American symptomatic carotid endarterectomy，NASCET）法、欧洲颈动脉手术试验（european carotid surgery trial，ECST）法和颈总动脉（common carotid，CC）法 3 种。NASCET 法通过测量血管最狭窄部分的残余管腔直径，并将其与狭窄远端正常颈内动脉管腔直径进行比较来计算狭窄率；ECST 法是测量血管最狭窄部分的管腔直径，并将其与估计的最狭窄部位的可能原始直径进行比较；CC 法是测量血管最狭窄部分的管腔直径，并将其与近端颈总动脉管腔直径进行比较。其中，NASCET 法最为常用，计算公式是狭窄率＝［（狭窄远端正常直径 – 狭窄段最窄直径）/ 狭窄远端正常直径］× 100%。虽然这 3 种方法均基于 DSA 产生，但也同样适用于 MRA 和 CTA。上述 3 种方法在测量结果上存在一定差异，但彼此间具有线性关系，可提供相近的预后价值数据。目前已经确定了 3 种方法之间的等效测量，研究表明，NASCET 法测得的 50% 狭窄相当于 ECST 法和 CC 法测得的 65% 狭窄，NASCET 法测得的 70% 狭窄相当于 ECST 和 CC 法测得的 82% 狭窄。确定颈总动脉狭窄程度的血管造影方法如图 12–1 所示。

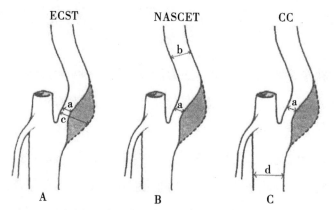

$$A-狭窄率=\frac{c-a}{c}\times100\%;\ B-狭窄率=\frac{b-a}{b}\times100\%;\ C-狭窄率=\frac{d-a}{d}\times100\%。$$

图 12-1 确定颈动脉狭窄程度的血管造影方法

第四节 症状性颈动脉狭窄脑血管事件

症状性脑血管事件是指突发的与对应的动脉供血区相匹配的（通常位于显著的动脉粥样硬化性病变的同侧）局灶性神经系统症状，包括一个或多个部位的缺血性卒中或短暂性脑缺血发作。根据中国缺血性卒中亚型（China ischemic stroke subclassification，CISS）标准，诊断颅内外大动脉粥样硬化性狭窄所致脑血管事件，需排除外心源性卒中及其他可能病因（如血管炎、凝血异常及肿瘤性栓塞等）。

目前，对界定症状性脑血管事件发生的时间尚无统一结论，根据 NASCET 临床试验和 ECST 临床试验，症状性颈动脉狭窄是指既往 6 个月内相应颈动脉供血区发生急性脑血管事件，之前更早期的缺血症状不应被看作症状性颈动脉疾病的表现，而无症状颈动脉狭窄则指近 6 个月内无卒中、TIA，或一过性黑矇发作。

第五节 颈动脉狭窄的治疗方法

颈动脉狭窄最常用的治疗方法为药物治疗、颈内动脉内膜剥脱术、颈动脉支架成形术 3 种方式。对于无症状性颅外颈动脉狭窄的患者是否需要接受手术治疗，支架与颈动脉内膜剥脱术的优劣一直存在争议。1978 年，Thompson 等发表了一篇无症状颈动脉狭窄颈动脉内膜切除术（carotid endarterectomy，CEA）的系统研究，此研究纳入 132 例无症状颈动脉狭窄患者，共进行了 167 个 CEA，术后 2 例发生 TIA，2 例发生卒中。在长达 184 个月的随访中，4.5% 的患者出现 TIA，2.3% 出现卒中，2.3% 死亡。另一组 138 例无症状颈动脉狭窄患者，未进行手术治疗，观察其预后。在随访期内，26.8% 的患者出现 TIA，17.4% 发生卒中，2.2% 死亡，提示接受 CEA 手术治疗的患者可明显获益。随后无症状性颈内动脉粥样硬化研究（asymptomatic carotid atherosclerosis study，ACAS）和无症状颈动脉外科试验（asymptomatic carotid surgery trial，ACST）的系列研究结果提示，对于无症状重度狭窄患者而言，CEA 较药物治疗更加有益。

对于 CEA 和颈动脉支架置入术 CAS 的疗效比较，前期的临床研究认为，带有捕获和回收栓子装置的颈动脉支架系统可作为具有中高危内膜剥脱术并发症风险的患者的替代治疗方案。近期公布的两项针对 CAS 和 CEA 的随机对照研究结果，让我们对手术方式的选择有了新的思考。

在颈动脉支架置入术与内膜剥脱术对非症状性颈动脉狭窄的随机对照研究中，纳入了 1453 例非症状性颈动脉狭窄的患者（入组前 180 天无卒中、TIA 或一过性黑矇发作），主要终点事件为术后 30 天内的死亡、卒中或心肌梗死，及 1 年内同侧卒中事件的发生。分析方法为非劣效性检验方法，范围为 3 个百分点，结果显示，对于主要复合终点事件，CAS 的疗效不劣于 CEA。CAS 组事件发生率为 3.8%，CEA 组为 3.4%，$P=0.01$；术后 30 天卒中率，CEA 组为 1.4%，较 CAS 组 2.8% 低，但无统计学意义；术后 5 年内同侧卒中比例，CEA 组为每年 0.5%，CAS 组为每年 0.4%，差异无显著性。比较内膜剥脱术和支架对颈动脉再通治疗效果的研究，入组症状性颈动脉狭窄和非症状性颈动脉狭窄的患者前期随访 4 年的结果显示，无论是围手术期还是随访期内的任何时间，CAS 组和 CEA 组间主要复合终点事件、心肌梗死、死亡和同侧卒中发生率差异均无显著性。近期公布了其 10 年的随访结果，共分析了 2502 例患者，主要复合终点事件两组间差异无显著性。复合终点事件发生率，CAS 组为 11.8%（95%，CI 9.1 ～ 14.8），CEA 组为 9.9%（95%，CI 7.9 ～ 12.2），HR 为 1.10（95%，CI 0.83 ～ 1.44）。术后同侧卒中发生率，CAS 组为 6.9%（95%，CI 4.4 ～ 9.7）；CEA 组为 5.6%（95%，CI 3.7 ～ 7.6），差异无显著性；HR 为 0.99（95%，CI 0.64 ～ 1.52）。10 年的随访结果较之前无变化。

目前的研究认为，对于无症状的颈动脉严重狭窄患者，可选择颈动脉内膜剥脱术或支架置入术作为药物治疗的辅助手段。对于近期发生 TIA 或 6 个月内发生缺血性卒中合并同侧颈动脉颅外段严重狭窄（70% ～ 99%）的患者，可选择颈动脉内膜剥脱术或支架置入术作为药物治疗的辅助手段。

第六节　经桡动脉入路颈动脉狭窄支架成形术的发展

自 1989 年 Campeau 等首次报道经桡动脉入路行冠状动脉造影术，Kiemeneij 等于 1993 年成功实施第一例 TRA 冠状动脉介入治疗以后，2000 年 Matsumoto 等开始尝试经桡动脉行全脑血管造影，以后经桡动脉入路介入手术得到了迅猛的发展。TRA 与 TFA 相比较，其优势在于可降低穿刺部位出血及并发症的发生概率，缩短患者的住院时间，减少患者的痛苦与不适、提高患者术后的生活质量，并大大降低术后护理工作量。随着神经介入诊疗技术及器械的发展，国内外部分学者开始探索经桡动脉入路进行神经介入手术，并取得了一定成效。自 Levy 等 2003 年报道第一例经桡动脉入路 CAS 后相关报道逐渐增多，但多为个案报道，手术操作复杂，成功率低，并发症高，且缺少对经桡动脉入路 CAS 的技术总结，以及对手术器械改进的研究也较少。

第七节　桡动脉入路颈动脉狭窄支架成形术的适应证及禁忌证

一、适应证

（1）经桡动脉入路病变侧的适应证。右侧颈动脉病变时，颈总动脉直径 ≤ 8 mm（以头颈部 CTA/DSA 测量为准）为适应证。根据右侧颈动脉与锁骨下动脉的解剖关系，常为外侧型右侧颈动脉分类（图 12-2）、外旋型右侧颈动脉（图 12-3）、内旋型右侧颈动脉（图 12-4）、水平型右侧颈动脉分类（图 12-5），其中外侧型右侧颈动脉中的钝角型，水平型右侧颈动脉分类中的钝角型指引导管上行较为简易。左侧颈动脉病变时，颈总动脉直径 ≤ 8 mm（以头颈部 CTA/DSA 测量为准）为适应证，且建议为 I 型弓型或头臂干型弓型（图 12-6）或共干型弓型（图 12-7）。

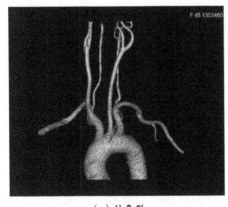 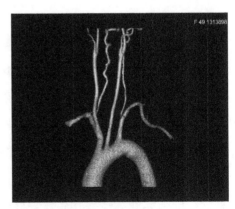

（a）钝角型　　　　　　　　　　　　（b）锐角型

图 12-2　外侧型右侧颈动脉分类

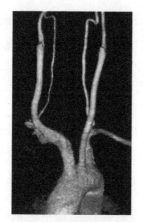

图 12-3　外旋型右侧颈动脉

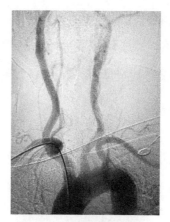

图 12-4　内旋型右侧颈动脉

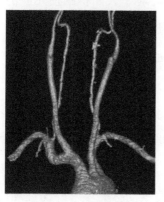

（a）钝角型

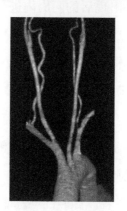

（b）锐角型

图 12-5　水平型右侧颈动脉分类

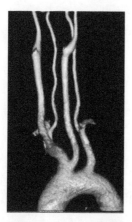

图 12-6　头臂干型弓型

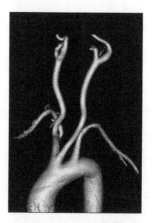

图 12-7　共干型弓型

（2）症状性患者。曾在 6 个月内有过非致残性缺血性卒中或一过性脑缺血症状（大脑半球事件或一过性单眼黑矇等）的低中危外科手术风险患者；行无创性成像或血管造影显示同侧颈动脉狭窄率≥ 50% 的患者；预期围手术期脑卒中或死亡率< 6% 的患者。

（3）无症状患者。行无创性成像或血管造影发现同侧颈内动脉直径狭窄率≥ 70% 的患者；预期围手术期卒中发生率或死亡率≤ 3% 的患者。

（4）对于颈部解剖不利于行 CEA 的患者应选择 CAS。

（5）对于 TIA 或轻型卒中患者，如果没有早期血管重建术的禁忌证，可以在脑梗死事件出现后的两周内进行干预。对于大面积脑梗死但仍保留部分神经功能的患者，应在脑梗死至少两周后再进行 CAS 治疗。

（6）CEA 术后再狭窄，症状性或无症状性狭窄率> 70%。

（7）CEA 高危患者年龄> 80 岁、心排血量低（射血分数小于30%）、未治疗或控制不良的心律失常、心功能不全、近期心肌梗死病史、不稳定的心绞痛、严重慢性阻塞性肺疾病、对侧颈动脉重度狭窄或闭塞、串联病变、颈动脉夹层、假性动脉瘤等。

（8）急诊患者。如假性动脉瘤、急性颈动脉夹层、外伤性颈动脉出血。

二、禁忌证

随着器械材料的改进和技术的进步，CAS 的适应证逐步扩大，既往的绝对禁忌证已经变为相对禁忌证。

1. 绝对禁忌证

（1）无症状性颈动脉慢性完全性闭塞。

（2）已有严重残疾的脑梗死患者。

2. 相对禁忌证

（1）3 个月内未经治疗的不明原因的颅内出血。

（2）两周内曾发生心肌梗死或大面积脑梗死。

（3）伴有颅内动脉瘤，不能提前、同期或限期处理者。

（4）胃肠道疾病伴有活动性出血者。

（5）难以控制的高血压。

（6）对肝素、抗血小板类药物有使用禁忌者。

（7）对造影剂过敏者。

（8）重要脏器如心、肺、肝和肾等严重功能不全者。

第八节　桡动脉入路颈动脉狭窄血管内成形术材料的选择

一、鞘

常使用 6F 或 7F 桡动脉鞘。

二、导管

常使用 4F 或 5F 猪尾巴导管（125 cm）、4F 或 5F Simmons 2 导管（125 cm）、5F VTK（125 cm）、6F 指引导管。

三、泥鳅导丝、神经导丝

常用 0.035 inch 泥鳅导丝（150 cm/180 cm）和 0.014 inch 微导丝（200 cm）。

四、球囊扩张导管、保护伞

常用 PTA 球囊扩张导管、Spider 保护伞。

五、颈动脉支架

目前，市面上能通过 6F 指引导管的支架为直径 8 mm（含）以下的雅培自膨式外周支架系统（Xpert Pro）、7 mm（含）以下波士顿科学颈动脉支架（Wallstent 单轨型）、8 mm（含）以下强生颈动脉支架（PRECISE）、美敦力颈动脉自膨式支架系统（Cristallo Ideale）。

第九节　桡动脉入路颈动脉狭窄血管内成形术操作技巧

一、右颈（外侧型、内侧型、水平型）

（1）5F 猪尾巴导管（125 cm）锚定血管开口后，上行 0.035 inch 泥鳅导丝（150 cm 或 180 cm），最后上行 6F 指引导管。利用猪尾巴导管上行 MPD 如图 12-8 所示。

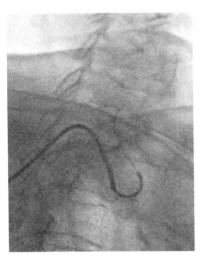 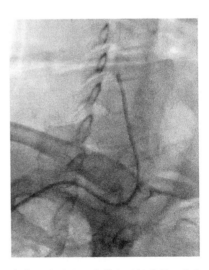

（a）6F 指引导管与 5F 猪尾巴导管（125 cm）同轴，上行 0.035 inch 泥鳅导丝（150 cm 或 180 cm）至右侧颈外动脉

（b）固定猪尾巴导管和泥鳅导丝，上行 6F 指引导管至右侧颈动脉分叉处

图 12-8　利用猪尾巴导管上行 MPD

（2）4F或5F simmons 2导管（125 cm）成袢后解袢，锚定后上行0.035 inch泥鳅导丝（150 cm或180 cm），最后上行6F指引导管。利用simmons 2导管上行6F MPD至右侧颈动脉如图12-9所示。

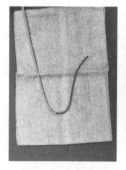
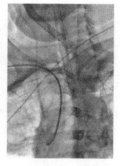
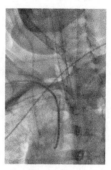

（a）6F指引导管与4F或5F Simmons 2导管（125 cm）同轴后体外形态　（b）6F指引导管与4F或5F Simmons 2导管（125 cm）同轴后成袢　（c）旋转4F或5F Simmons 2导管（125 cm），超选右侧颈动脉　（d）上提4F或5F Simmons 2导管（125 cm），头端锚定于右侧颈动脉

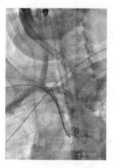
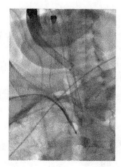
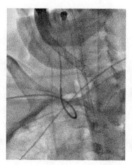
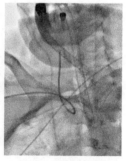

（e）确认导管头端位置　（f）上行泥鳅导丝至右侧颈外动脉　（g）同轴推送6F指引导管与4F或5F Simmons 2导管（125 cm）　（h）推送6F指引导管头端置于右侧颈动脉分叉处，撤出0.035 inch泥鳅导丝（150 cm或180 cm）和4F或5F Simmons 2导管（125 cm）

图12-9　利用simmons 2导管上行6F MPD至右侧颈动脉

二、左颈（共干型、头臂干型）

0.035 inch 泥鳅导丝（150 cm 或 180 cm）引导 4F 或 5F Simmons 2 导管（125 cm），6F MPD 指引导管上行。利用 simmons 2 导管上行 6F MPD 至共干型或头臂干型左侧颈动脉，如图 12-10 所示。

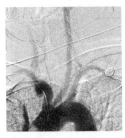 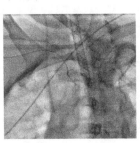 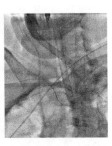 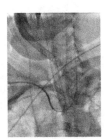

（a）左颈共干型或头臂干型主动脉弓　（b）泥鳅导丝超选进入左侧颈动脉　（c）将泥鳅导丝超选进入左侧颈外动脉　（d）同轴推送 Simmons 2 导管和 6F 指引导管至右侧颈动脉分叉处

图 12-10　利用 simmons 2 导管上行 6F MPD 至共干或头臂干型左侧颈动脉

三、左侧颈总动脉

4F 或 5F Simmons 2 导管（125 cm）成袢、解袢后，锚定左侧颈动脉，上行 0.035 inch 泥鳅导丝（150 cm 或 180 cm），最后同轴推送 4F 或 5F Simmons 2 导管（125 cm）和 6F 指引导管。利用 simmons 2 导管上行 6F MPD 至左侧颈动脉，如图 12-11 所示。

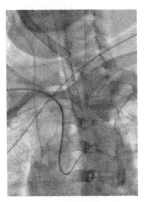 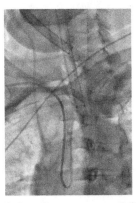 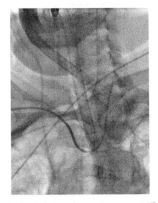

（a）6F 指引导管与 4F 或 5F Simmons 2 导管（125 cm）同轴后成袢　（b）4F 或 5F Simmons 2 导管（125 cm）超选入左侧颈动脉　（c）上提 4F 或 5F Simmons 2 导管（125 cm）至左侧颈动脉最高点

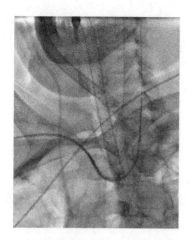 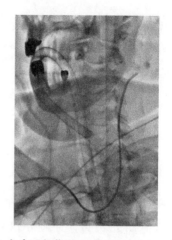

（d）将泥鳅导丝超选进入左侧颈外动脉　　　（e）左手同轴推送 4F 或 5F Simmons 2 导管
（125 cm）和 6F 指引导管至右侧颈动脉分叉处

图 12-11　利用 simmons 2 导管上行 6F MPD 至左侧颈动脉

四、术中注意事项

（1）如果导管上行时推进困难或无法推进，0.035 inch 泥鳅导丝（150 cm 或 180 cm）需放置到颈外动脉的远端，也可以换成 0.035 inch 交换导丝（260 cm），以获得最佳支撑力。

（2）支架推送到右侧锁骨下动脉后，需全程监视支架推送过程，如果 6F 指引导管显著下落，建议停止操作，回收保护伞，改成经股动脉入径。

（3）经桡动脉入路行右侧颈动脉狭窄血管内支架成形术时，建议选择外侧型（钝角）右侧颈动脉、外旋型右侧颈动脉、内旋型右侧颈动脉、水平型（钝角）右侧颈动脉。经桡动脉入路行左侧颈动脉狭窄血管内支架成形术时，建议选择 I 型弓型。

（4）术后撤出 6F 指引导管时，建议上行 0.035 inch 泥鳅导丝（150 cm 或 180 cm）后，同轴撤出。

第十节　经桡动脉入路颈动脉狭窄支架血管内成形术的优势及缺点

一、桡动脉穿刺的优势

经股动脉穿刺介入诊疗时，穿刺点并发症的发生率为 2% ～ 10%，常见的并发症主要为穿刺点血肿、假性动脉瘤、皮下或腹膜后血肿、动静脉瘘等。冠状动脉介入研究表明，穿刺导致的严重出血事件介入治疗患者术后严重出血事件的 50% ～ 80%。如何对穿刺点妥善护理，减少严重出血的发生是减少围手术期并发症的重要手段。对于神经介入行股动脉穿刺的患者进行介入诊疗后，多数需要给予抗凝、抗血小板等治疗，这使穿刺点出血风险明显升高。

多项研究证实，TRA 介入诊疗可以明显减少穿刺点并发症。美国的一项纳入 2005—2010 年 10676 例 TRA 介入治疗患者的单中心研究发现，桡动脉穿刺点出血并发症的发生率仅为 0.4%，需要外科手术干预的穿刺点出血并发症的发生率低至 0.06%。经桡动脉入路介入诊疗后，患者无需严格卧床制动，舒适度较高。一项关于介入诊疗后生活质量评分的研究表明，术后 1 天和 1 周 TRA 组患者的健康状况调查问卷平均得分均高于 TFA 组，而且 TRA 患者也有极强的意愿选择行 TRA，患者术后住院时间较 TFA 患者短。此外，经桡动脉入路克服了股动脉、髂动脉及主动脉严重迂曲甚至闭塞等导致的 CAS 手术困难，扩大了 CAS 手术的适应证范围。

二、经桡动脉入路脑血管造影导管的选择及技术改进

现有脑血管造影导管均是为经股动脉入路专门设计的，但经桡动脉入路的血管解剖特点与经股动脉入路不同，所以使用现有导管如 Cobra、Cobra2、VER、Simmons、VTK、Headhunter 等导管超选血管开口较困难。根据桡动脉入路的血管解剖特点，使用 Simmons 2 导管，利用成袢技术于升主动脉或降主

动脉内成袢，通过旋转导管进入拟选择的动脉完成造影。

三、经桡动脉入路行 CAS 使用 6F 指引导管的优势及可行性

在国内外文献报道中，多使用 7F 以上导管或长鞘经桡动脉入路行 CAS。但是白种人群体型高大，桡动脉相对粗大，而黄种人群桡动脉较纤细，血管平均内径仅为 2.39 mm，与 6F 导管直径相当，且女性桡动脉直径更细，所以黄种人群中经桡动脉入路诊疗操作时使用 7F 及以上的大直径导管可能会出现导管到位困难、血管内膜损坏、严重血管痉挛、血管闭塞等风险。在文献报道中，经桡动脉入路 CAS 使用导管直径较大导致手术失败率及并发症率均较高。根据冠状动脉介入治疗的经验，经桡动脉使用 6F 指引导管的安全性较高。

国内现有颈动脉支架系统 Wallstent 直径 7 mm 及以下规格、Precise 直径 8 mm 及以下规格，及 Cristallo Ideale 所有尺寸的支架输送系统均较细，可顺利通过 6F 指引导管，完全可满足 CAS 对支架的选择。通过 6F 指引导管输送支架系统时，对比剂稀释后以注射器进行造影可以进行支架定位，6F JR 指引导管头端为预塑形，通过血管弯曲处时内腔不易出现椭圆化，造影时显影效果优于常使用的 6F 指引导管。导管头端 5 ～ 15 cm 处为预塑形设计，不易出现导管打折，易于支架系统到位。

四、经桡动脉入路行 CAS 的解剖优势、技术及器械改进

指引导管超选颈总动脉是经桡动脉入路行 CAS 的技术难点之一。国外文献报道，指引导管到位均使用 Simmons 2 导管超选目标血管，然后使用导丝交换技术引入指引导管或引导管于升主动脉内成袢，手术操作烦琐复杂，技术难度大，手术时间明显延长，风险亦增加。

结合术者经验，推荐使用同轴技术。同轴技术可以提供强大的支持力，便于指引导管跟进。同轴导管系统可减低指引导管在血管转弯处对血管壁的切割，减少栓塞风险，并大大缩短手术时间、提高了手术成功率。这里推荐两种方法

可顺利完成指引导管到位问题：一是使用"泥鳅导丝 + 猪尾巴导管（125 cm）+6F 指引导管"同轴导管系统。依靠猪尾巴导管（125 cm）尾端较小的"猪尾"弯曲，导丝可轻松超选入靶血管，将猪尾巴导管（125 cm）置于 6F 指引导管中，在路径图下将猪尾巴导管（125 cm）的尾端置于头臂干中，引入泥鳅导丝，使泥鳅导丝高到位至右侧颈外动脉后，同轴上行 6F 指引导管至右侧颈内动脉起始部。同样方法，猪尾巴导管（125 cm）的尾端置于主动脉弓左侧颈动脉起始部，在路径图下引入泥鳅导丝，使泥鳅导丝高到位至左侧颈外动脉后，同轴上行 6F 指引导管至左侧颈内动脉起始部，这样的操作无需进行弓内导管成形或成袢，减少了对主动脉弓的骚扰。二是使用"泥鳅导丝 +Simmons 2 导管（125 cm）+6F 指引导管"同轴导管系统，利用成袢技术于升主动脉或降主动脉内成袢，Simmons 2 导管（125 cm）超选后，使泥鳅导丝高到位，同轴 Simmons 2 导管（125 cm）可形成有效支撑后顺利上行指引导管。成袢技术使用时避免使用较硬或直径较大的导管，以免损伤主动脉；避免通过旋转导管进行靶血管超选，以免导管脱落进入左心室，引起心律失常。如患者身高大于 175 cm 时，长度为 100 cm 的指引导管长度不足，需行高位桡动脉穿刺；对于严重主动脉瓣关闭不全的患者可能出现成袢困难。

针对Ⅲ型主动脉弓合并右侧颈动脉狭窄，或牛型主动脉弓合并左侧颈动脉狭窄经股动脉入路行 CAS 时指引导管到位困难，或到位后系统不稳定，手术难度及风险较大，这是介入治疗的难点。研究发现，主动脉弓分支变异、Ⅲ型弓、分支与弓小夹角等显著增加了经股动脉入路行 CAS 时的困难及并发症的发生率，而经桡动脉入路可能是一个更有优势的选择。

五、经桡动脉入路行 CAS 的缺点

桡动脉直径较细，血管壁主要分布 α_1 肾上腺素能受体。当交感神经兴奋时，血液循环中儿茶酚胺水平增加易导致桡动脉痉挛，且上肢动脉分支血管较多，存在血管变异、扭曲、环路等，导管上行时难度较大，会影响导丝的通

过。如术者经验不足，反复进行桡动脉穿刺、使用的导管或桡动脉鞘外径过大及上行导管时动作粗暴都可引起血管严重痉挛，血管内皮损伤、夹层、穿孔从而导致手术失败及并发症的发生。经桡动脉入路进行介入诊疗技术的学习存在明确的学习曲线，对介入医师的操作水平要求较高。

第十一节　桡动脉入路颈动脉狭窄支架血管内成形术术中及术后管理

一、穿刺点的管理

详见第四、五章。

二、行 CAS 时麻醉方式的选择

当患者精神高度紧张，不能很好地配合 CAS 治疗，或病变复杂、预计手术难度大，或 Wills 环等侧支循环代偿较差，或双侧颈内动脉狭窄，需要严格调控血压者等，均可选择在局部麻醉或全身麻醉下进行手术。

三、颈动脉保护装置

较多的研究结果证实，使用颈动脉保护装置可以减少 CAS 围手术期卒中的发生，推荐血管符合相关条件时常规使用。目前最常用的远端保护装置是保护伞，具有不中断血流等优点，使用时要求狭窄血管的远端具备较合适的条件，如果狭窄血管的远端迂曲夹角，无释放位置或可能回收困难，则应考虑使用近端保护装置。近端保护装置的缺点是需要完全阻断血流，不能用于所有类型的颈动脉狭窄患者。

四、围手术期药物治疗

术前药物的应用：建议术前至少 4～5 天使用阿司匹林（每天 100～300 mg）和硫酸氢氯吡格雷（每天 75 mg）进行双联抗血小板治疗，或在术前 4～6 h 前服用硫酸氢氯吡格雷（300～600 mg）。术后双联抗血小板治疗至少 4 周，如果合并冠心病和再狭窄的危险因素建议延长至 3 个月，建议长期服用低剂量阿司匹林（每天 75～100 mg）。对于不能耐受硫酸氢氯吡格雷的患者，可以使用其他抗血小板药物如西洛他唑、沙格雷酯、贝前列素钠、替格瑞洛等替代。血压及心率的控制：在行 CAS 前，建议使用抗高血压药物有效控制血压，但对术前 TIA 反复发作，收缩压在 180 mmHg 以内的患者，术前不建议强烈降压，以防止低灌注诱发卒中。CAS 围手术期出现血流动力学不稳定状态，建议使用血管活性药物维持血压稳定，以减少术后高灌注及脑缺血的风险。术前心率低于 50 次 / 分或有重度房室传导阻滞者，可考虑术中植入临时起搏器。

五、并发症及预防

1. 心血管并发症

颈动脉窦压力反射包括心动过缓、低血压和血管迷走神经反应，多数是围手术期一过性且不需要后续治疗。行支架手术后可见到持续的低血压，预防措施包括术前确保足够的水化及降压药物的细致调整。多数持续低血压患者中，静脉给予多巴胺等血管活性药物可使症状缓解。围手术期心肌梗死、心衰等也有可能发生，需评价心脏功能（非常重要），并应给予相应处理。

2. 神经系统并发症

CAS 相关的 TIA 和缺血性卒中多由栓子脱落造成栓塞导致，也可由血栓形成等引起，症状严重者需及时处理。预防措施包括在合适的病例中常规使用远端保护伞，从小直径球囊开始充分预扩张，根据病变合理选择不同类型的球囊和支架，谨慎使用后扩张，必要时转为 CEA 等措施来降低神经系统并发症的发生率。

3. 颅内出血

多由脑过度灌注综合征，支架置入后的抗凝及抗血小板治疗，高血压脑出血（主要位于基底节部位），脑梗死后出血转化、合并颅内出血性疾病等导致。需要在围手术期严格控制血压，应用脱水药物减轻脑水肿等措施来预防。

4. 支架内再狭窄

术后需要密切随访，发现血管再狭窄患者，需要口服抗血小板聚集、降血脂等药物，有糖尿病的患者应严格控制血糖，吸烟者需要完全戒烟。

5. 其他并发症

血管痉挛、动脉夹层、血栓形成、支架释放失败、支架变形和释放后移位等，术中出现脑血管痉挛后，如果撤出导丝和保护装置后痉挛仍未解除，可局部给予硝酸甘油、罂粟碱等解除痉挛药物。通过术前充分评估、规范和轻柔操作等来减少相关并发症的发生。颈外动脉狭窄或闭塞通常是无危险的，不需要进一步干预。穿刺部位损伤造成的假性动脉瘤、穿刺点出血、感染或腹膜后血肿可对症进行处理，造影剂肾病也是 CAS 的术后并发症，可以通过围手术期水化、减少造影剂用量等措施来降低发生率。

第十二节　桡动脉入路颈动脉颅外段病变介入诊疗
典型病例

一、病例 1（右侧桡动脉入路右侧颈动脉支架成形术）

男，72 岁，因"左侧肢体无力 3 天"入院。3 天前出现左侧肢体无力，持物及行走均困难，遂来诊。既往有高血压病史，长期口服氨氯地平片，血压控制在正常范围。入院后神经专科体征：左侧肢体肌力 4 级，病理征阳性（+），其余神经专科体征阴性（−）。入院后给予阿司匹林肠溶片、硫酸氢氯吡格雷、阿托伐他汀钙片治疗 10 天。住院期间行脑 "DWI+PWI"：右侧大脑半球散在新发脑梗死，灌注减低；头颈部 CTA：右侧颈内动脉起始部重度狭窄。

诊断：①急性脑梗死；②右侧颈内动脉起始部重度狭窄；③高血压 3 级（极高危组）。

术中使用高值耗材：0.035 inch 泥鳅导丝（180 cm）、6F 桡动脉鞘、6F 指引导管、Spider FX 保护伞、压力泵、0.014 inch 微导丝（200 cm）、PTA 球囊扩张导管（3 mm×30 mm）、自膨式颈动脉支架（7 mm×40 mm）。

手术过程：为保证右侧颈内动脉系统供血，决定对右侧颈内动脉起始部狭窄处的血管行 "球囊扩张 + 支架成形术"。患者家属同意并签字。患者配合差，改为全身麻醉。患者平卧于手术台上，常规消毒，铺无菌巾。采用 Seldinger 技术，经右侧桡动脉插入 6F 桡动脉鞘组，静脉推注 3000 U 肝素。在 0.035 inch 泥鳅导丝（180 cm）的引导下引入 6F 指引导管，导管头端置于右侧颈总动脉上段并造影。造影显示右侧颈内动脉起始部重度狭窄。

在路径图引导下，经指引导管使用 0.014 inch 微导丝（200 cm）小心通过血管狭窄段并将微导丝头端送至右侧颈内动脉 C2 段，沿微导丝送入保护伞，撤出微导丝，将保护伞头端置于右侧颈内动脉 C1 段远端，成功释放保护伞。沿保护伞导丝送入 3 mm×30 mm PTA 球囊扩张导管，准确定位于血管狭窄段，并在压力 10 ATM 下行球囊扩张。扩张后，造影显示血管狭窄较前改善，残余狭窄约 30%，撤出球囊导管。沿保护伞导丝送入 7 mm×40 mm 自膨式颈动脉支架至血管狭窄段，准确定位后释放支架，造影显示支架贴壁良好，血管狭窄明显改善，残余狭窄约 20%，缓慢撤出支架输送器，回收保护伞。行颅内正侧位造影，颅内血管未见明显异常。术中患者生命体征平稳：体温 36.5 ℃，脉搏 69 次 / 分，呼吸 20 次 / 分，血压 120/65 mmHg。术毕外撤系统，穿刺处用绷带加压包扎，全身麻醉清醒后安全返回病房。密切观察血压，血压控制在正常范围，防止过度灌注。

术后注意事项：穿刺处用绷带加压包扎6 h；右腕关节制动6 h，6 h后拆除绷带；注意观察穿刺处有无渗血、皮下血肿，观察手术侧桡动脉搏动。头颅"MRI+PWI"如图12-12所示。右侧桡动脉入路右侧颈动脉支架成形术手术过程如图12-13所示。

术后患者左侧肢体无力无加重，出院。

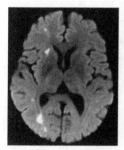 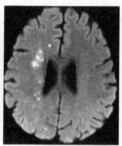 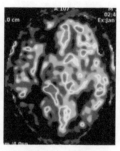 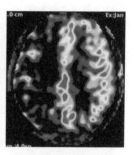

（a）DWI提示右侧大脑半球额叶、基底节区、颞枕交界区新发脑梗死　（b）DWI提示右侧大脑半球侧脑室旁多处新发脑梗死　（c）PWI提示右侧大脑半球额叶、颞叶、基底节区、颞枕交界区灌注减低　（d）PWI提示右侧大脑半球半卵圆中心灌注减低

图12-12 头颅"MRI+PWI"

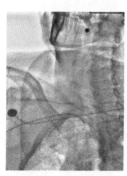 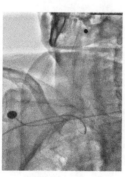 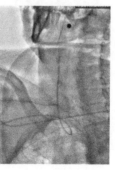 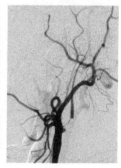

（a）泥鳅导丝超选右侧颈动脉　（b）根据解剖标志将泥鳅导丝超选右侧颈外动脉　（c）推送6F指引导管至右侧颈动脉分叉处　（d）造影提示右侧颈内动脉起始部次全闭塞

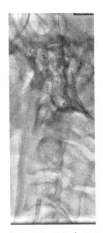

（e）上行保护伞至右侧颈内动脉 C1 末端

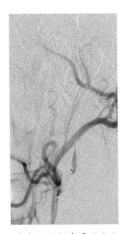

（f）沿保护伞导丝上行扩张球囊

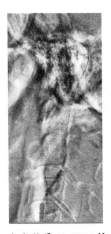

（g）给予 10 ATM 扩张球囊

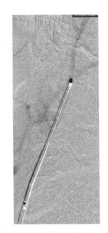

（h）沿保护伞导丝上行 7 mm× 40 mm 自膨式颈动脉支架

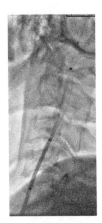

（i）以推送支架导杆的方式推送并释放支架

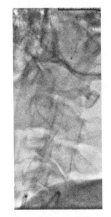

（j）释放支架后颈动脉残余重度狭窄，给予 3 mm× 30 mm 球囊扩张

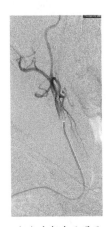

（k）支架内无明显残余狭窄

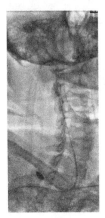

（l）撤出保护伞再撤出 6F 指引导管

图 12-13　右侧桡动脉入路右侧颈动脉支架成形术手术过程

二、病例 2（右侧桡动脉入路右侧颈动脉支架成形术）

男，65 岁，因"头晕 3 天，行走不稳半天"入院。既往有 2 型糖尿病病史 2 年，降糖方案为"口服阿卡波糖胶囊 50 mg（每日 3 次），门冬胰岛素 30 注射液 14 U（每日 1 次）"，监测空腹血糖为 9 ～ 12 mmol/L，餐后两小时血

糖 18 ～ 19 mmol/L。有冠心病病史 1 年多，分别在 2019 年 9 月、2020 年 9 月行冠状动脉支架置入术，现长期规律口服阿司匹林、硫酸氢氯吡格雷片、瑞舒伐他汀钙片。入院后神经专科体征：左下肢肌力 5- 级，病理征阳性（+），其余神经专科体征阴性（–）。入院后行"DWI+PWI"：右侧半球散在新发脑梗死，灌注减低。

诊断：①急性脑梗死；②右侧颈内动脉起始部重度狭窄；③2 型糖尿病。

术中使用高值耗材：0.035 inch 泥鳅导丝（180 cm）、6F 桡动脉鞘、Simmons 2（125 cm）、6F 指引导管、Spider FX 保护伞、压力泵、0.014 inch 微导丝（200 cm）、PTA 球囊扩张导管（4 mm×30 mm）、自膨式颈动脉支架（7 mm×40 mm）。

手术过程：为保证右侧颈内动脉系统供血，决定对右侧颈内动脉起始部狭窄处的血管行"球囊扩张 + 支架成形术"。患者平卧于手术台上，常规消毒，铺无菌巾。局部麻醉后行右侧桡动脉入路右侧颈内动脉起始部"球囊扩张 + 支架成形术"。采用 Seldinger 技术，经右侧桡动脉插入 6F 动脉鞘组，静脉推注 3000 U 肝素。在 0.035 inch 泥鳅导丝（180 cm）的引导下引入 6F 指引导管，导管头端置于右侧颈总动脉上段并造影。造影显示右侧颈内动脉起始部重度狭窄。

在路径图的引导下，0.035 inch 泥鳅导丝（180 cm）、Simmons 2 导管（125 cm）携带 6F 导引导管超选到右侧颈动脉，6F 导引导管头端上行至右侧颈总动脉分叉处，撤出泥鳅导丝、Simmons 2 导管（125 cm）。经指引导管使用 0.014 inch 微导丝（200 cm）小心通过血管狭窄段，并将微导丝头端送至右侧颈内动脉 C2 段，沿微导丝送入保护伞，撤出微导丝，将保护伞头端置于右侧颈内动脉 C1 段远端，成功释放保护伞。沿保护伞导丝送入 4 mm×30 mm PTA 球囊扩张导管，准确定位于血管狭窄段，在 10 ATM 下行球囊扩张，扩张后造影显示颈总动脉窦部形成夹层，血管狭窄较前改善，残余狭窄约 30%，撤出球囊导管。行球囊扩张后，患者很快出现心率减慢，由 75 次 / 分下降到 36 次 / 分，血压下降，由 174/78 mmHg 下降到 94/45 mmHg，嘱患者咳嗽后，心率、血压很快恢复正常，心率、血压变化中患者无不适。沿保护伞导丝送入 7 mm×40 mm 自膨式颈动脉支架至血管狭窄段，准确定位后释放支架，造影显示支架贴壁良好，血管狭窄明显改善，残余狭窄约 20%，缓慢撤出支架输送器，回收保护伞。行颅内正侧位造影，颅内血管未见明显异常。术中患者生命体征平稳：体温 36.8 ℃，脉搏 56 次/分，呼吸 19 次/分，血压 105/59 mmHg。术毕外撤系统，穿刺处用绷带加压包扎，密切观察血压，血压控制在正常范围，防止过度灌注。

术后注意事项：穿刺处用绷带加压包扎 6 h；右腕关节制动 6 h，6 h 后拆除绷带；注意观察穿刺处有无渗血、皮下血肿，观察手术侧桡动脉搏动。脑 "DWI+PWI" 如图 12-14 所示。右侧桡动脉入路右侧颈动脉支架成形术手术过程如图 12-15 所示。术后患者无不适，出院。

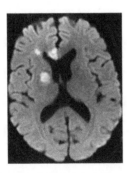

（a）DWI 提示右侧大脑半球基底节区、胼胝体梗死

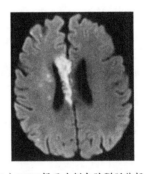

（b）DWI 提示右侧大脑胼胝体梗死

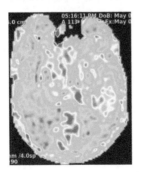

（c）PWI 提示右侧大脑半球额叶、
颞叶、颞枕交界区灌注减低

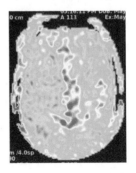

（d）PWI 提示右侧大脑
半球半卵圆中心灌注减低

图 12-14　脑 "DWI+PWI"

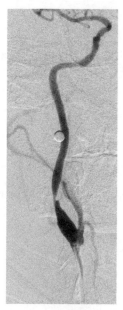

（a）6F指引导管上行
至右侧颈总动脉分叉处

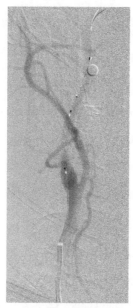

（b）上行保护伞至右侧
颈内动脉C1末端

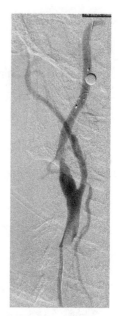

（c）沿保护伞导丝上行
4 mm×30 mm 球囊，扩
张后造影提示夹层形成

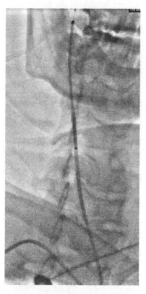

（d）上行 7 mm×30 mm
自膨式颈动脉支架

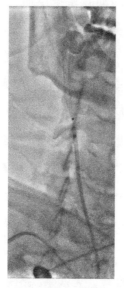

（e）边退6F指引导管边
释放颈动脉支架

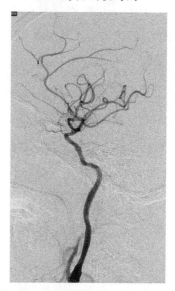

（f）撤出保护伞系统，造影提
示支架内无残余狭窄

图 12-15　右侧桡动脉入路右侧颈动脉支架成形术手术过程

三、病例 3（经右侧桡动脉入路左侧颈动脉 C3 段支架成形术）

男，64 岁，因"左下肢无力两年，加重 3 个月"入院。两年前发生脑梗死，遗留左下肢无力，行走拖步。3 个月前左侧肢体无力加重，行走需要扶持，伴有头晕。院外脑 MRI 显示脑梗死。既往诊断糖尿病 30 多年，予诺和灵 30R 皮下注射控制血糖，平素不规律监测血糖，餐后血糖波动在 8 ～ 12 mmol/L，餐前血糖控制不详。入院后神经专科体征：左侧中枢性面舌瘫，左上肢肌力"5–"级，左下肢体肌力 3 级，左侧肌张力稍高，病理征阳性（＋），其余神经专科体征（－）。入院后行脑 PWI：左侧大脑半球灌注减低。

诊断：①急性脑梗死；②左侧颈动脉 C3 段重度狭窄；③2 型糖尿病。

术中使用高值耗材：0.035 inch 泥鳅导丝（180 cm）、6F 桡动脉鞘、Simmons 2 导管（125 cm）、6F 指引导管、压力泵、0.014 inch 微导丝（200 cm）、Apollo 颅内动脉支架（3.5 mm×13 mm）。

手术过程：为保证左侧颈内动脉系统供血，决定对左侧颈内动脉起始部狭窄处的血管行"球囊扩张＋支架成形术"。患者平卧于手术台上，经右侧桡动脉入路，常规消毒，铺无菌巾。全身麻醉后右侧桡动脉入路行左侧颈动脉 C3 段支架成形术。采用 Seldinger 技术，经右侧桡动脉插入 6F 动脉鞘组，静脉推注 3000 U 肝素。在 0.035 inch 泥鳅导丝（180 cm）的引导下引入 6F 指引导管，导管头端置于左侧颈总动脉上段并造影。造影显示左侧颈动脉 C3 段重度狭窄。

根据术前预案，对左侧颈动脉 C3 段重度狭窄处行支架成形术：在路径图的引导下，经导引导管使用 0.014 inch 微导丝（200 cm）小心通过血管狭窄段并将微导丝头端送至左侧颈内动脉 C4 段，沿微导丝送入 Apollo 颅内动脉支架 3.5 mm×13 mm 支架，准确定位于血管狭窄段，在加压 10 ATM 下行球囊扩张，扩张后造影显示血管狭窄较前改善，无残余狭窄。行颅内正侧位造影，颅内血管未见明显异常。术中患者生命体征平稳：体温 36.5 ℃，脉搏 69 次/分，呼吸 20 次/分，血压 120/65 mmHg。术毕外撤系统，穿刺处用绷带加压包扎，密切观察血压，血压控制在正常范围，防止过度灌注。

术后注意事项：穿刺处用绷带加压包扎 6 h；右腕关节制动 6 h，6 h 后拆除绷带；注意观察穿刺处有无渗血、皮下血肿，观察手术侧桡动脉搏动。术后患者肢体无力无加重，转康复科做进一步康复治疗。

头颅 MRI T2 成像如图 12-16 所示。头颅 PWI 成像如图 12-17 所示。右侧桡动脉入路左侧颈动脉 C3 段支架置入术手术过程如图 12-18 所示。

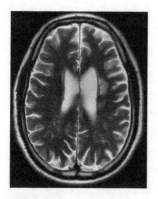

（a）MRI T2 提示左侧大脑半球侧脑室旁多发脑梗死

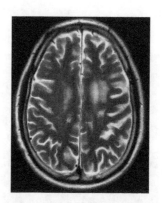

（b）MRI T2 提示左侧大脑半球半卵圆中心多发脑梗死

图 12-16　头颅 MRI T2 成像

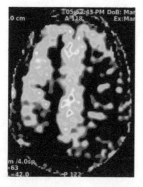

（a）PWI 提示左侧大脑半球半卵圆中心灌注减低

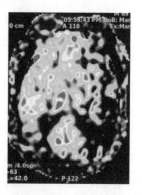

（b）PWI 提示左侧大脑半球额叶、颞叶、枕叶灌注减低

图 12-17　头颅 PWI 成像

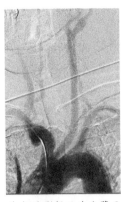

（a）造影提示共头臂干型主动脉弓

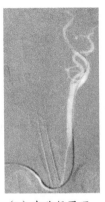

（b）在路径图下，泥鳅导丝超选左侧颈内动脉 C1 段

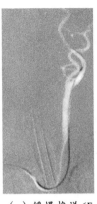

（c）缓慢推送 6F 指引导管至左侧内动脉 C1 段

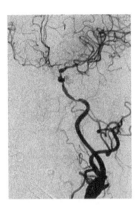

（d）造影提示左侧颈内动脉 C3 段重度狭窄

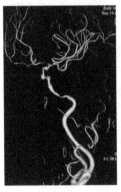

（e）3D 重建提示左侧颈内动脉 C3 段重度狭窄

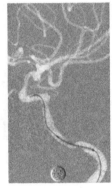

（f）沿微导丝上行支架至颈动脉狭窄处并施加 10 ATM 扩张球囊

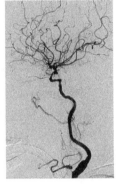

（g）再次造影提示左侧颈内动脉 C3 段未见残余狭窄

图 12-18　右侧桡动脉入路左侧颈动脉 C3 段支架置入术手术过程

四、病例 4（经桡动脉入路左侧颈动脉支架成形术）

女，67 岁，因"言语不清，行走不稳 3 天"入院。既往有高血压病史 7 年，最高收缩压达 199 mmHg，近期规律地给予坎地沙坦 1 片（每日 1 次）降压治疗，自诉收缩压控制在 140 ～ 150 mmHg。痛风病史 5 年多。两年前体检发现右侧颈动脉狭窄，行 7 mm×40 mm 自膨式颈动脉支架成形术。胆囊结石病史 1 年，未做进一步诊治。入院后神经专科体征：言语欠清晰，右侧中枢性面舌瘫，右

肢肌力"5-"级，右侧病理征阳性，其余神经专科体征（−）。

入院后行脑"DWI+PWI"：左侧大脑半球新发脑梗死，左侧半球灌注减低。

诊断：①急性脑梗死；②左侧颈内动脉起始部重度狭窄；③行右侧颈内动脉支架置入术后；④高血压3级（极高危组）；⑤痛风。

术中使用高值耗材：0.035 inch 泥鳅导丝（180 cm）、6F 桡动脉鞘、6F 指引导管、Spider FX 保护伞、压力泵、simmons 2 导管（125 cm）、0.014 inch 微导丝（200 cm）、PTA 球囊扩张导管（5 mm×30 mm）、自膨式支架。

手术过程：为保证左侧颈内动脉系统供血，决定对左侧颈内动脉起始部狭窄处的血管行"球囊扩张＋支架成形术"。患者平卧于手术台上，常规消毒，铺无菌巾。局部麻醉后采用 Seldinger 技术，经右侧桡动脉插入 6F 桡动脉鞘组，静脉推注 3000 U 肝素。6F 指引导管与 5F Simmons 2 导管（125 cm）同轴后成袢，5F Simmons 2 导管（125 cm）头端进入左侧颈动脉后，予泥鳅导丝配合 6F 指引导管上行至左侧颈动脉内，导管头端置于左侧颈动脉末端。造影显示左侧颈内动脉起始部重度狭窄。

在路径图的引导下，经指引导管使用 0.014 inch 微导丝（200 cm）小心通过血管狭窄段并将微导丝头端送至左侧颈内动脉 C2 段，沿微导丝送入保护伞，撤出微导丝，将保护伞头端置于右侧颈内动脉 C1 段远端，成功释放保护伞。沿保护伞导丝送入 5 mm×30 mm PTA 球囊扩张导管，准确定位于血管狭窄段，在 10 ATM 下行球囊扩张，扩张后造影显示血管狭窄较前改善，残余狭窄约 30%，撤出球囊导管。沿保护伞导丝送入自膨式支架至血管狭窄段，准确定位后释放支架。造影显示支架贴壁良好，血管狭窄明显改善，造影复查未见残余狭窄，缓慢撤出支架输送器，回收保护伞。行颅内正侧位造影，颅内血管未见明显异常。术中患者生命体征平稳：体温 36.5 ℃，脉搏 72 次 / 分，呼吸 20 次 / 分，血压 125/65 mmHg。术毕外撤系统，穿刺处用绷带加压包扎，密切观察血压，并控制在正常范围，防止过度灌注。

术后注意事项：穿刺处用绷带加压包扎 6 h；右腕关节制动 6 h，6 h 后拆除绷带；注意观察穿刺处有无渗血、皮下血肿及手术侧桡动脉搏动情况。术后患者肢体无力无加重，出院。

头颅 PWI 如图 12-19 所示。经桡动脉入路左侧颈动脉支架成形术手术过程如图 12-20 所示。

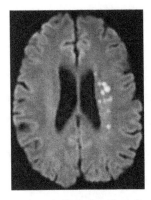

（a）DWI 提示左侧大脑半球侧脑室旁多处新发脑梗死

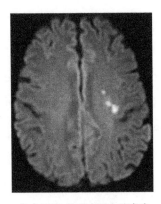

（b）DWI 提示左侧大脑半球半卵圆中心多处新发脑梗死

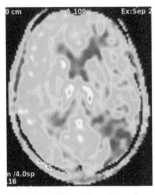

（c）PWI 提示左侧大脑半球额叶、颞叶、颞枕交界区灌注减低

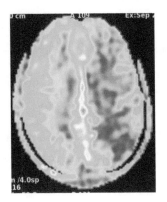

（d）PWI 提示左侧大脑半球半卵圆中心灌注减低

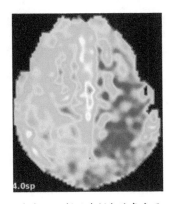

（e）PWI 提示左侧大脑半球顶叶灌注减低

图 12-19　头颅 PWI

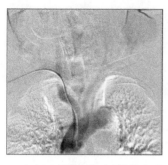

（a）DSA 提示Ⅰ型主动脉弓

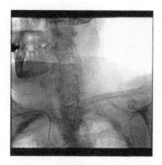

（b）将 6F 指引导管推送至左侧颈动脉分叉处

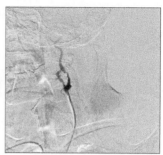

（c）造影提示左侧颈内动脉起始部重度狭窄

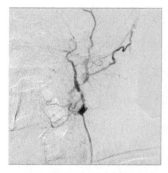

（d）上行保护伞至左侧颈内动脉 C1 末端

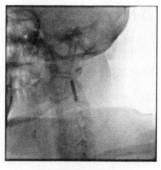

（e）沿保护伞导丝上行 5 mm×30 mm PTA 球囊扩张导管

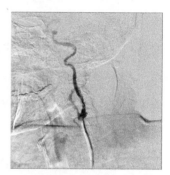

（f）球囊扩张后造影提示局部管腔轻度狭窄

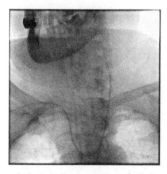

（g）全程透视下沿保护伞导丝送入自膨式支架

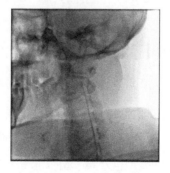

（h）边撤 6F 指引导管边释放自膨式支架

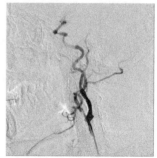

（i）术后造影提示左侧颈内动脉起始部未见明显残余狭窄

图 12-20　经桡动脉入路左侧颈动脉支架成形术手术过程

五、病例5（"经桡动脉入路左侧颈动脉支架成形术＋右侧髂外动脉、股动脉闭塞开通术"）

男，72岁，因"反复右上肢麻木、无力两个月，上述症状再发3天"入院。既往诊断"高血压病1级（很高危组）"两个多月，未服药，未监测血压。两个月前，在无明显诱因下出现右上肢麻木、无力，右上肢持物不稳，伴言语含糊，无头晕，症状持续数分钟后可完全缓解，未予重视及处理，症状反复出现。3天前上述症状再发，性质同前，症状持续不缓解，遂至当地医院住院治疗，考虑脑梗死。予改善循环、营养神经、脑梗死二级预防用药等治疗后行脑血管造影检查，提示右侧大脑前动脉A1段重度狭窄、左侧颈内动脉C1段重度狭窄，拟行左侧颈内动脉血管介入治疗，予双侧股动脉穿刺时发现双侧髂外动脉闭塞，遂转我院做进一步治疗。神经专科查体：右侧肢体肌力3级，病理征阳性，其余神经专科体征阴性（－）。入院时给予评分，发病前mRs：0分；NIHSS：0分；洼田饮水试验：1级；缺血性脑卒中TOAST分型（大动脉粥样硬化型、心源性栓塞型、小动脉闭塞型、其他明确病因型和不明原因型）：大动脉粥样硬化型。入院后行脑"MRI+DWI"：左侧大脑半球新发脑梗死。

诊断：①急性脑梗死；②左侧颈内动脉C1段重度狭窄，双侧髂动脉闭塞；③高血压病3级（很高危组），给予阿司匹林肠溶片、硫酸氢氯吡格雷、阿托伐他汀钙片治疗7天后行"经桡动脉入路左侧颈动脉支架置入术＋右侧髂外动脉、股动脉闭塞开通术"。

术中使用高值耗材：0.035 inch泥鳅导丝（180 cm）、6F桡动脉鞘、6F指引导管、Spider FX保护伞、压力泵、5F simmons 2导管（125 cm）、0.014 inch微导丝（200 cm）、PTA球囊扩张导管（5 mm×30 mm、4 mm×60 mm、4 mm×80 mm）、自膨式颈动脉支架（7 mm×40 mm）。

手术过程：为保证左侧颈内动脉系统供血，决定对左侧颈内动脉起始部狭窄处的血管行"球囊扩张＋支架成形术"。患者平卧于手术台上，常规消毒，铺无菌巾。局部麻醉后采用 Seldinger 技术，经右侧肱动脉插入 6F 桡动脉鞘组，静脉推注 3000 U 肝素。在 0.035 inch 泥鳅导丝（180 cm）、5F simmons 2 导管（125 cm）的引导下引入 6F 指引导管，导管头端置于左侧颈总动脉上段并造影。造影显示左侧颈内动脉起始部重度狭窄。

在路径图的引导下，经指引导管使用 0.014 inch 微导丝（200 cm）小心通过血管狭窄段，并将微导丝头端送至左侧颈内动脉 C2 段，沿微导丝送入保护伞，撤出微导丝，将保护伞头端置于左侧颈内动脉 C1 段远端，成功释放保护伞。沿保护伞导丝送入 5 mm × 30 mm PTA 球囊扩张导管，准确定位于血管狭窄段，在 10 ATM 下行球囊扩张，扩张后造影显示血管狭窄较前改善，残余狭窄约30%，撤出球囊导管。沿保护伞导丝送入自膨式颈动脉支架（7 mm × 40 mm）至血管狭窄段，准确定位后释放支架，造影显示支架贴壁良好，血管狭窄明显改善，残余狭窄约20%，缓慢撤出支架输送器，回收保护伞。行颅内正侧位造影，颅内血管未见明显异常。术中患者生命体征平稳：体温 36.6 ℃，脉搏 65 次/分，呼吸 18 次/分，血压 125/68 mmHg。术毕外撤系统，穿刺处用绷带加压包扎，安全返回病房。密切观察血压，血压控制在正常范围，防止过度灌注。

经双侧股总动脉穿刺置管，置入导丝，经导丝引导置入导管，导丝导管配合尝试逆行通过双侧髂动脉闭塞段，但反复尝试后仅能通过内膜下，无法进入真腔。继续经右侧桡动脉入路，引入导管导丝至腹主动脉。

用导丝与导管相结合，经左肱动脉鞘管进入右髂总动脉，超选进入右髂外动脉并造影确认真腔无误。导丝导管通过右侧髂外动脉闭塞段，下行至右股动脉，期间间断造影确认真腔无误。导丝经右股动脉鞘引出，退右股动脉鞘管，沿导丝经右股动脉穿刺点引出单弯导管，交换导丝，重新置入右股动脉鞘。导丝引导经右股动脉鞘，依次引入扩张球囊导管。球囊由小到大逐步扩张，开通右髂动脉闭塞段，开通后再次造影，显示血供明显改善。导丝、导管反复尝试通过左髂动脉闭塞段，均失败，将手术情况告知患者家属，患者家属表示理解，遂结束手术。撤球囊及导丝，加压包扎穿刺点。术后注意事项：穿刺处绷带加压包扎6 h；右腕关节制动6 h，6 h后拆除绷带；注意观察穿刺处有无渗血、皮下血肿，以及手术侧桡动脉搏动情况。

术后3天无不适，出院。

头颅"MRI+DWI"如图12-21所示。"经桡动脉入路左侧颈动脉支架成形术 + 右侧髂外动脉、股动脉闭塞开通术"如图12-22所示。

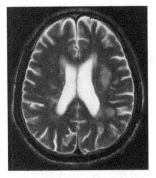
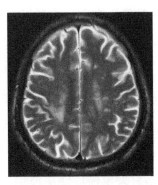
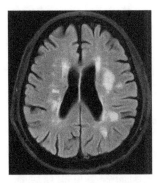

（a）MRI T2 提示左侧大脑半球侧脑室旁多处新发脑梗死　　（b）MRI T2 提示双侧大脑半球侧半卵圆中心多发脑梗死　　（c）MRI FLAIR 提示左侧大脑半球侧脑室旁多处新发脑梗死

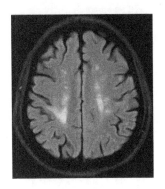
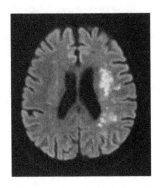
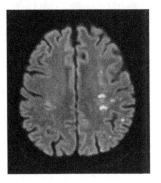

（d）MRI FLAIR 提示双侧大脑半球侧半卵圆中心多发脑梗死　　（e）DWI 提示左侧大脑半球侧脑室旁多处新发脑梗死　　（f）DWI 提示左侧大脑半球半卵圆中心多处新发脑梗死

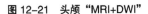

图 12-21　头颅"MRI+DWI"

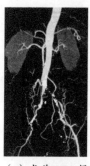

（a）术前 CTA 提示右侧髂总动脉重度狭窄，髂外动脉、股动脉闭塞，左侧髂总动脉闭塞

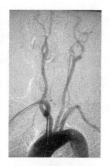

（b）I 型主动脉弓，左侧颈内动脉起始部重度狭窄

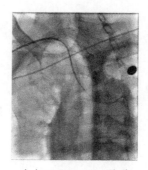

（c）5F Simmons 2 导管（125 cm）和 6F 指引导管同轴进入降主动脉

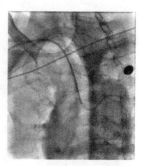

（d）推送 5F simmons 2 导管（125 cm）并顺利成袢

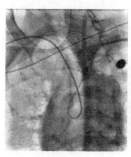

（e）旋转 5F Simmons 2 导管（125 cm），"冒烟"确认超选入左侧颈动脉

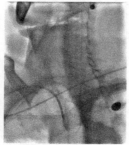

（f）上提 5F Simmons 2 导管（125 cm）至左侧颈动脉最高点

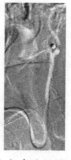

（g）在路径图下将泥鳅导丝超选进入左侧颈外动脉

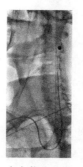

（h）推送 6F 指引导管至左侧颈动脉分叉处

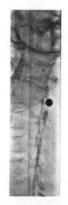

（i）上行保护伞至左侧颈内动脉 C1 末端

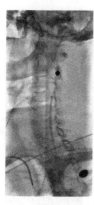

（j）沿保护伞导丝上行 5 mm×30 mm PTA 球囊扩张导管后行球囊扩张

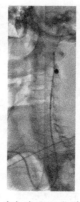

（k）透视下推送自膨式颈动脉支架

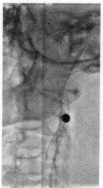

（l）边退 6F 指引导管边释放自膨式颈动脉支架

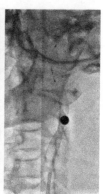

（m）颈动脉支架内轻度狭窄

（n）透视下撤出保护伞系统

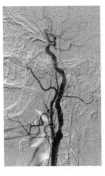

（o）造影提示支架
贴壁良好

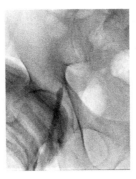

（p）右侧股动脉穿刺后，
导丝上行困难，仅置入鞘深
约 3 cm

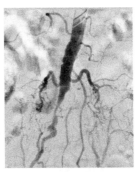

（q）经桡动脉入路多功能
造影导管造影，提示右侧髂
外动脉、股动脉近端闭塞

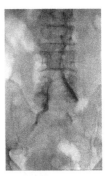

（r）多功能造影导管
超选至右侧髂总动脉

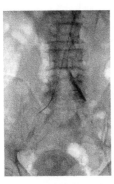

（s）缓慢旋转推进导
丝通过闭塞段

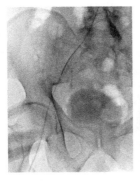

（t）泥鳅导丝顺利进入
6F 股动脉鞘

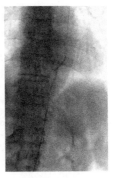

（u）经 6F 股动脉鞘上
行泥鳅导丝，导丝远端
置于腹主动脉

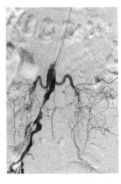

（v）多功能导管造影提
示泥鳅导丝在真腔内

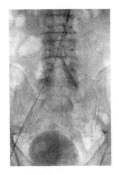

（w）沿泥鳅导丝上行
4 mm×60 mm PTA 球
囊扩张导管

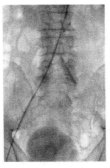

（x）给予 8 ATM 扩张
4 mm×80 mm PTA
球囊扩张导管

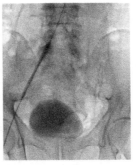

（y）准确定位球扩式外
周血管支架，给予 8 ATM
扩张

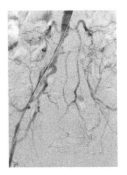

（z）造影提示右侧髂总动
脉、髂外动脉、股动脉血管
再通

图 12-22　经桡动脉入路左侧颈动脉支架成形术＋右侧髂外动脉、股动脉闭塞开通术

第十三章
桡动脉入路大脑中动脉病变介入诊疗

第一节　症状性动脉粥样硬化性非急性大脑中动脉狭窄或闭塞的自然病史、高危因素、发病机制和病因分型

我国总体卒中终生发病风险位居世界首位。缺血性卒中在所有卒中住院患者中占81.9%。脑梗死的复发率、致残率和致死率均高，严重影响了患者的生活质量，这也给社会及患者家庭带来了沉重的经济负担。动脉粥样硬化是缺血性脑血管病最重要、最常见的病因，伴有脑血管病症状、颅内动脉狭窄程度大于或等于70%，是脑梗死发生、复发的重要危险因素。

一、国内外颅内动脉粥样硬化性狭窄（ICAS）病变部位差异

国内外颅内动脉粥样硬化性狭窄（intracranial atherosclerotic stenosis, ICAS）病变部位存在显著差异。2014年，国内一项关于ICAS分布及预后的大型、前瞻性、多中心队列研究（Chinese intracranial atherosclerosis study, CICAS）发现，发病时间小于或等于7天的缺血性卒中患者在MRA检查中，颅内大动脉病变（狭窄≥50%）的患者比例高达46.6%，其中单纯颅内大动脉病变占37.5%，颅内合并颅外大动脉病变占9.1%，而单纯颅外大动脉病变仅占4.9%，其他病变占1.9%。另外两项针对亚裔卒中或TIA患者神经影像学的研究也发现，颅内大动脉闭塞的发生率高达34.5%，而颅内大动脉狭窄的发生率为6.4%，颅外大动脉病变（狭窄或闭塞）的发生率为14.6%。西方人群缺血性卒中主要

是由颅外大动脉狭窄或闭塞所致，而亚裔人群缺血性卒中或 TIA 主要是由颅内大动脉狭窄或闭塞导致，远远超过颅外大动脉严重狭窄或闭塞的比例。

二、症状性动脉粥样硬化性非急性大脑中动脉狭窄或闭塞的自然病史

既往研究发现，颅内动脉狭窄为 50%～69% 的患者发生卒中的风险为 6%，狭窄为 70%～99% 的患者发生卒中的风险高达 19%，而症状性慢性颅内动脉闭塞的患者发生卒中的风险可达 23.4%。在中国 CICAS 登记研究中，有颅内血管病变的患者临床预后更差：在血管狭窄为 50%～69% 的患者组中，卒中复发率为 3.82%；在狭窄为 70%～99% 的患者组中，卒中复发率为 5.16%；在血管闭塞组中，卒中复发率则高达 7.27%。动脉粥样硬化危险因素越多，越易出现颅内血管严重狭窄或闭塞，卒中复发风险也越高。动脉粥样硬化危险因素大于或等于 3 个的患者群中，卒中复发风险最高达 19.05%。

颅内大动脉闭塞除引起严重的神经功能缺损导致严重残疾甚至死亡外，还有更高的卒中或 TIA 复发率。2014 年针对颅内动脉闭塞自然史的研究发现，颅内动脉不同部位闭塞的神经功能预后及病死率有显著差异：颅内动脉闭塞患者 90 天不良预后比例为 74.2%；颈动脉颅内段、MCA 近端及远端闭塞 90 天不良预后比例分别为 92%、87%、47%，病死率分别为 23%、12%、3%，差异显著。德国一项针对 4157 例症状性缺血性卒中患者颅内动脉狭窄或闭塞分布及预后的研究发现，与颅内动脉狭窄相比，颅内动脉闭塞患者的近期及远期卒中复发及病死率均显著高于颅内动脉狭窄患者，不同部位病变与预后的关系。另一项研究亦发现，对于颅内大动脉闭塞患者，即使经过系统的内科治疗，一年内卒中或 TIA 复发风险（7.27%）仍显著高于颅内动脉狭窄患者（轻度狭窄复发率为 3.82%，重度狭窄复发率为 5.16%）或无狭窄（复发率为 3.27%）。此外，颅内大动脉闭塞还能导致认知功能及情感障碍，严重影响患者的生活质量。目前，部分不同部位脑血管狭窄或闭塞患者的病死率及卒中复发率的研究见表 13-1。

表 13-1　部分不同部位脑血管狭窄或闭塞患者的病死率及卒中复发率的研究

	颈动脉狭窄	颈动脉闭塞	大脑中动脉闭塞	基底动脉闭塞	颅内动脉狭窄
入院时 NHSS 评分 / 分	4	12*	16*	9*	6*
早期卒中复发率（≤72 h）	4.7%	7.4%*	9.8%*	14.6%*	4.4%
100 天后 Barthel 指数≥95	46.1%	21.6%*	10.5%*	14%*	44.6%
100 天内病死率	9.5%	21.2%*	21.4%*	44.7%*	10.1%
年病死率	13.6%	26.5%*	27.4%*	46.8%*	13.4%
4 天至 1 年 TIA 发生率	5.1%	3.8%	5.4%	3%	3.5%
4 天至 1 年卒中发生率	6.3%	10%	8%	9.1%	5.3%

注：“*”为与无血管病变的患者比较。

三、症状性动脉粥样硬化性非急性大脑中动脉狭窄或闭塞的高危因素

造成我国症状性动脉粥样硬化性非急性大脑中动脉狭窄或闭塞发病率高的原因尚不清楚。动脉粥样硬化的危险因素常见于以下情况：①年龄：多见于40 岁以上的中老年人。②性别：多见于男性，但女性绝经期以后雌激素减少，发病率逐渐与男性相似。③血脂：血液中总胆固醇、低密度脂蛋白增高是发病的独立危险因素。④血压：收缩压和舒张压增高都和本病密切相关。⑤吸烟：吸烟者较不吸烟者发病率和病死率增加 2～6 倍，且与每天吸烟的支数成正比。⑥糖尿病：糖尿病患者中本病的发病率较正常人高 2 倍。⑦其他危险因素：肥胖、从事体力活动少、经常有紧迫感的脑力工作者；高热量、高脂肪、高糖和高盐类饮食；遗传因素和微量元素缺乏等。在危险因素干预方面，WASID 研究证明，积极控制血管性疾病危险因素（尤其是控制收缩压和低密度脂蛋白水平），可降低颅内动脉狭窄患者的卒中风险。

四、症状性动脉粥样硬化性非急性大脑中动脉狭窄或闭塞的发病机制和病因分型

症状性动脉粥样硬化性非急性大脑中动脉狭窄或闭塞的发病机制可能为多因素的叠加。在脑动脉粥样硬化等原因引起的血管壁病变的基础上，管腔狭窄、闭塞或血栓形成，或因血液供应中断造成局部脑组织缺血、缺氧性坏死，或斑块脱落形成栓子引起的远端动脉栓塞和（或）严重狭窄引起的远端低灌注而导致缺血性损害，可引起相应的神经系统症状和体征。动脉粥样硬化是由动脉内的软斑块和钙化斑块积聚于血管壁造成的管腔狭窄。在动脉粥样性硬化的发生、发展过程中，首先是内皮细胞损伤、血小板聚集、脂质沉积、释放血管活性物质而导致斑块形成，病变主要累及大、中动脉内膜。目前，动脉硬化导致脑梗死的原因如下：①粥样硬化斑块直接阻塞血管，导致脑组织缺血。②不稳定斑块直接破裂脱落，栓塞远端的血管。③斑块表面粗糙，血小板和凝血因子被激活形成血栓。④血管重度狭窄或闭塞造成血流灌注下降，导致分水岭区供血不足，形成边缘带梗死或低灌注梗死。据研究，粥样硬化斑块好发于分叉处可能与血管的形态学和血流动力学相关。

研究发现，低血流动力学、栓塞性及混合机制是颈动脉狭窄或闭塞等颅外脑血管病变卒中复发的主要机制，而低血流动力学是非急性颅内大动脉闭塞后卒中复发的主要机制。2001 年，Kuroda S 等研究发现，颅内动脉闭塞伴有局部脑血管反应性（regional cerebrovascular reactivity，rCVR）降低的患者，年卒中复发风险高达 35.6%，明显高于 rCVR 正常的患者。

目前，缺血性卒中有多种临床分型的方法。不同的分型方法有利有弊。脑梗死的病因分型对缺血性卒中的临床治疗决策及预后判断有重要价值。目前，临床上常用的脑梗死病因分型系统有 TOAST（trial of org 10172 in acute stroke treatment，TOAST）分型和中国缺血性卒中亚型（chinese ischemic stroke subclassification，CISS）。其中，TOAST 分型目前仍是我国乃至全球临床应用

及科研工作中应用最广泛的卒中病因分型。TOAST 分型将脑梗死分为 5 个类型，即大动脉粥样硬化、心源性栓塞、小动脉闭塞、其他病因、不明原因型。每种类型都是有明确的定义，临床操作过程中需严格判定。①大动脉粥样硬化具有颅内、颅外大动脉或其皮质分支因粥样硬化所致的明显狭窄（狭窄率为 50%），或血管闭塞的临床表现、影像学表现。临床表现为必须具有大脑皮层或脑干或小脑受累的局灶性神经系统症状。颅脑影像学（CT 或 MRI）证实，大脑皮质、脑干、小脑或半球皮质下梗死灶的直径大于 1.5 cm。辅助检查如颈动脉超声检查或通过 DSA 证实颅内或颅外大动脉狭窄率大于 50%，但应排除心源性栓塞的可能。若血管影像无异常或狭窄程度轻微，则该型诊断不能成立。②心源性栓塞。由来源于心脏的栓子致病。③小动脉闭塞，也称为腔隙性脑梗死。临床表现为腔隙综合征，包括纯运动性卒中、纯感觉性卒中、共济失调轻偏瘫综合征、构章障碍手笨拙综合征等，无大脑皮质受累的表现。影像学病灶直径小于 1.5 cm。若患者存在潜在心源性栓子或同侧颈内动脉颅外段狭窄率大于 50% 的情况，应排除该型诊断。④其他病因。少见病因引起的卒中，如血管炎、血管畸形、凝血障碍性疾病等。⑤病因不明。全面检查仍未能发现病因或因检查不全而病因不明确的患者，或检查发现存在多种病因而不能确诊的患者。TOAST 分型虽然应用极其广泛，但在临床应用过程中的缺点也不断显现出来，其缺点主要集中于大动脉粥样硬化型和小动脉闭塞型的诊断标准中。①大动脉粥样硬化型对狭窄程度及梗死直径做了明确规定。②大动脉粥样硬化型只重视狭窄程度和病灶大小，忽略了易损斑块的危害性。③腔隙性脑梗死的概念如今已很少使用，更多的是作为影像学概念，在临床治疗决策中没有太多参考价值。④TOAST 分型中没有发病机制分型，如低灌注梗死、分水岭梗死等，这些都不是 TOAST 分型中的内容。

　　2011 年，王拥军教授联合高山教授等学者牵头提出了中国急性缺血性卒中亚型，这对 TOAST 分型的缺点进行了较大程度的改良，并在大动脉粥样硬化性病因中提出了发病机制分型。

第二节　症状性动脉粥样硬化性非急性大脑中动脉狭窄或闭塞的评估方法

近年来，关于大脑中动脉狭窄或闭塞的影像学检查方法的研究较多。DSA和无创的多层螺旋 CT 血管造影（multislice CT angiography，MSCTA）、MRA、多普勒超声（doppler ultrasound，DUS）及 TCD 均可用于颅内动脉狭窄或闭塞的评估，但也有一定的局限性。

一、经颅多普勒超声（TCD）

1982 年，挪威学者 Runne Aaslid 等利用低频（2 MHz）超声波的良好穿透能力，结合多普勒效应原理，建立了经颅探查颅内血管血流速度的检查方法，并率先将 TCD 用于临床。TCD 的基本原理是经超声探头发出具有良好穿透力的低频（2 MHz）脉冲超声束，经颅骨最薄弱处（颞骨及枕骨大孔）入颅，并被血管里的红细胞反射回来，由探头接收、分析这些回波信息，即可得知受检动脉的血流状态。

血流速度是反映血管管腔大小最直接、最敏感的指标，血流速度明显增高是诊断颅内血管狭窄的直接指标之一。根据血流速度的增快和频谱反映出来的正常层流的消失、涡流的出现，以及两侧血流速度的不对称可诊断出血管内径减少大于 50% 的颅内血管狭窄。当血管狭窄率在 70% 以上时，血流速度明显增高，TCD 诊断的阳性率高达 95% 以上。TCD 检测出血流速度的结果提示为轻度血管狭窄时，DSA 对照不一定有明显异常结果，只有当检查的血管提示为中重度狭窄时，即血管内径减少大于 50% 时，TCD 与 DSA 结果相符。美国神经病学学会统计结果显示：TCD 对前循环的敏感度为 70%～90%，特异性为 90%～95%；对后循环敏感度为 50%～80%，特异性为 80%～96%。前循环的敏感性和特异性均高于后循环。

检测颅内动脉狭窄的发生率以大脑中动脉（MCA）为最高，其次为颈内动脉终末端（TICA）。TCD诊断颅内血管狭窄诊断标准参照《颅颈及外周血管超声》。大脑中动脉（MCA）临界值：当收缩期峰值血流速度（Vs）140～160 cm/s时，平均血流速度（Vm）80～100 cm/s；当收缩期峰值血流速度（Vs）＞160 cm/s，平均血流速度（Vm）＞100 cm/s。TCD虽然对狭窄程度有一定的判断能力，目前除大脑中动脉外，TCD尚无一致的判断狭窄程度的标准，故大脑中动脉血管狭窄等级诊断标准参照《颅颈及外周血管超声》标准如下：

（1）无狭窄。

（2）轻度血管狭窄：TCD显示病变动脉血流速度相对升高，Vm达80～100 cm/s或双侧大脑中动脉流速不对称且大于30%。如果Vm达不到上述水平，可以采用峰值血流速度评价（60岁以上患者Vs为120～150 cm/s、60岁以下Vs为140～170 cm/s）。

（3）中度血管狭窄：TCD显示病变血管血流速度升高，Vm达120～150 cm/s，Vs为170～200 cm/s。

（4）重度血管狭窄：TCD显示病变血管血流速度更高，Vm达150 cm/s以上，Vs达200 cm/s以上。

TCD的优点是可直接观察颅内外动脉的血流速度、频谱形态及搏动指数等血流动力学变化，可移动性好，能在床边使用，方便临床医护人员操作，且检测无创，患者无痛苦，其有多次检测、长期检测、操作便利、费用相对低廉等优点，易被患者接受。缺点是不能直观地反映脑血管内壁的情况，只能通过检测血管的血流速度，间接地评判血管内壁的情况（主要指血管的狭窄程度），加上血流速度还受许多生理因素（血管的血流速度、血管直径、侧支循环三者之间的相互关系）影响，其检测结果可能会不同。

二、磁共振血管成像（MRA）

MRA有无创、无辐射、软组织分辨率高等特点，在颅内动脉狭窄评估方面具有重要意义。由于平扫MRA图像质量容易受到一些因素的影响，常高估狭窄程度，现在越来越倾向于使用对比剂增强的 MRA，通过放大流动血液与周围组织之间的相对信号强度，从而对颅内动脉狭窄或闭塞做出更准确的评估。

近年来开展的 HR-MRI 检查对颅内动脉狭窄或闭塞的形态、斑块的稳定性及不稳定性、闭塞长度、闭塞血管壁状况及闭塞病因的诊断有一定指导意义，可指导进一步的血管开通治疗。动脉粥样硬化的发生与脂质异常、血管壁成分改变相关，最早是出现脂纹，进一步出现纤维化、粥样硬化，最后发生复合性病变，如斑块内出血、斑块破裂溃疡、钙化及血管狭窄。因而，在 MRI 影像上要对脂质核心、纤维成分、斑块内出血、斑块钙化进行检测，进一步评价斑块的稳定性。

在 HR-MRI 上 ICAS 斑块的表现：①血管重塑。当动脉粥样硬化加重时，并不一定造成血管狭窄，而血管狭窄的患者也可能不出现相关临床事件，这些与血管重塑相关。动脉硬化进展后，斑块负荷增加，当超过血管管径的代偿时，出现血管体积增大而管腔狭窄不明显，称为正性重塑。当斑块负荷增大，血管管径收缩，血管体积减小，管腔狭窄严重，称为负性重塑。常规血管检查（CTA、MRA 等）时，对负性重塑血管狭窄检出率高，而正性血管重塑时斑块引起的管腔狭窄被抵消而无法检出，从而造成漏诊。HR-MRI 则重点对斑块体积进行显影，不受血管重塑影响，弥补常规检查的不足。②斑块负荷。有研究表明，斑块的负荷与缺血性脑血管病的发生关系密切，是重要的危险因素，因此对斑块负荷的检测尤为重要。HR-MRI 能在目标血管的轴线进行垂直放大高清扫描，进一步检测斑块的结构成分。目前，采用 3.0T HR-MRI 分析症状性及无症状 MCA 狭窄患者的斑块负荷及管壁特征，可以证实症状性 MCA 狭窄患者的斑块负荷更大，管壁面积更厚。③斑块内出血。有关颈动脉的研究表明，斑块内出血更易出现缺血性脑血管事件，是斑块易损性的重要表现。斑块内出血的影像学表现在 T2WI 上呈低信号，而在 T1WI 上呈高信号。斑块内出血时间不同，影像学表现也不完全相同，出血 7 天内影像学表现为 T1WI、TOF 高，T2WI 低，PDWI 低信号；出血 7 天到 42 天影像学表现为 T1WI、TOF 高，T2WI 高，PDWI 高信号。④斑块强化。斑块部位内皮细胞本身存在高通透性，当注射造影剂时，渗透到血管外间隙而出现增强影像。HR-MRI 上斑块可出现偏心型强化、不均匀强化、无强化等，有利于斑块稳定性的进一步评估。

但是，MRA 的局限性在于高估了狭窄程度，以及不能将接近闭塞的狭窄和完全闭塞区分开来。此外，部分患者因幽闭恐惧症、过度肥胖或植入过磁性不兼容设备（如起搏器或除颤器等）而不能进行 MRA 检查。

三、多排螺旋 CT 血管造影成像（MSCTA）

MSCTA 是多层螺旋 CT 在临床上的一项重要应用，是指经静脉注入造影剂后，利用多层螺旋 CT 在受检查的靶血管内对比剂充盈的高峰期进行快速连续解剖、生理原始数据的立体采集，然后运用计算机的后处理功能，最终重建靶血管立体影像的血管成像技术。其优点是显示的脑血管图像质量稳定，受患者运动的影响较小；可同时显示脑组织，以了解血管与脑组织的关系，并可识别动脉内斑块的成分，这两点都优于 DSA。MSCTA 诊断颅内动脉闭塞的敏感性为 100%，对狭窄率为 80% ～ 99% 的血管敏感性为 65% ～ 78%，对狭窄率为 50% ～ 79% 的血管敏感性为 53% ～ 61%，对狭窄率为 30% ～ 49% 的血管敏感性为 58% ～ 66%。对怀疑颅内动脉狭窄或闭塞的患者，MSCTA 可以作为首选的检查方法。如果 MSCTA 证实为中度或重度狭窄但未形成闭塞，可以利用 DSA 评价血流动力学改变和进行介入治疗。

四、经导管血管造影术（DSA）

DSA 检查很早便形成了较为完善的检查方法和操作技术，其生成图像的空间分辨率较高，达到 1024×1024 像素点，因此像素尺寸非常小，显示颅内血管的影像最为清晰，并且能够显示脑动脉血流的动态信息，成为诊断脑动脉系统狭窄或闭塞的金标准。此外，经 DSA 诊断明确后可直接对病变行血管内治疗，并观察手术效果，这一点其他的检查方法目前还无法实现。

近年来，在旋转 DSA 的基础上，通过计算机处理，可以生成三维 DSA 图像，即三维数字减影血管造影（three dimensional digital subtraction angiography，3D-DSA）。通过一次注射对比剂可以获得连续的不同角度的动脉影像，经工作站三维重建后，可以显示颅内各动脉的位置、大小、形态、病变数目及其临近血管之间的关系，并可以准确发现显示狭窄的最佳透视角度，从而准确测量血管的狭窄程度，提高 DSA 评价动脉狭窄的准确度，为临床治疗提供准确的血管解剖及狭窄动脉的影像信息，以此作为参考标准更具可靠性。

因 3D-DSA 为有创检查，导管、导丝等手术器械直接与血管内膜接触，增加了并发症的可能性，并发症的发病率为 2%～4%。此外，DSA 在应用上还有一定的限制，如存在碘剂过敏者、有出血性疾病者、严重心、肝、肾功能不全者等均不适用于该方法；因易造成血管痉挛，因此短期内不宜重复；每次检查时间较长，能为患者提供检查的人次有限，而且费用较高，因此不宜作为普通的检查手段。

第三节　症状性动脉粥样硬化性非急性大脑中动脉狭窄或闭塞的治疗方法

症状性动脉粥样硬化性非急性大脑中动脉狭窄的治疗方法包括内科治疗、外科治疗和血管内治疗。外科治疗因为有较高的并发症，迄今没有得到相关指南的推荐，而争议的焦点在于使用内科药物治疗还是血管内介入治疗，以及介入治疗时机的选择等。目前的证据仍然支持内科治疗是症状性动脉粥样硬化性非急性大脑中动脉狭窄或闭塞的一线治疗方式，而症状性动脉粥样硬化性非急性大脑中动脉闭塞外科搭桥手术有待于 RCT 研究。

一、症状性动脉粥样硬化性非急性大脑中动脉狭窄的药物治疗

内科药物治疗主要是抗血小板聚集、降脂稳定斑块药物治疗，以及针对高血压病、糖尿病等为主的针对性药物治疗。2011 年发布的 SAMMPRIS 和 2015

年发布的 VISSIT 这两项 RCT 研究结果表明，积极的药物治疗比血管内治疗更有效，也更安全。SAMMPRIS 研究奠定了强化药物治疗在防治症状性动脉粥样硬化性非急性大脑中动脉狭窄中的一线地位，包括抗血小板治疗、强化降脂、危险因素的控制及生活方式的改变等。在 WASID 研究之后，以阿司匹林为代表的抗血小板治疗已成为症状性动脉粥样硬化性非急性大脑中动脉狭窄的标准治疗。但 WASID 研究也表明，单用阿司匹林治疗症状性动脉粥样硬化性非急性大脑中动脉狭窄仍有较高的卒中复发率。在此基础上，后续多项研究探索了阿司匹林联合其他药物的双联抗血小板治疗（dual antiplatelet therapy，DAPT）的潜在益处。

基于 SAMMPRIS 研究结果，美国心脏/卒中协会卒中预防指南明确指出，对于重度大脑中动脉狭窄（狭窄率 70% ~ 99%），在卒中或 TIA 发病的 30 天内采用阿司匹林联合硫酸氢氯吡格雷 DAPT 治疗 90 天可能是合理的。需要说明的是，在国外的相关研究中，阿司匹林的应用维持剂量多采用每天 325 mg，而我国临床上多采用的维持剂量为每天 100 mg。目前，临床上联合阿司匹林的 DAPT 药物主要有硫酸氢氯吡格雷、西洛他唑和替格瑞洛。除了控制患者高血压病、糖尿病、高脂血症等危险因素外，倡导健康的生活方式对卒中的一级和二级预防都至关重要，如戒烟、充分的体育活动和建立健康的饮食习惯。

有研究显示，颅内大动脉粥样硬化性重度狭窄的患者，在急性缺血性卒中的前 48 h 内发生进展性卒中的概率极高，出院后即使给予规范的药物治疗、积极控制危险因素，1 年内再发脑血栓事件的概率仍高达 30% 以上，因此对动脉粥样硬化性狭窄造成的缺血性卒中治疗药物的选择（抗栓药物、抗凝药物）仍存在争议。国外的相关研究显示，在华法林与阿司匹林的对比分析中发现，二者在临床疗效上的差异并不显著，但阿司匹林较华法林有较小的出血率而备受临床推崇。尽管药物治疗的效果受到临床肯定，奠定了其治疗动脉硬化性狭窄性病变的地位，但在随后的长期随访中发现，其远期卒中复发率仍居高不下。

内科药物治疗的临床优点在于使用方便、快速，能对急性缺血性脑血管发病机制给予针对性的控制治疗。临床研究表明，严格控制内科药物治疗是急性缺血性脑血管治疗的基石，对于改善临床预后与转归起到基础作用。

二、症状性动脉粥样硬化性非急性大脑中动脉闭塞药物治疗

目前，尚无针对症状性动脉粥样硬化性非急性大脑中动脉闭塞药物治疗的随机对照试验研究报道。在一项比较低分子肝素钙与阿司匹林治疗颅内大血管闭塞性疾病的研究中，纳入了 603 例发病小于或等于 48 h 的缺血性卒中患者，卒中均由脑大血管闭塞所致，患者被随机分为皮下注射低分子肝素钙组和阿司匹林治疗组，治疗 6 个月后两组患者的卒中改良 Rankin 量表（mRS）≤ 2 分的比例及出血等并发症风险无显著差异。在另一项颅内大血管闭塞早期药物治疗的研究中发现，发病 48 h 内应用低分子肝素钙较阿司匹林能显著减少早期神经功能恶化（发病 10 天内），且不增加颅内出血风险，该研究认为低分子肝素钙能防治卒中进展。2015 年，中国 CICAS 研究亚组分析探讨症状性颅内大血管闭塞患者的诊疗方案，结果提示，对于颅内大血管闭塞患者，高的血压状态是不良预后的重要预测指标，积极控制血压是改善颅内大血管闭塞患者预后的重要措施。

非急性大脑中大动脉闭塞的其他药物治疗可以参照症状性颅内动脉重度狭窄的药物治疗，即积极控制危险因素、双联抗血小板治疗及强化他汀治疗 3个月。药物治疗的主要目的是防治脑动脉粥样硬化进一步发展，从而防止颅内大血管闭塞区代偿血管的代偿功能下降，但是在防治非急性大脑大动脉闭塞导致的卒中复发、神经功能进一步恶化上尚缺乏循证证据。此外，一些有促进侧支循环建立的药物治疗对防治非急性大脑大动脉闭塞导致的卒中复发及神经功能恶化可能有益，但是仍缺乏循证医学证据。

三、症状性动脉粥样硬化性非急性大脑中动脉狭窄的血管内支架成形治疗

对比药物和药物联合血管内治疗 RCT 的阴性结果，对症状性颅内动脉粥样硬化性狭窄（symptomatic intracranial atherosclerotic stenosis，sICAS）的

血管内治疗变得更加谨慎。国外 SAMMPRIS、VISSIT 研究，以及国内针对颅内严重 sICAS 病变支架联合药物治疗对比单纯药物治疗的血管成形术及支架置入（China angioplasty and stenting for symptomatic intracranial severe stenosis, CASSISS）研究并未得出血管内介入治疗优于规范内科药物治疗的结论。近年来，关于 sICAS 的血管内治疗的临床进展有单纯球囊扩张的理念，包括对富穿支部位血管的亚满意扩张（亚满意扩张定义为球囊选择小于正常血管直径 0.5 mm 或大小约为正常血管直径的 50% ～ 80%）理念的临床应用、超说明书使用支架的临床应用，以及为了解决再狭窄问题的针对 ICAS 的神经专用药物涂层支架、药物涂层球囊应用效果的研究，均有待于 RCT 证实。

早在 1980 年，神经科医师借鉴冠状动脉狭窄治疗的思路，进行了第一例 ICAS 患者的血管成型治疗，此后 ICAS 的血管内治疗便蓬勃发展起来。2009 年，Miao 等采用冠状动脉球扩支架治疗 sICAS 的单中心回顾性研究，发现球囊扩张支架是治疗 sICAS 安全、有效的方法。2011 年发布使用 Wingspan 自膨支架治疗 sICAS 的 SAMMPRIS 研究，提示强化内科治疗优于 Wingspan 支架治疗。2013 年，Park 等的研究进一步发现，球囊扩张支架有更低的残余狭窄发生率，但在富含穿支的病变处，要避免使用球囊扩张支架，因为球囊扩张时的"雪犁"效应可能导致更多的穿支事件发生。2015 年发布的 VISSIT 研究显示，球囊扩张支架治疗 sICAS 患者并发症及随访期间终点事件的发生率高于内科治疗。总之，球囊扩张支架与自膨式支架的选择主要需要考虑血管的迂曲程度、病变远端和近端的血管直径差异，以及穿支事件的发生。

2022 年的 CASSISS 研究对比了 Winspan 支架系统联合药物治疗与单纯药物治疗对 sICAS 患者卒中和死亡的影响，为 sICAS 的治疗提供了新的医学证据。该研究显示，对于重度 sICAS 患者，支架联合药物治疗在预防卒中或死亡方面，与单纯药物治疗效果相当，次要结局，如责任血管区卒中、致残性卒中、死亡率等的差异均未达统计学意义。部分球囊扩张支架或自膨式支架治疗 ICAS 的相关性研究见表 13-2。

表 13-2 部分球囊扩张支架或自膨式支架治疗 ICAS 的相关性研究

年份	作者	ICAS 狭窄程度	器材	研究类型	病例数量/例	技术成功率	30 天卒中或死亡率	随访期卒中或 TIA 复发率
2009	Miao	>70%	冠脉球囊扩张支架	单中心回顾性	113	96.5%	4.42%	6.74%（29 个月）
2011	Chimowitz	≥70%	自膨支架	多中心随机对照	451	94.6%	14.7%	20%（11.9 个月），23%（32.4 个月）
2012	Miao	≥70%	自膨支架或球囊扩张支架	单中心随机对照	36	100%	8.3%	19.4%（12 个月）
2013	Park	≥70%	自膨支架或球囊扩张支架	单中心回顾性	44	100%	2.3%	—
2013	Shin	>60%	球囊张扩支架	单中心回顾性	77	100%	5.3%	8.1%（18.9 个月）
2015	Zaidat	≥70%	球囊张扩支架	多中心随机对照	112	54%	24.1%	36.2%（12 个月）
2015	Miao	≥70%	自膨支架或球囊扩张支架	多中心前瞻性	300	100%	4.3%	8.1%（12 个月）
2016	Wang	≥70%	自膨支架	单中心回顾性	196	98.0%	7.1%	9.6%（12 个月），12.1%（24 个月）
2016	Bai	≥70%	自膨支架	单中心回顾性	91	100%	14.3%	16%（24 个月），5.2%（31.3 个月）
2016	Zhao	≥70%	自膨支架	单中心回顾性	278	99.6%	4.3%	5.8%（12 个月），7.2%（24 个月）
2018	Baik	>70%	球囊扩张支架	单中心回顾性	34	100%	0	14.7%（67.5 个月）
2019	Alexander	≥70%	自膨支架	多中心前瞻性	152	100%	2.6%	8.5%（12 个月）
2020	Wang	—	自膨支架或球囊扩张支架	系统回顾及 meta 分析	8408	100%	6.68%	4.43%（12 个月）
2021	Li	>70%	自膨支架	单中心回顾性	174	98.9%	8.6%	14.4%（6 个月），17.2%（12 个月）
2021	Mohammaden	≥70%	球囊扩张支架	多中心回顾性	232	100%	6.5%	4.6%（12 个月）
2022	Gao	≥70%	自膨支架	多中心随机对照	176	96.5%	5.1%	8%（12 个月）

从颅内动脉狭窄血管内治疗的发展历程可以看出，虽然 SAMMPRIS、VISSIT 和 CASSISS 研究没有显示出血管内治疗对比内科药物治疗的优势，但在现实中，由于药物治疗仍然存在较高的卒中复发风险，所以需要探索更安全、更有效的血管内治疗方法。

四、症状性动脉粥样硬化性非急性大脑中动脉狭窄的血管内单纯球囊扩张治疗

既往单纯冠状动脉球囊扩张治疗 sICAS 的效果并不令人满意，原因在于球囊扩张后病变血管即刻弹性回缩率、血管夹层发生率、残余狭窄率、后期再狭窄率均高，还有较高的支架补救率。随着球囊扩张理念的更新（如缓慢扩张技术、缓慢泄球囊技术、亚满意球囊扩张技术等）、充分的药物治疗，以及颅内专用球囊的不断改进，单纯球囊扩张在治疗 sICAS 中逐渐被临床认可。2016 年，Dumont 等报道了单纯球囊亚满意扩张治疗（球囊直径为正常血管的50%～70%）sICAS 的 24 例患者手术均取得成功，30 天内卒中或死亡的发生率为零。在一年的随访期内，靶血管供血区卒中复发率为 5.55%。Dumont 认为单纯亚满意球囊扩张治疗 sICAS 是安全有效的，且亚满意球囊扩张足够改善血流灌注，因亚满意缓慢充盈（1 ATM/min）及泄压（2 ATM/min）技术能最大限度地减少动脉损伤，避免斑块破裂导致的血栓栓塞、减少穿支"雪犁"效应的发生，从而减少围手术期并发症及支架内再狭窄的发生。然而，2016年另一项来自 2005—2011 年美国住院患者数据库的研究数据，比较了单纯球囊扩张与支架置入治疗 sICAS 的有效性和安全性。该研究共纳入 2059 例患者，其中 71% 接受了支架置入治疗，虽然两种治疗方式的医源性卒中发生率没有显著差异，但单纯球囊扩张与支架置入相比有更高的围手术期死亡率。该研究提示，支架置入治疗的安全性优于单纯球囊扩张术。同时，研究者也指出，纳入数据的偏倚可能是导致这种差异的原因之一。

2020 年，Seyedsaadat 等对 19 项共 777 例接受亚满意球囊扩张治疗的

sICAS 患者进行了 meta 分析，分析结果提示亚满意球囊扩张治疗 sICAS 是安全的治疗方式。2021 年，Peng 等对 14 项比较药物治疗、单纯球囊扩张和支架置入治疗 sICAS 研究的 meta 分析结果发现，3 组的主要终点事件（30 天内所有卒中或死亡和 30 天后责任血管供血区的缺血性卒中）发生率无显著差异；药物治疗组较支架组 30 天内卒中或死亡、缺血性卒中和颅内出血的发生率均显著降低，但与单纯球囊扩张组相比，差异无统计学意义；在 30 天后的随访期间，各组责任血管供血区缺血性卒中的发生率无显著差异；单纯球囊扩张组在长期预防卒中复发方面有降低趋势，但差异未达统计学意义。部分单纯球囊扩张治疗 ICAS 的相关性研究见表 13-3。

表 13-3　部分单纯球囊扩张治疗 ICAS 的相关性研究

年份	作者	狭窄程度	残余狭窄率	研究类型	病例数量/例	技术成功率	30 天卒中或死亡率	再狭窄率
2006	Marks	≥50%	36%	多中心回顾性	120	100%	5.8%	23.9%（42.3 个月）
2008	Siddiq	—	15%	多中心回顾性	190	100%	8.4%	38.9%（12 个月）
2009	Siddiq	≥50%	—	meta 分析	1027	100%	5.6%	14.2%（12 个月）
2013	Qureshi	≥50/≥70%	—	单中心前瞻性随机对照	10	100%	3.2%	0（6~8 个月）
2015	Okada	≥70%	39.5%	单中心回顾性	47	95.7%	6.4%	26.9%（51.5 个月）
2016	Dumont	≥70%	54.62%	单中心前瞻性	24	100%	0	—
2018	Wang	>70%	—	单中心回顾性	35	100%	2.9%	12%（9.7 个月）
2020	Seyedsaadat	≥50%	—	系统回顾及 meta 分析	777	93%	5%	20%（12 个月）
2020	Stapleton	≥50%	—	系统分析及 meta 分析	395	100%	4.9%	18.4%（6 个月）
2021	Peng	—	—	meta 分析	1520	—	—	—

2020年，我国国家药品监督管理局批准的首款Neuro LPSTM快速交换颅内低压球囊（命名压3 ATM），其推送性、通过性、顺应性进一步优化，安全性和实用性得到更大的提高。低压颅内球囊有可能会降低血管内膜损伤的发生率，使手术安全性得到提高。与强化药物治疗相比，联合球囊扩张治疗的临床疗效是否更佳还有待更高级别的临床研究去证实。目前正在进行的BASIS研究正是评价单纯球囊扩张联合药物治疗对sICAS的安全性、有效性、前瞻性，以及多中心，随机对照、平行对照等多方面的临床研究，期待其研究成果的发表。

五、症状性动脉粥样硬化性非急性大脑中动脉闭塞的血管内介入治疗

近20年来，针对症状性动脉粥样硬化性非急性大脑中动脉闭塞的治疗方法在不断探索，其方法包括颅内、外动脉搭桥手术，动脉内狭窄段血管球囊扩张术，血管内血栓取出术，动脉内支架置入术等。由于缺乏多中心、大型临床研究数据的证实，其临床疗效的报道尚缺乏循证依据。随着CTO开通治疗及症状性慢性颅外大动脉闭塞（如颈内动脉颅外段、锁骨下动脉等）开通治疗的实践，以及近年来介入技术及器械的发展，很多介入医生开始尝试非急性期颅内大动脉闭塞的血管内开通治疗，而且临床实践显示有一定的安全性及有效性。另外，颈内动脉慢性闭塞的血管成形、支架置入等微创血管内治疗为非急性颅内大动脉闭塞的开通治疗起到了很好的启示作用。

最早用血管内治疗开通非急性颅内大动脉闭塞的是T.Mori，他在1997年报道了6例MCA非急性闭塞的血管内治疗案例，结果发现MCA闭塞小于或等于3个月的4例患者获得完全开通，而闭塞3个月的两例患者未能成功开通，无围手术期并发症。因此，T.Mori提出对于闭塞3个月以内的MCA非急性闭塞患者行血管内治疗是安全的。

2017年，Kangning Chen等报道了16例非急性颅内大动脉闭塞血管内治疗的结果，仅有两例患者未能成功开通。在所有已开通闭塞的患者中，仅有1

例出现可逆性视网膜中央动脉栓塞的症状。围手术期不良事件发生率为 6.25%。随访 3 个月，mRS ≤ 2 分的患者比例达 94%。Kangning Chen 提出对于小的梗死病灶及大的低灌注区的颅内大动脉闭塞患者，血管内治疗是安全、有效的，能明显改善低灌注状态从而改善患者预后；Kangning Chen 同时提出颅内大血管非急性闭塞血管内治疗开通的适应证，主要包括症状性颅内大动脉闭塞；闭塞发生 90 天；新的梗死主要由穿支动脉闭塞所致；伴有远端部位动脉 - 动脉栓塞性梗死，且梗死的体积小于血管供血区的 1/5；大的低灌注区；患者经内科治疗仍然有症状波动或病情恶化。

六、症状性动脉粥样硬化性非急性大脑中动脉闭塞搭桥术

目前，颞浅动脉 - 大脑中动脉搭桥术（superficial temporal artery-middle cerebral artery，STA-MCA）搭桥是治疗烟雾病的主要方法之一。对于大脑中动脉闭塞患者，STA-MCA 搭桥手术缺乏明确的手术指征，同时亦缺乏可以预防卒中的有效证据，该手术一直处于低谷状态。尽管如此，在治疗闭塞性脑血管疾病患者中仍取得了不错的短期疗效，患者术后的血管通畅率较高，脑血流增加对预防近期卒中具有一定的作用。

Yasargil 于 1967 年为 1 例马凡氏综合征伴发大脑中动脉狭窄的患者成功地实施了 STA-MCA 搭桥术，并取得了良好的效果。此后许多国家逐步开展了此手术，并衍生出多种颅外 - 颅内动脉吻合手术方式。既往有研究表明，STA-MCA 搭桥术并不能降低缺血性卒中的发生，并且与药物治疗相比，STA-MCA 搭桥术并没有明显改善患者症状的优势。因此，部分学者并不支持 STA-MCA 搭桥术在大脑中动脉狭窄或闭塞患者中的应用。而近年来国外颅外 - 颅内动脉搭桥术（extracranial-intracranial，EC-IC）研究表明，对于血管狭窄或闭塞的症状性缺血卒中患者而言，STA-MCA 搭桥术可明显改善神经功能障碍并减少卒中再发风险。美国颈动脉闭塞手术随机对照试验研究表明，STA-MCA 搭桥术术后血管通畅率良好，患者的脑血流得到改善，减少了缺血性卒中的复发，

并且复发率明显低于药物治疗组，这些研究均证实 STA-MCA 搭桥术对于脑血管狭窄或闭塞患者是安全有效的。

目前，STA-MCA 搭桥术的适应证尚不明确。美国颈动脉闭塞手术随机对照试验研究所选用的适应证临床表现为 TIA 或因缺血性卒中引起的轻、中度神经功能障碍（改良 Barthel 指数 ≥ 12/20）；影像学结果提示与临床症状相符的大脑中动脉狭窄或闭塞及颞浅动脉适合行 STA-MCA 搭桥术；正电子放射断层造影术检查发现患侧氧摄取分数与对侧氧摄取分数的比值大于 1.13。STA-MCA 搭桥术治疗存在脑血流动力学障碍的大脑中动脉狭窄或闭塞患者虽可以取得良好的效果，但手术难度大，术后并发症发生的概率高，因此术前应充分评估该手术的适应证，以提高临床疗效、改善患者预后。

第四节　症状性动脉粥样硬化性非急性大脑中动脉狭窄或闭塞经桡动脉入路介入治疗进展

目前，国内外未见针对经桡动脉入路行症状性动脉粥样硬化性非急性大脑中动脉狭窄或闭塞患者介入治疗的研究报道。多项回顾性研究提示，对于急性缺血性卒中患者，在经股动脉入路失败或弓上血管解剖异常（主动脉弓复杂、颈动脉迂曲）的患者中，经桡动脉入路机械取栓可获得满意的血管再通率，且并发症的发生率低，可作为急性缺血性卒中患者的备选入路。2019 年，Chen 等首次回顾性报道经桡动脉入路和经股动脉入路治疗前循环大血管闭塞机械取栓的研究结果。该研究显示，纳入经桡动脉入路组（18 例）与经股动脉入路组（33 例）血管的首次再通率（54.5% 对比 55.6%）、平均取栓次数（1.9 次对比 1.7 次）、穿刺至再通时间（61.9 min 对比 61.1 min）、最终再通率（87.9% 对比 88.9%）及预后良好率（39.4% 对比 33.3%）的差异均无统计学意义（均 P > 0.05）。Chen 认为，对于具有挑战性血管解剖的前循环大血管闭塞患者，经桡动脉入路和经股动脉入路对于前循环机械取栓的疗效和效率相当，但对于特殊路径的机械取栓患者，经桡动脉入路可能优于经股动脉入路。此外，2021年 Phillps 等单中心对照研究结果的公布再次引发业界对经桡动脉入路取栓的关注。该研究纳入了 375 例接受机械取栓的前循环 AIS 患者，经桡动脉入路组（130 例）的一次再通率、总血管再通率、CT 检查至血管再通时间等指标均与经股动脉入路组（245 例）相当，但经桡动脉入路组与经股动脉入路组的穿刺点并发症的发生率分别为 0% 和 6.5%；术后 3 个月随访显示预后良好率分别为 67.5% 和 57.9%（$P=0.093$），差异虽未达统计学意义，但预后良好率提高了近 10%。Phillps 采用"CT 检查至血管再通时间"，而不是"穿刺成功至再通时间"，涵盖了穿刺置鞘的时间，更具有客观性。美国 Siddiqui 等的单中心回顾性研究显示，在 202 例前循环和 20 例后循环急性缺血性卒中患者中，经股动脉入路组（129 例）与经桡动脉入路组（93 例）相比较，血管再通率（91.4% 对比 79.6%）、取栓次数［（1.8±1.2）次对比（2.4±1.6）次］、术后 3 个月的病死率（22.1% 对比 40.9%）及预后良好率（51.3% 对比 34.1%），结果显示经股动脉入路组均优于经桡动脉入路组（$P < 0.05$）。

经桡动脉入路介入技术的成功意味着其比经股动脉入路更具有发展空间，但经桡动脉入路介入技术需要相当长的学习曲线，且经桡动脉入路所需的介入导管和设备的选择亦受到限制，因目前市面上还没有专门设计用于经桡动脉入路介入手术的指引导管、中间导管。随着新的设备和技术的出现，利用经右锁骨下动脉入路的介入技术将具有很大的发展潜力。

第五节　桡动脉入路症状性动脉粥样硬化性非急性大脑中动脉狭窄或闭塞血管内介入治疗的适应证、禁忌证

一、症状性动脉粥样硬化性非急性大脑中动脉狭窄血管内介入治疗的适应证和禁忌证

1. 适应证

（1）年龄 30 ～ 80 岁。

（2）症状性动脉粥样硬化性颅内狭窄。TIA 或过去 12 个月内因颅内大脑中动脉 M1 段 70% ～ 99% 狭窄所致的卒中。

（3）狭窄程度达到 70% ～ 99%，且已经通过血管造影确认。

（4）头颅 MRI 显示远端梗死，梗死由皮层末端分支闭塞或血流动力学损害（穿支闭塞除外）引起。

（5）预期支架能输送到病变部位。

（6）最近一次缺血性症状发作后 3 周内进行支架置入。

（7）CT 或 MRI 无大面积脑梗死（大于 1/2 MCA 范围）、颅内出血、硬膜外或硬膜下出血、颅内肿瘤。

（8）发病前 mRS ≤ 2 分。

（9）大脑中动脉 M1 段直径为 2.0 ～ 4.5 mm，狭窄长度 ≤ 14 mm。

（10）研究开始前 1 周内无生育潜力或孕检阴性；女性患者近 18 个月月经正常。

（11）患者同意配合其他内科治疗方案。

（12）患者及家属了解手术风险，并签署知情同意书。

2. 禁忌证或相对禁忌证

（1）不能耐受全身麻醉；不能耐受其他内科治疗药物。

（2）不能完成血管造影评估。

（3）M1 近端或远端闭塞。

（4）严重的血管迂曲或解剖不能安全引入导引导管、导引鞘或置入支架。

（5）M1 狭窄附近或病变处存在腔内血栓。

（6）M1 狭窄近端或远端存在动脉瘤。

（7）颅内肿瘤或任何颅内血管畸形。

（8）CT 或血管造影显示病灶严重钙化。

（9）CT 或 MRI 显示梗死区大于 5 cm，且有出血转化的风险；15 天内梗死区出现出血转化。

（10）既往 30 天内自发性脑内（实质）或其他颅内（蛛网膜下、硬膜下或硬膜外）出血。

（11）未经治疗的慢性硬膜下血肿厚度大于 5 mm。

（12）其他心脏来源的栓塞，如左室动脉瘤、心内充盈缺损、心肌病、主动脉或二尖瓣假心瓣膜、钙化的主动脉狭窄、心内膜炎、二尖瓣狭窄、房间隔缺损、房间隔动脉瘤、左房黏液瘤。

（13）30 天有内心肌梗死病史。

（14）需要抗凝的慢性或阵发性心房颤动。

（15）对任何药物治疗的不耐受或过敏反应，包括阿司匹林、硫酸氢氯吡格雷、肝素和麻醉药物。

（16）近期胃肠道出血影响抗血小板治疗。

（17）活动性出血或凝血障碍；活动性消化性溃疡；活动性出血体质，如血小板计数 < 125 000，红细胞比容 < 30，血红蛋白 < 10 g/dl，未干预时 INR > 1.5，出血时间超出正常上限 1 min，或与肝素相关的血小板减少、无法控制的严重高血压（收缩压 > 180 mmHg 或舒张压 > 115 mmHg）、严重肝损害、肌酐 > 265.2 μmol/l（除非透析）。

（18）不能理解和配合研究方案或不同意签署知情同意书。

（19）严重的痴呆或精神问题。

二、症状性动脉粥样硬化性非急性大脑中动脉闭塞血管内介入治疗适应证和禁忌证

1. 适应证

（1）尽管进行了积极的治疗，患者的病情仍然恶化。

（2）脑梗死面积不超过供血动脉面积的 1/5。

（3）低灌注区大，梗死面积与 CTP、ASL、DSA 不匹配度大于 50%。

（4）被阻塞的 MCA 的直径估计超过 2 mm，长度＜ 15 mm。

（5）未见明显微出血灶及出血倾向。

2. 禁忌证

禁忌证同 CASSISS。

第六节　桡动脉入路症状性动脉粥样硬化性非急性大脑中动脉狭窄或闭塞血管内介入治疗的术前评估

一、桡动脉直径的评估

通过术前桡动脉彩超检查可以明确桡动脉的直径，明确能否置入 6F 桡动脉鞘，如彩超提示尺动脉较粗，尺动脉入路也可以作为备选方案，亦可以直接选择肱动脉。

二、术前主动脉弓的弓形评估及右侧锁骨下动脉与右侧颈总动脉夹角的评估

术前可以通过颈部 CTA 的三维重建图像及 DSA 的主动脉弓造影图像来评

估患者桡动脉入路时导管到达颈内动脉的稳定程度，当右侧锁骨下动脉与颈总动脉成角为较小的锐角时，通路系统常常不稳定，容易往主动脉弓掉落，此时建议更换股动脉入路或选择较硬的长鞘加强局部的支撑，此时不建议盲目地选择桡动脉入路。

第七节　桡动脉入路症状性动脉粥样硬化性非急性大脑中动脉狭窄或闭塞血管内介入治疗材料的选择

一、桡动脉穿刺的材料选择

6F 桡动脉鞘，短鞘有 11 cm 和 18 cm 两个规格，长鞘目前有 70 cm、80 cm 及 90 cm 等规格，根据手术具体情况选用不同的桡动脉鞘，穿刺针主要包括套管针（泰尔茂为代表）及钢针（强生为代表），可根据术者的喜好及熟练程度选择不同品牌的桡动脉鞘。

二、桡动脉入路通路材料选择

右侧大脑中动脉病变通路搭桥的常见材料有以下几种。

（1）0.035 泥鳅导丝（180 cm 或 260 cm）。

（2）5F MPA（125 cm）、Simmons 2 导管（125 cm）及 4F 或 5F 猪尾巴导管（125 cm），以上导管常作为同轴技术的内衬导管以携带导引导管、中间导管、长鞘到位。

（3）6F 长鞘（80 cm 或 90 cm）。适用于桡动脉直径较粗的患者，系统稳定性较强，但到位相对困难，使用 Neuromax 等头端柔软的长鞘相对容易到位，但支撑性减弱。

（4）6F 指引导管（90 cm 或 100 cm）。90 cm 国产埃普特指引导管管腔内可通过部分 5F 中间导管。

（5）6F 或 5F 中间导管及 DA 导管。部分患者可单用中间导管或 DA 导管作为支撑，但中间导管及 DA 导管支撑力偏弱，单用时到位率不高。

第八节　桡动脉入路症状性动脉粥样硬化性非急性大脑中动脉狭窄或闭塞血管内介入治疗操作技巧

一、交换技术

1. 长鞘交换

使用 0.035 inch 泥鳅导丝（180 cm）携带 Simmons 2 导管（125 cm）先超选至右侧颈总动脉。在路径图下，更换 0.035 inch 泥鳅导丝（260 cm）超选至颈外动脉，在透视下退出 Simmons 2 导管（125 cm），沿 0.035 inch 泥鳅导丝（260 cm）交换上行 6F 长鞘，但个人更建议交换长鞘时在长鞘内内衬 5F MPA（125 cm）导管以加强同轴支撑，以减少上行困难。如仍上行困难，可交换时使用"5F MPA（125 cm）+6F 指引导管 +6F 长鞘"的多系统同轴技术。

2. 导引导管（中间导管）交换

使用 0.035 inch 泥鳅导丝（180 cm）携带 Simmons 2 导管（125 cm）先超选至右侧颈总动脉。在路径图下，更换 0.035 inch 泥鳅导丝（260 cm）超选至颈外动脉，在透视下退出 Simmons 2 导管（125 cm），沿着 0.035 inch 泥鳅导丝（260 cm）交换上行 6F 指引导管或者中间导管到达颈总动脉，仍推荐内衬 5F MAP（125 cm）导管以减小指引导管及中间导管上行的困难，使其更容易到位。

二、同轴技术

1. 猪尾巴导管（125 cm）同轴技术

使用 0.035 inch 泥鳅导丝（180 cm）携带猪尾巴导管（125 cm）、6F 指引导管、长鞘或中间导管（长度不超过 115 cm）同轴，利用猪尾巴导管可变角度的特性，在右侧锁骨下动脉与颈总动脉分叉处进行超选，泥鳅导丝到高位后上行猪尾巴导管（125 cm），其后指引导管、长鞘或中间导管可沿着猪尾巴导管（125 cm）同轴上行。当右锁骨下动脉与右颈总动脉成角为较小的锐角时，系统常不太稳定，建议使用长鞘内衬中间导管以加强系统稳定性。

2. Simmons 2 导管（125 cm）同轴技术

使用 0.035 inch 泥鳅导丝（180 cm）携带 Simmons 2 导管（125 cm）、6F 指引导管、长鞘或中间导管（长度不超过 115 cm）同轴，Simmons 2 导管（125 cm）先在主动脉弓成袢，成功超选入右侧颈总动脉，泥鳅导丝超选至颈内动脉岩骨段加强支持，再使用同轴技术逐渐上行 Simmons 2 导管（125 cm）及指引导管、中间导管或长鞘。必要时可使用 "0.035 inch 泥鳅导丝 +Simmons 2 导管（125 cm）+ 指引导管（中间导管）+ 长鞘" 的组合加强支撑，更好地使系统到位。

第九节　桡动脉入路症状性动脉粥样硬化性非急性大脑中动脉狭窄或闭塞血管内介入治疗典型病例

一、病例 1（"经桡动脉入路右侧大脑中动脉狭窄球囊扩张 + 支架成形术"）

男，65 岁，因 "左侧肢体无力 5 天" 入院。既往有高血压病、2 型糖尿病 1 年多。患者 5 天前在无明显诱因下出现左侧肢体无力及左上肢持物困难，扶持下能行走，伴有头晕，在当地医院住院治疗，诊断为脑梗死，院外 TCD 检查提示右侧大脑中动脉重度狭窄，转我院做进一步治疗。神经专科查体：左侧中枢性面舌瘫，左侧肢体肌力 4 级，病理征阳性（+），其余神经专科体征阴性（−）。入院时进行相关评分，发病前 mRS：0 分；NIHSS：3 分；洼田饮水试验：1 级；缺血性卒中 TOAST 分型：大动脉粥样硬化型。入院后行脑"MRI+DWI"：右侧大脑半球多处新发脑梗死。

诊断：①急性脑梗死；②右侧大脑中动脉 M1 段重度狭窄；③高血压病（极高危组）；④2 型糖尿病。

术中使用的高值耗材：6F 泰尔茂桡动脉短鞘、0.035 inch 泥鳅导丝（180 cm 或 260 cm）、4F simmons 2 导管、5F 中间导管（115 cm）、压力泵、XT27 微导管、Gateway 扩张球囊导管（1.5 mm×15 mm）、0.014 inch 微导丝（300 cm）、Neuroform EZ 颅内支架（3.5 mm×15 mm）。

手术过程：全身麻醉，经右侧桡动脉穿刺置入 6F 桡动脉鞘，全身肝素化，在 0.035 inch 泥鳅导丝（180 cm）引导下将 4F simmons 2 导管超选至右侧颈总动脉。在路径图下，0.035 inch 泥鳅导丝（260 cm）超选颈外动脉，退出造影导管交换 5F 中间导管（115 cm）到达颈总动脉，其后泥鳅导丝携带中间导管到达床突段，通过造影确认为右侧大脑中动脉 M1 段重度狭窄。观察手术路径情况，测量病变的长度及直径，选择合适的扩张球囊及支架。在路径图的指导下，通过中间导管将 0.014 inch 微导丝（300 cm）头端携带 XT27 微导管小心通过狭窄部位后送至右侧大脑中动脉 M3 段，退出 XT27 微导管，沿着微导丝将球囊送至大脑中动脉狭窄处，球囊两端完全覆盖狭窄部位，连接压力泵缓慢加压扩张球囊。在透视下确认球囊扩张成形良好，将球囊退出，再次造影提示狭窄好转，残余狭窄 30%。在路径图的指引下，沿微导丝将 XT27 微导管头端送至右侧大脑中动脉 M2 段，退出微导丝，通过微导管将 Neuroform EZ 颅内支架（3.5 mm×15 mm）送至大脑中动脉狭窄部位，通过造影确认支架两端完全覆盖狭窄部位，固定好支架并输送导丝，缓慢退出微导管，释放支架。释放支架成功后，再次通过造影确认支架是否对位及贴壁良好，造影提示支架内血流通畅，残余狭窄约15%，退出支架输送器。术后拔除桡动脉鞘，压迫穿刺点4～6 h。脑MRI结果如图13-1所示。经桡动脉入路右侧大脑中动脉支架成形术手术过程如图13-2所示。

患者复苏后无不适主诉，四肢活动良好，术后3天转康复科做进一步治疗。

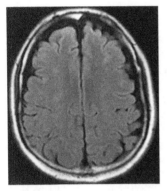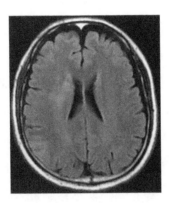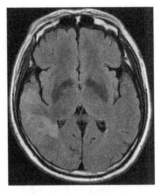

（a）FLAIR 提示右侧额顶叶多处新发脑梗死　　（b）FLAIR 提示右侧大脑半球侧脑室旁、颞枕交接区多处新发脑梗死　　（c）FLAIR 提示右侧颞叶、颞枕交接区多处新发脑梗死

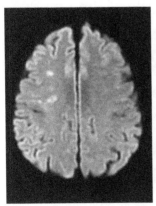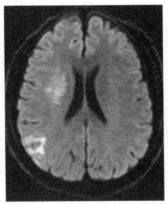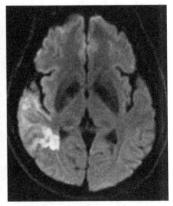

（d）DWI 提示右侧额顶叶多处新发脑梗死　　（e）DWI 提示右侧大脑半球侧脑室旁、颞枕交接区多处新发脑梗死　　（f）DWI 提示右侧颞叶、颞枕交接区多处新发脑梗死

图 13-1　脑 MRI 结果

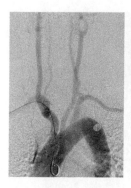

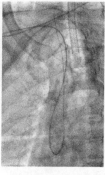

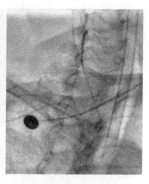

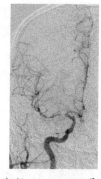

（a）经桡动脉造影提示为Ⅲ型主动脉弓

（b）4F simmons 2 导管经主动脉瓣成袢

（c）4F simmons 2 导管超选右侧颈动脉

（d）经 4F simmons 2 导管正位造影，提示右侧大脑中动脉 M1 段重度狭窄

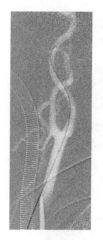

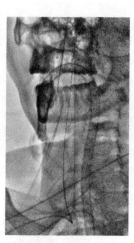

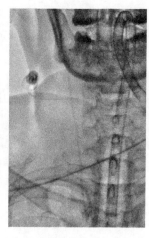

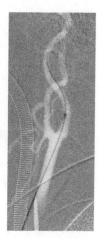

（e）在路径图下，经 simmons 2 导管引入交换导丝

（f）撤出 simmons 2 导管，留置交换导丝

（g）沿交换导丝上行中间导管，撤出交换导丝

（h）在路径图下沿中间导管上行泥鳅导丝

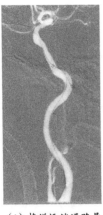

（i）推送远端通路导管至床突段

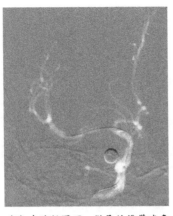

（j）在路径图下，微导丝携带球囊导管小心通过狭窄段

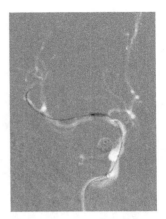

（k）给予 11 ATM 扩张球囊

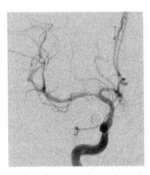

（l）球囊扩张后造影，提示右侧 M1 残余轻度狭窄

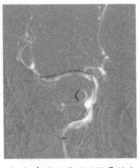

（m）在路径图下沿微导丝上行支架导管

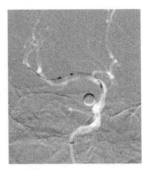

（n）在路径图下沿支架导管上行支架

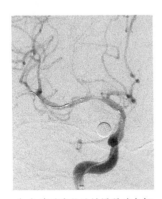

（o）准确定位后缓慢释放支架

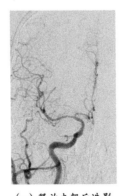

（p）释放支架后造影，提示局部残留轻度狭窄

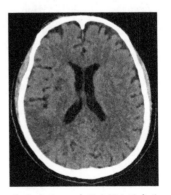

（q）术后 CT 未见右侧大脑中动脉供血区出血

图 13-2　经桡动脉入路右侧大脑中动脉支架成形术手术过程

二、病例 2（经右侧桡动脉入路右侧大脑中动脉闭塞开通术）

男，58 岁，因"左侧肢体无力 14 天"入院。既往有高血压病 4 年多，规律服药，患者 14 天前在无明显诱因下出现左侧肢体乏力，行走困难，持物不能，伴有头晕、头痛，门诊以脑梗死收入院。神经系统查体：左侧中枢性面瘫。左侧上肢肌力 2 级，下肢肌力 3 级。NIHSS：10 分。洼田饮水试验：1 级。头颅 CT 提示右侧基底节区及放射冠区脑梗死，MRI 显示右侧基底节区及放射冠区脑梗死，CTA 提示右侧大脑中动脉 M1 闭塞。

诊断：①急性脑梗死；②右侧大脑中动脉 M1 段闭塞；③高血压病（极高危组）。

术中使用的高值耗材：0.035 inch 泥鳅导丝（180 cm）、6F 桡动脉鞘、5F simmons 2 导管（125 cm）、鹤泰 6F 长鞘（80 cm）、6F 中间导管（105 cm）、0.014 inch 微导丝（300 cm）、Rebar18 微导管、波科冠状动脉球囊（2 mm × 12 mm）、压力泵。

手术过程：全身麻醉，经右侧桡动脉穿刺置入 6F 桡动脉鞘，全身肝素化，造影完成后使用 0.035 inch 泥鳅导丝（180 cm）交换 80 cm 长鞘到达右侧锁骨下动脉，泥鳅导丝携带 simmons 2 导管（125 cm）套叠 6F 长鞘同轴超选至右侧颈内动脉开口，退出造影导管，6F 中间导管（105 cm）到达眼动脉段，造影确认右侧大脑中动脉 M1 段闭塞。在路径图的指引下，通过中间导管将 0.014 inch 微导丝（300 cm）携带 Rebar 18 微导管小心通过闭塞部位后送至右侧大脑中动脉 M2 段，退出微导丝，Rebar 18 微导管内微量造影证实远端血管通畅，再次送入微导丝，退出微导管，沿着微导丝引导下将波科冠状动脉球囊（2 mm × 12 mm）送至大脑中动脉闭塞出处，接压力泵缓慢加压扩张球囊。透视下球囊扩张成形良好，将球囊退出，再次造影提示闭塞开通，残余狭窄 20%，观察 20 min 未见弹性回缩，远端血管血流通畅，故未置入支架，结束手术。术后拔除桡动脉鞘，压迫穿刺点 4 ～ 6 h。患者苏醒后无不适主诉，术后

24 h 内复查 CT 未见颅内出血。头颅 CT、MRI 结果如图 13-3 所示。经桡动脉入路右侧大脑中动脉闭塞开通术手术过程如图 13-4 所示。

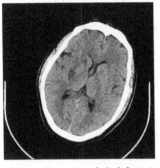
（a）头颅 CT 提示基底节急性脑梗死

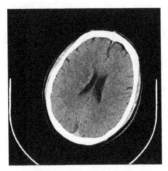
（b）头颅 CT 提示放射冠区新发脑梗死

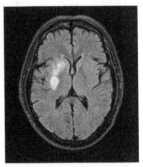
（c）MRI 显示基底节区新发脑梗死

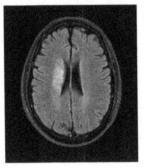
（d）FLAIR 显示放射冠区新发脑梗死

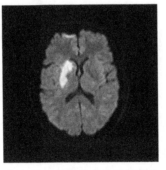
（e）DWI 显示基底节区新发脑梗死

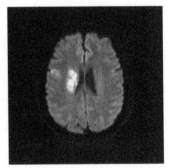
（f）DWI 显示放射冠区新发脑梗死

图 13-3　头颅 CT、MRI 结果

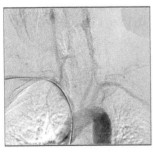
（a）经桡动脉造影提示为 II 型主动脉弓

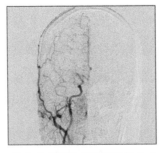
（b）右侧颈总动脉造影提示右侧大脑中动脉 M1 段闭塞

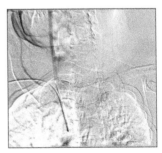
（c）5F simmons 2 导管超选右侧颈总动脉

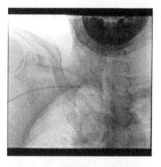

（d）沿 5F simmons 2 导管缓慢推送长鞘至右侧颈总动脉

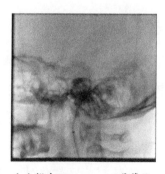

（e）撤出 5F simmons 2 导管后，通过 6F 远端通路导管至眼动脉段

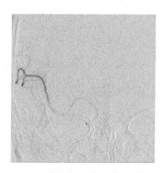

（f）微导丝携微导管通过闭塞段，经微导管造影，提示远端通畅

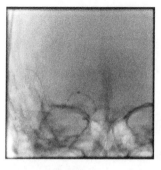

（g）交换成 0.014 inch 微导丝（300 cm）后撤出微导丝上行球囊

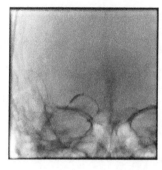

（h）给予 6 ATM 扩张球囊一次

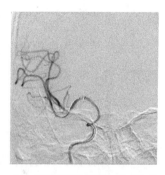

（i）球囊扩张后造影，提示血管复通

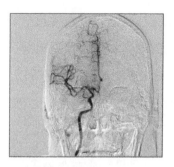

（j）观察 20 min 正位造影，提示右侧 M1 段残留轻度狭窄

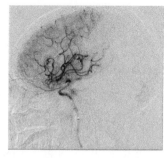

（k）观察 20 min 侧位造影，提示右侧 MI 血流通畅

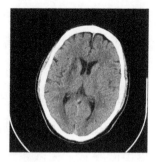

（l）术后 24 h 复查 CT 未见颅内出血

图 13-4 经桡动脉入路右侧大脑中动脉闭塞开通术手术过程

三、病例 3（经桡动脉入路右侧大脑中动脉狭窄药物球囊扩张术）

女，59 岁，因"反复头晕 2 个月，加重 3 天"入院。既往有高血压病史、2 型糖尿病史 5 年多，规律服药，患者 2 个月前在无明显诱因下反复出现阵发性头晕，体位改变或天气改变时明显，无肢体乏力，无呕吐，门诊以"脑供血不足"收入院。神经系统查体：无明显阳性体征。NIHSS：0 分。发病前 mRS：0 分。我院头颅 CT：右侧基底节区软化灶。MRI 及 DWI 显示右侧基底节区软化灶。CTA 显示右侧大脑中动脉 M1 重度狭窄。

诊断：①脑动脉供血不足；②右侧大脑中动脉 M1 段重度狭窄；③高血压病（极高危组）；④ 2 型糖尿病；⑤高脂血症。

术中使用的高值耗材：0.035 inch 泥鳅导丝（180 cm）、6F 桡动脉鞘、6F 指引导管、5F 猪尾巴导管（125 cm）、压力泵、6F 中间导管（105 cm）、波科球囊（2 mm×12 mm）、乐普药物球囊（2 mm×16 mm）、Rebar18 微导管、0.014 inch 微导丝（300 cm）。

手术过程：全身麻醉，经右侧桡动脉穿刺置入 6F 桡动脉鞘，全身肝素化，完成造影后使用泥鳅导丝携带 5F 猪尾巴导管（125 cm）套叠 6F 中间导管（105 cm）到达右侧颈总动脉。在路径图的指引下，使用泥鳅导丝携带 6F 中间导管（105 cm）到达眼动脉段，经造影确认右侧大脑中动脉 M1 段重度狭窄。观察手术路径情况，测量病变的长度及直径，选择合适的球囊扩张路径图指导，通过 6F 中间导管 105 cm 将 0.014 inch 微导丝（300 cm）携带 Rebar 18 微导管小心通过闭塞部位后送至右侧大脑中动脉 M2 段，退出微导丝，在 Rebar18 微导管内微量造影，证实远端血管通畅后再次送入 0.014 inch 微导丝（300 cm），退出微导管。在微导丝的引导下将波科球囊（2 mm×12 mm）送至大脑中动脉狭窄处，接压力泵缓慢加压扩张球囊。在透视下，显示球囊扩张成形良好，其后使用特洛伊木马技术在缓慢泄球囊时将 6F 中间导管（105 cm）通过闭塞段到达 M1 段远端，其后沿着微导丝退出波科冠脉球囊，送入乐普药物球囊

（2 mm×16 mm），准确定位后回退 6F 中间导管（105 cm）。在 6 ATM 压力下球囊完全打开，维持 1 min 后泄球囊，并再次造影，提示残余狭窄 20%，观察 5 min 未见弹性回缩及夹层，远端血管血流通畅，术后拔除桡动脉鞘，压迫穿刺点 4 ～ 6 h。头颅 CT、MRI、DWI、CTA 结果如图 13-5 所示。经桡动脉入路右侧大脑中动脉狭窄药物球囊扩张术手术过程如图 13-6 所示。

　　患者复苏后无不适主诉，术后 24 h 内复查 CT 未见颅内出血，术后 5 天出院。

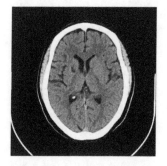
（a）头颅 CT 轴位：右侧基底节区软化灶

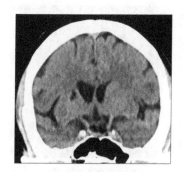
（b）头颅 CT 冠状位：右侧基底节区软化灶

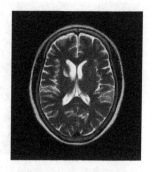
（c）头颅 MRI：右侧基底节区软化灶

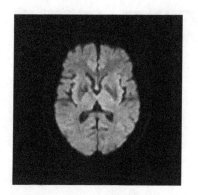
（d）DWI：未见新发脑梗死

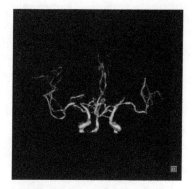
（e）头颅 CTA：右侧大脑中动脉 M1 段重度狭窄

图 13-5　头颅 CT、MRI、DWI、CTA 结果

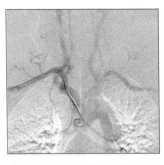

（a）经桡动脉造影提示为Ⅱ型主动脉弓

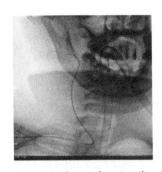

（b）泥鳅导丝携带猪尾巴管同轴6F中间导管到达右侧颈总动脉

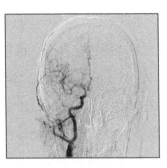

（c）正位造影见右侧大脑中动脉M1段重度狭窄

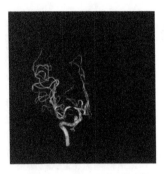

（d）右侧颈内动脉3D造影提示M1段起始部重度狭窄

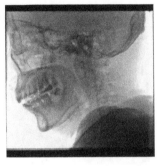

（e）6F中间导管超选至右侧眼动脉段

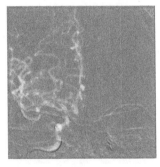

（f）在路径图下，微导丝超选至右侧大脑中动脉M3段

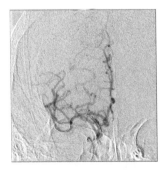

（g）沿微导丝上行波科球囊缓慢到达狭窄段，定位准确后予6ATM扩张球囊

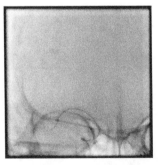

（h）使用特洛伊木马技术将6F中间导管通过狭窄段到达M1段远端

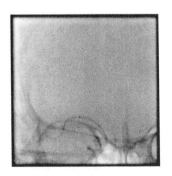

（i）沿微导丝输送药物球囊

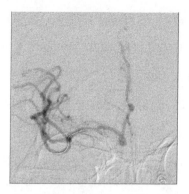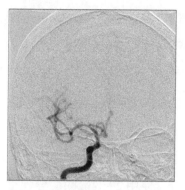

（j）退回 6F 中间导管后造影，提示　　　（k）撤出球囊后造影，提示 M1 残
药物球囊定位准确，予 6 ATM 球囊　　　余轻度，观察 10 min 未见明显弹性
扩张，并维持 1 min　　　　　　　　　回缩

图 13-6　经桡动脉入路右侧大脑中动脉狭窄药物球囊扩张术手术过程

四、病例 4（经桡动脉入路右侧大脑中动脉取栓术）

女，59 岁，因"左侧肢体无力 3 h"入院。既往有 2 型糖尿病入院治疗病史，不规律服药。神经系统查体：神志清，中枢性面瘫。NIHSS：9 分。发病前 mRS：0 分。左侧上肢肌力 1 级，下肢肌力 2 级。入院急查头颅 CT：未见颅内出血及脑梗死灶，考虑超急性期脑梗死，给予 63 mg 阿替普酶溶栓的同时通过急诊桥接送至介入室进行取栓治疗。DNT：22 min，DPT：51 min。

诊断：①超急性期脑梗死；②右侧大脑中动脉 M1 段急性闭塞；③2 型糖尿病。

术中使用的高值耗材：0.035 inch 泥鳅导丝（180 cm）、6F 桡动脉鞘、simmons 2 导管、5F 猪尾巴导管（125 cm）、鹤泰 6F 长鞘（80 cm）、Rebar 18 微导管、压力泵、6F 中间导管（115 cm）、Syphonet 取栓支架（4 mm×30 mm）、波科球囊（2 mm×12 mm）、0.014 inch 微导丝（300 cm）。

手术过程：全身麻醉，使用 6F 桡动脉短鞘穿刺桡动脉成功，造影完成确定右侧大脑中动脉闭塞后，更换 0.035 inch 泥鳅导丝（180 cm），其后交换鹤泰 6F 长鞘（80 cm）到达右侧锁骨下动脉，退出长鞘鞘芯。Y 阀内置入 5F 猪尾巴导管（125 cm），0.035 inch 泥鳅导丝（180 cm）携带 5F 猪尾巴导管（125 cm）上行。在局部路径图下，将 5F 猪尾巴导管（125 cm）头端勾选入右侧颈总动脉，其后 0.035 inch 泥鳅导丝（180 cm）上行至颈外动脉，5F 猪尾巴导管（125 cm）同轴上行至颈外动脉开口，后同轴将 6F 长鞘上行至颈总动脉，退出 5F 猪尾巴导管（125 cm）及泥鳅导丝。在路径图下，使用泥鳅导丝将 6F 中间导管携带至颈内动脉海绵窦段，并同轴将 6F 长鞘上行至颈内动脉 C1 段。在路径图下，使用 205 cm 的微导丝携带 Rebar 18 微导管超选至颈内动脉 C7 段，其后微导丝缓慢通过闭塞段到达大脑中动脉 M2 段。微导管造影显示远端血管通畅，支架导管内送入 1 枚 Syphonet 取栓支架（4 mm × 30 mm），逐渐释放支架，运用 SWIM 技术取栓 1 次后造影，见远端血管血流或恢复通畅，大脑 M1 段远端可见局部重度狭窄，用 205 cm 的微导丝携带微导管再次超选大脑中动脉 M3 段，交换 0.014 inch 微导丝（300 cm）到位后退出微导管，送入 1 枚波科球囊（2 mm × 12 mm）到达狭窄段，6 ATM 压力扩张 1 次，维持 30 s，造影残余狭窄 20%，观察 20 min 未见弹性回缩。术后拔除桡动脉鞘，压迫穿刺点 4 ～ 6 h。头颅 CT 如图 13-7 所示。右侧桡动脉入路右侧大脑中动脉取栓术手术过程如图 13-8 所示。

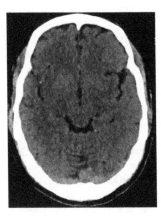 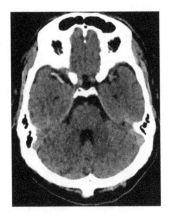

（a）头颅 CT 提示右侧大脑中动脉走行区可见点状高密度征　　（b）头颅 CT 提示右侧大脑中动脉可见高密度征

图 13-7　头颅 CT

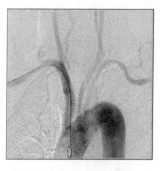

（a）经桡动脉入路造影提示为
Ⅲ型主动脉弓

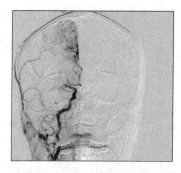

（b）simmons 2 导管造影提示右侧
大脑中动脉 M1 段闭塞

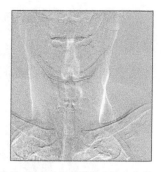

（c）泥鳅导丝携带猪尾巴导管
同轴 6F 80 cm 长鞘到达右侧颈
动脉

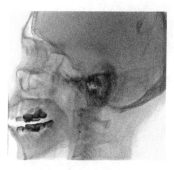

（d）侧位经 6F 长鞘送入 6F 中间
导管到达右侧颈内动脉 C6 段

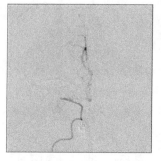

（e）经 6F 中间导管造影明确闭
塞段部位

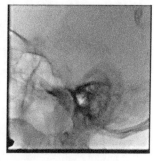

（f）经微导管释放 Syphonet 取
栓支架

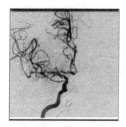

（g）取栓 1 次后造影，
提示血管再通，M1 远
端局限性重度狭窄

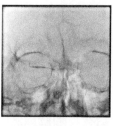

（h）沿微导丝上行波科
球囊后，予 6 ATM 扩张
球囊

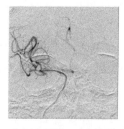

（i）造影提示右侧大脑
中动脉 M2 段血栓影，
未再次取栓

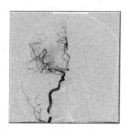

（j）造影提示右侧大脑
中动脉 M2 段血管栓塞

图 13-8　右侧桡动脉入路右侧大脑中动脉取栓术手术过程

患者复苏后无不适主诉，术后24 h内复查CT未见颅内出血，术后7天转康复科。出院时NIHSS：2分。出院前头颅CT：右侧额颞叶新发脑梗死，右侧大脑中动脉高密度影消失（图13-9）。

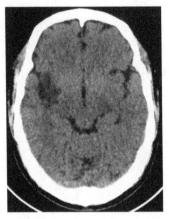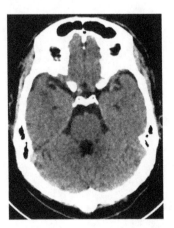

（a）头颅CT：右侧额颞叶新发脑梗死，右侧大脑中动脉高密度影消失

（b）头颅CT：右侧大脑中动脉高密度影消失

图13-9 出院前头颅CT结果

五、病例5（经右侧桡动脉入路右侧大脑中动脉取栓术）

男，85岁，因"左侧肢体无力2.5 h"入院。既往有高血压病史、2型糖尿病史，不规律服药。神经系统查体：神志清楚，中枢性面瘫。左侧上肢肌力0级，下肢肌力1级。NIHSS：11分。发病前mRS：0分。入院急查头颅CT未见颅内出血及脑梗死灶，考虑超急性期脑梗死，给予54 mg阿替普酶溶栓的同时急诊桥接送介入室取栓治疗。DNT：28 min，DPT：59 min。

诊断：①超急性期脑梗死；②右侧大脑中动脉M1段急性闭塞；③2型糖尿病；④高血压病（高危组）。

术中使用的高值耗材：0.035 inch泥鳅导丝（180 cm）、6F桡动脉鞘、5F猪尾巴导管（125 cm）、6F指引导管、5F远端通路导管（115 cm）。

　　手术过程：全身麻醉，使用 6F 桡动脉短鞘穿刺桡动脉成功，造影确定右侧大脑中动脉闭塞后，使用 0.035 inch 泥鳅导丝（180 cm）套叠 5F 猪尾巴导管（125 cm），携带 6F 指引导管同轴到达右侧颈内动脉岩骨段，退出 5F 猪尾巴导管（125 cm）和 0.035 inch 泥鳅导丝（180 cm）。在路径图的指引下，使用泥鳅导丝将 5F 中间导管携带至颈内动脉海绵窦段，其后泥鳅导丝回退至中间导管内 4 cm 左右，使用裸奔技术将 5F 远端通路导管送至大脑中动脉 M1 闭塞处，用 ADPAT 技术抽吸 2 min 后，造影见远端血管血流恢复通畅，观察 5 min 未见再次闭塞。术后拔除桡动脉鞘，压迫穿刺点 4～6 h。头颅 CT 如图 13-10 所示。经右侧桡动脉入路右侧大脑中动脉取栓术手术过程如图 13-11 所示。

　　患者复苏后无不适主诉，术后 24h 内复查 CT，未见颅内出血。头颅核磁共振 DWI：右侧颞叶区急性脑梗死。术后 7 天转康复科，出院时 NIHSS：1 分，mRS：0 分。术后复查影像如图 13-12 所示。

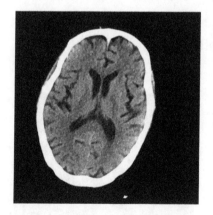
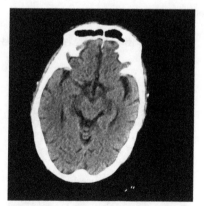

（a）头颅 CT 未见颅内出血　　　　（b）头颅 CT 提示右侧大脑中动脉可见高密度征

图 13-10　头颅 CT

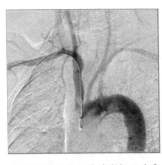

（a）经桡动脉入路造影提示为Ⅰ型主动脉弓

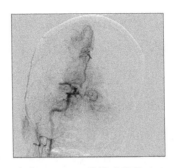

（b）simmons 2导管造影提示右侧大脑中动脉M1段闭塞

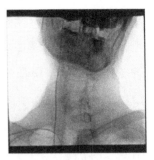

（c）泥鳅导丝携带猪尾巴导管同轴6F指引导管到达右侧颈内动脉

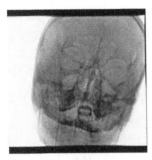

（d）将5F远端通路导管（115 cm）送至右侧大脑中动脉M1段闭塞处

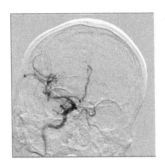

（e）正位造影显示血流3级再通

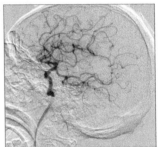

（f）侧位造影显示血管完全再通

图13-11 经右侧桡动脉入路右侧大脑中动脉取栓术手术过程

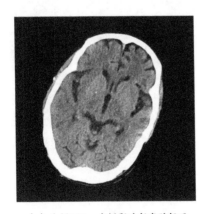

（a）头颅CT：右侧颞叶新发脑梗死

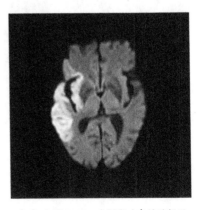

（b）头颅DWI：右侧颞叶急性脑梗死

图13-12 术后复查影像

六、病例 6（经桡动脉入路右侧大脑中动脉取栓术）

男，95 岁，因"左侧肢体无力 1.5 h"入院。既往有高血压病史，规律服药。神经系统查体：神志清楚，中枢性面瘫。左侧上肢肌力 0 级，下肢肌力 0 级。NIHSS：12 分。发病前 mRS：0 分。入院急查头颅 CT：未见颅内出血及脑梗死灶，考虑超急性期脑梗死，给予 45 mg 阿替普酶溶栓的同时通过急诊桥送至介入室取栓治疗。DNT 时间 32 min，DPT 时间 72 min。

诊断：①超急性期脑梗死；②右侧大脑中动脉 M1 段急性闭塞；③高血压病（高危组）。

术中使用的高值耗材：0.035 inch 泥鳅导丝（180 cm）、6F 桡动脉鞘、5F 猪尾巴导管（125 cm）、6F 高性能长鞘（90 cm）、弹簧圈微导管、6F 远端通路导管（115 cm）、取栓支架（3.5 mm×30 mm）、0.014 inch 微导丝（205 cm）。

手术过程：全身麻醉，使用 6F 桡动脉短鞘穿刺桡动脉成功，造影确定为右侧大脑中动脉闭塞后，更换 0.035 inch 泥鳅导丝（180 cm），后交换 6F 高性能长鞘（90 cm）到达右侧锁骨下动脉，退出长鞘鞘芯。Y 阀内置入 5F 猪尾巴导管（125 cm）。在局部路径图的指引下，0.035 inch 泥鳅导丝（180 cm）携带 5F 猪尾巴导管（125 cm）进入血管，并将猪尾巴导管头端勾选入右侧颈总动脉，后泥鳅导丝上行至颈外动脉，猪尾巴导管同轴上行至颈外动脉开口，再同轴将 6F 长鞘上行至颈总动脉，退出猪尾巴导管及泥鳅导丝。在路径图的指引下，使用 0.035 inch 泥鳅导丝（180 cm）将 6F 中间导管携带至颈内动脉海绵窦段，并同轴将 6F 高性能长鞘上行至颈内动脉 C1 段。泥鳅导丝回退至远端通路导管内，使用 snake 技术将 6F 中间导管送至大脑中动脉 M1 段抽吸 2 min。造影 M1 段，显示血管再通，上干 M2 段闭塞。在路径图下，使用微导丝（205 cm）携带弹簧圈微导管缓慢通过闭塞段到达大脑中动脉 M3 段，0.014 inch 微导管造影，显示远端血管通畅，支架导管内送入 1 枚取栓支架（3.5 mm×30 mm），后逐渐释放支架，使用 Swim 技术取栓 1 次后造影，见远端血管血流恢复通畅。术后拔除桡动脉鞘，压迫穿刺点 4～6 h。头颅 CT 影像如图 13-13 所示。经桡动脉入路右侧大脑中动脉取栓术手术过程如图 13-14 所示。

患者复苏后无不适主诉，术后 24 h 内复查 CT，未见颅内出血。头颅核磁共振 DWI：右侧额颞部急性脑梗死。术后 8 天转康复科，出院时 NIHSS：5 分。术后头颅影像学结果如图 13-15 所示。

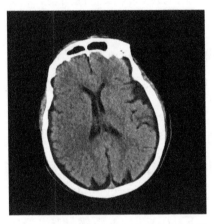
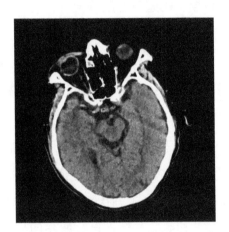

（a）头颅 CT 提示右侧大脑中动脉走行区可见点状低密度征

（b）头颅 CT 提示右侧大脑中动脉可见高密度征

图 13-13　头颅 CT 影像

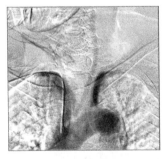
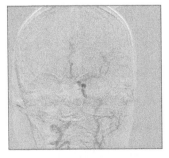
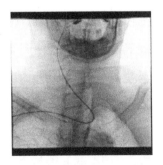

（a）经桡动脉入路造影提示为Ⅲ型主动脉弓

（b）造影提示右侧大脑中动脉 M1 段未显影

（c）泥鳅导丝携带猪尾巴导管同轴 6F 高性能长鞘达右侧颈动脉

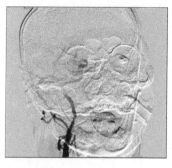

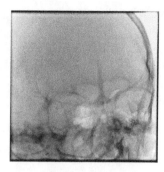

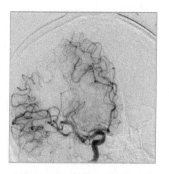

（d）长鞘到达颈内动脉C1段，造影显影M1段闭塞

（e）6F远端通路导管到达M1段闭塞段部位抽吸

（f）抽吸后造影，显示大脑中动脉上干M2闭塞

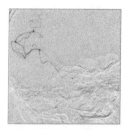

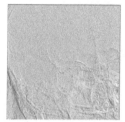

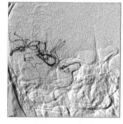

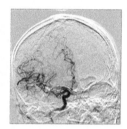

（g）微导丝携带微导管通过闭塞段后造影，远端血管通畅

（h）取栓支架（3.5 mm×30 mm）经微导管释放打开

（i）支架打开后造影，见局部血栓

（j）运用Swim技术取栓1次，右侧大脑中动脉上干M2远端血栓消失

图 13-14　经桡动脉入路右侧大脑中动脉取栓术手术过程

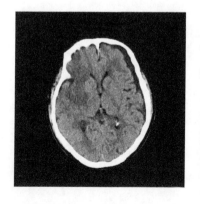

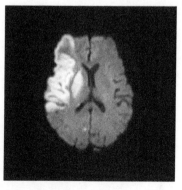

（a）头颅CT：右侧大脑中动脉高密度影消失

（b）头颅核磁共振DWI：右侧额颞部急性脑梗死

图 13-15　术后头颅影像学结果

第十四章
桡动脉入路颅内动脉瘤介入诊疗

第一节　桡动脉入路颅内动脉瘤介入诊疗

颅内动脉瘤（Intracranial aneurysm，IA）是最常见的脑血管疾病之一，它是脑动脉壁结构发育不良引起的局部血管壁向外扩张。IA 在人群中的发生率约为 3%，是仅次于脑血栓和高血压脑出血的第三大脑血管意外疾病。一项流行病学研究显示，中国 35 ～ 75 岁的人群中 IA 的患病率为 7%（男性 5.5%、女性 8.4%）。到目前为止，IA 的病因尚不清楚。据报道，遗传因素、生活习惯、环境和雌激素都与 IA 的发生密切相关。

目前，临床上治疗 IA 的策略主要局限于手术夹闭合血管内治疗。自国际蛛网膜下腔动脉瘤试验和国际未破裂颅内动脉瘤研究开始以来，血管内治疗已被广泛应用于 IA 的治疗。传统 IA 血管内治疗通常采用 TFA。近年来，随着新导管的出现、操作经验和技术的快速发展，TRA 已经开始在 IA 的神经介入手术中变得更加普遍。相关机构的早期经验表明，经桡动脉入路治疗 IA 安全，患者满意度较高，技术结果与传统经股动脉入路相当，且后循环大血管急性闭塞、髂股动脉复杂解剖、妊娠和主动脉夹层等患者尤其获益。因此，近些年神经介入医生已将治疗脑血管疾病的路径重点放在经桡动脉入路中。在 IA 的支架辅助弹簧圈栓塞或血流导向装置的血管内治疗中常规需要双联抗血小板治疗，从而增加了入路部位的并发症，因此 IA 的血管内治疗的手术似乎可以从 TRA 应用中获益。在一篇经桡动脉入路动脉瘤栓塞的可行性和安全性的 meta

分析中，共纳入 24 项研究（其中 21 项为回顾性研究，3 项为前瞻性研究），包括 1283 例（85.9%）经桡动脉入路和 122 例（8.2%）经远桡动脉入路的动脉瘤栓塞术。meta 分析中的 18 项研究中，经桡动脉入路的介入手术的总成功率为 93.5%，血栓栓塞并发症发生率为 0.5%，出血并发症发生率为 0.5%，穿刺部位并发症发生率为 0.8%。采用的栓塞技术包括血流导向装置 451 例（39.1%），弹簧圈 376 例（32.6%），支架辅助 127 例（11%），球囊辅助 104 例（9%），WEB 装置 50 例（4.3%），血流导向装置联合弹簧圈栓塞 42 例（3.6%）。从 21 项共计 1220 例患者的研究中提取术中血栓栓塞并发症，其中 13 项研究未报告血栓栓塞事件（发生率为 0），合并血栓栓塞并发症发生率为 0.5%；合并出血并发症发生率为 0.5%；合并穿刺点并发症发生率为 0.8%。荟萃分析结果提示，经 TRA 应用不同栓塞技术治疗 IA 是可行的，而且相关并发症比较低。

另外一项关于经桡动脉入路与经股动脉入路 IA 血管内治疗的队列研究回顾和荟萃分析纳入了 6 项研究（共 3764 例患者：TRA 组 354 例、TFA 组 3410 例），以比较经桡动脉入路和股动脉入路治疗 IA 的临床结果。主要结局是总并发症，次要结局是入路部位并发症、颅内出血、卒中、血栓栓塞、无症状梗死、再治疗率、死亡率、IA 完全闭塞率、手术时间和住院时间。采用随机效应模型来评估合并后的数据。总并发症无显著差异，IA 完全闭塞、手术时间、住院时间、穿刺点并发症、颅内出血、卒中、血栓栓塞、无症状性梗死、再治疗率、死亡率、立即闭塞、随访期间闭塞在两组间的发生率均无统计学差异。该荟萃分析结果显示，经桡动脉入路和股动脉入路在 IA 患者接受血管内治疗的安全性和疗效结果相当。

血流导向装置已被证实是治疗 IA（包括宽颈动脉瘤）的一种有效方法。在经桡动脉入路使用血流导向装置的一项研究中，共纳入 74 例患者（64 例女性），平均年龄 57.5 岁，共 86 个动脉瘤。大多数动脉瘤位于前循环（93%）和颈内动脉颅内段（67.4%）。动脉瘤平均直径 5.5 mm。置入的血流导向装置包括 Pipeline 栓塞装置（PED，n=65），Surpass Streamline 血流导向装置（n=8），

Flow-Redirection Endoluminal Device 腔内装置（FRED，$n=1$）。结果显示有 3 例（4.1%）转成 TFA，原因是解剖迂曲，2 例因为导管支撑不足，1 例是迷走右锁骨下动脉导引导管无法到达靶血管，其余 71 例患者经桡动脉入路均顺利完成手术（95.9%）。经桡动脉入路的患者中未出现入路部位并发症，1 例患者在随访中出现无症状桡动脉闭塞。也有应用 TRA 和 TFA 方法在前循环置入血流导向支架。一项对比研究结果认为，TRA 和 TFA 的所有病例均成功置入血流导向装置，而且两组置入的血流导向装置平均大小和长度具有可比性，两组的辐射暴露量无显著差异。但是，TRA 组平均住院时间较 TFA 组明显缩短，TRA 组为 1 天，TFA 组为 3 天。

　　最新的一项 TRA 和 TFA 置入 WEB 栓塞装置的单中心研究结果显示，在纳入的 34 例 IA 患者中大多数患者就诊时无症状或症状轻微（如头部疼痛），其中 11 例（32.4%）患者因动脉瘤破裂就诊；27 个（79.4%）动脉瘤为分叉部动脉瘤，多位于前交通动脉（29.4%）和基底动脉尖（20.6%）。中位动脉瘤最大直径和瘤颈大小分别为 6.5 mm 和 4.5 mm，8 个（23.5%）动脉瘤有子瘤囊。其中，20 例（58.8%）经 TRA，14 例（41.2%）经 TFA，所有病例均成功置入 WEB 装置，术中没有患者需要转换至另一入路。两组患者的基线特征、手术时间和透视时间、转归和并发症发生率差异均无统计学意义。在这个回顾性的研究中，证明了与 TFA 相比，三轴系统可以安全地用于通过 TRA 置入 WEB 栓塞装置，而不会增加任何风险。

　　在许多神经介入中心，6F 系统可以被视为许多更复杂的神经介入手术的标准，如支架辅助弹簧圈栓塞和瘤内扰瘤装置。在考虑将血流导向装置用于颈动脉 - 眼动脉瘤或大脑前动脉动脉瘤时，由于装置的硬度、血管的迂曲和技术等原因，使用 TRA 治疗可能更具挑战性。因为最佳支撑系统通常由 1 个三轴系统提供，该系统由 1 条长鞘、1 条远端通路导管和 1 条微导管组成。另外，在血流导向装置或瘤内扰瘤装置置入时通常需要使用更大的内径导管和更强的支持力，这样的病例在迂曲血管中经桡动脉入路置入会引起一定的担忧。

最近一项经右桡动脉入路采用 6F Neuron MAX 导管（Penumbra，Alameda，CA，USA）治疗颅内动脉瘤的研究结果报道，共纳入 17 例患者，94%（16 人）的患者治疗成功，6%（1 人）的患者需要改为股动脉入路。术后 3 个月时的评估显示，41%（7 人）的患者为无症状桡动脉闭塞（radial artery occlusion，RAOs）。此研究结果表明，6F Neuron MAX 导管可以安全地用于桡动脉入路。但是，在处理左侧前循环病变时，发现 RAO 发生率明显更高，可能是由于入路的原因，更大的内径导管和操作在左侧部位产生的动脉剪切应力更高。因此，桡动脉高闭塞率可能是未来需要进一步干预的一个问题，开发具有外部亲水涂层的神经介入专用径向长鞘似乎是必要的。此外，抗凝治疗、TRA 末端给予硝酸甘油或术后压迫尺动脉以增加桡动脉血流也可改善 RAO 结局。

TRA 的主要局限性是桡动脉直径的大小。与股动脉相比，桡动脉的管径较小，发生血管痉挛的可能性较高，因此更大的内径导管可能难以通过TRA。如果动脉与鞘膜比值＞1 或接近 1，则可以使用 6F 导管或 6F 长鞘。在某些情况下，即使是在动脉大小适当的情况下，术者也可能会遇到严重的桡动脉痉挛。在这种情况下，我们建议使用额外剂量的解痉药物，并由麻醉医师为患者提供充分的镇静。在血管痉挛或血管解剖不良的极端情况下，我们建议过渡到 TFA。如果桡动脉口径小于 2 mm，则不建议使用 TRA。

持续实践和培训可保证神经介入医师具备使用多种选择的能力，使经股动脉入路手术并发症风险增加的患者有"桡动脉优先"的选择机会，而那些不适合弓型的患者有"股动脉优先"的选择机会。也就是说，这是一种为患者量身定制的策略。

第二节 桡动脉入路颅内动脉瘤介入诊疗典型病例

一、病例1（右侧桡动脉入路前交动脉瘤栓塞术）

女，53岁，因"体检发现前交通动脉瘤1周"入院。既往有高血压病史8年，口服药物可控制。入院后神经查体无明显异常。当地医院全脑血管造影提示：前交通动脉瘤，大小约4.6 mm×3.8 mm，瘤颈约2.1 mm。入院后完善常规检查未见异常。Hunt-Hess分级：Ⅰ级。在全身麻醉下行右侧桡动脉入路前交动脉瘤栓塞术。术后患者无不适，术后2天出院。

术中使用的高值耗材：6F桡动脉鞘、0.035 inch泥鳅导丝（150 cm）6F指引导管、4F猪尾巴导管（125 cm）、0.014 inch微导丝（200 cm）、Echelon™ 10栓塞微导管、弹簧圈（4 mm×8 cm、3 mm×6 cm、2 mm×4 cm、1.5×2 cm）。

手术过程：患者在全身麻醉并肝素化下，经右侧桡动脉穿刺置入6F桡动脉鞘，0.035 inch泥鳅导丝（150 cm）配合4F猪尾巴导管（125 cm）与6F MPD同轴，4F猪尾巴导管（125 cm）头端置于头臂干，头端锚定右侧颈动脉开口后上行0.035 inch泥鳅导丝（150 cm）至右侧颈外动脉，跟进6F指引导管至右侧颈动脉分叉处，侧位超选进入右侧颈内C4末段，3D旋转选择合适工作投照位。直头栓塞微导管配合0.014 inch微导丝（200 cm）超选进入动脉瘤内，依据动脉瘤尺寸依次选择4 mm×8 cm、3 mm×6 cm、2 mm×4 cm、1.5×2 cm的弹簧圈栓塞。造影复查，提示动脉瘤未再显影，载瘤动脉及远端分支血管显影无异常。术中CT检查未见出血。手术完成后撤出导管，拔除桡动脉鞘并包扎。术中患者的生命体征平稳，麻醉苏醒，神经系统查体同术前，患者安返回病房。桡动脉入路前交通动脉瘤栓塞手术过程如图14-1所示。

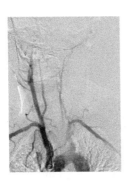 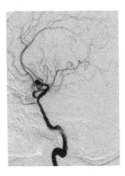 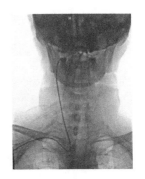

（a）右侧桡动脉造影提　　（b）造影提示前交通动　　（c）6F指引导管经右侧桡
示 I 型弓　　　　　　　　脉瘤　　　　　　　　　　动脉进入右侧颈内动脉

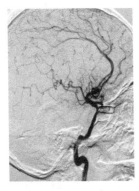 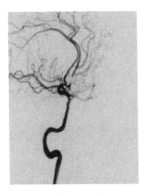

（d）前交通动脉瘤栓塞工　　（e）工作角度下动脉瘤致密栓
作角度　　　　　　　　　塞，双侧大脑前动脉血流通畅

图 14-1　桡动脉入路前交通动脉瘤栓塞手术过程

二、病例 2（右侧桡动脉入路左侧颈内动脉后交通动脉瘤栓塞术）

男，63 岁，因"突发剧烈头痛伴恶心呕吐 8 h"入院。既往有高血压病史 15 年，未按时口服药物。糖尿病史 7 年，血糖控制差。吸烟史 30 年。入院神经查体：神志清，颈强直，Babinski（＋），肢体肌力正常。Hunt-Hess 分级：I 级。当地医院行 CT，提示蛛网膜下腔出血。急诊入院后行 DSA，提示牛型弓，弓上血管迂曲，左侧颈内动脉后交通动脉瘤，大小约 4.3 mm×3.6 mm，瘤颈约 3.1 mm。经股动脉入路难度大，急诊行右侧桡动脉入路左侧颈内动脉后交通动脉瘤栓塞术。桡动脉入路左侧颈内动脉后交通动脉瘤栓塞术手术过程如图 14-2 所示。

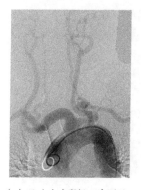

（a）股动脉造影提示牛型弓

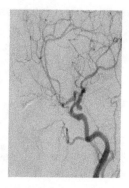

（b）脑血管造影见左侧后交通动脉瘤

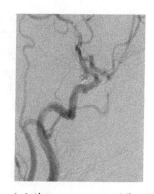

（c）填入 4 mm×8 cm 弹簧圈

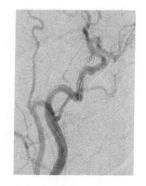

（d）半释放 Solitar 支架
（4 mm×20 mm）

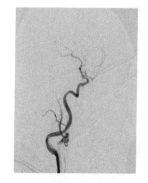

（e）支架完全释放，动脉瘤致密栓塞，载瘤动脉血流通畅

图 14-2 桡动脉入路左侧颈内动脉后交通动脉瘤栓塞术手术过程

三、病例 3（行左侧桡动脉入路基底动脉血流导向装置置入术）

男，51 岁，因"间断头晕不适半年"入院。既往有糖尿病史 13 年，口服药物可控制血糖，血糖最高为 18.3 mmol/L。入院神经查体未见异常。在当地医院行 MR，提示左侧小脑前下动脉起始部夹层动脉瘤。入院后行高分辨 MR，提示底动脉夹层动脉瘤。Hunt-Hess 分级：Ⅰ级。入院后口服阿司匹林、硫酸氢氯吡格雷 5 天后行血栓弹力图达标后，行左侧桡动脉入路基底动脉血流导向装置置入术。术后患者无特殊不适，出院。左侧桡动脉入路基底动脉血流导向装置置入术手术过程如图 14-3 所示。

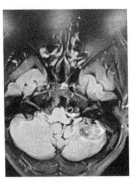

（a）头颅磁共振提示小脑梗
死，椎动脉夹层动脉瘤

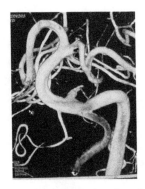

（b）造影见左侧小脑前下动
脉起始部夹层动脉瘤

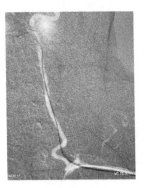

（c）从左侧桡动脉入路置入中
间导管至左侧椎动脉V4段

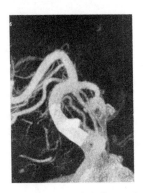

（d）置入血流导向装置，术
后支架重建，支架贴壁良好

图14-3　左侧桡动脉入路基底动脉血流导向装置置入术手术过程

四、病例4（左侧桡动脉入路"Y"形支架辅助基底动脉尖动脉瘤栓塞术）

女，64岁，因"发现颅内动脉瘤3个多月"入院。既往有高血压病史25年，口服药物控制不佳。3个月前体检行MRA，提示前交动脉瘤、基底动脉尖动脉瘤。3个月前行前交通动脉瘤栓塞术。入院神经查体无明显异常。Hunt-Hess分级：Ⅰ级。入院后口服阿司匹林、硫酸氢氯吡格雷5天后行左侧桡动脉路径"Y"形支架辅助基底动脉尖动脉瘤栓塞术。术后患者无特殊不适，出院。左侧桡动脉入路"Y"形支架辅助基底动脉尖动脉瘤栓塞术手术过程如图14-4所示。

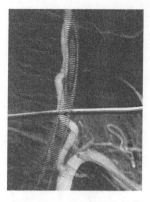

（a）VTK 导管与中间导管同轴进入左侧椎动脉

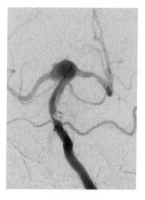

（b）造影提示动脉瘤大小约 8.6 mm×9.8 mm，累及双侧大脑后动脉

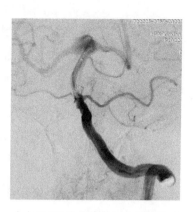

（c）XT17 微导管置入右侧大脑后动脉

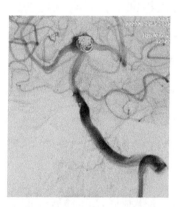

（d）通过双侧大脑后动脉各释放 Atlas 支架成 Y 型，穿过支架网孔填塞动脉瘤

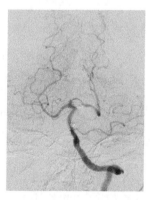

（e）术后正位，可见双侧大脑后动脉血流通畅

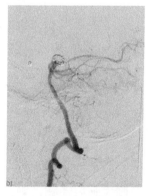

（f）术后侧位，可见动脉瘤致密栓塞

图 14-4　左侧桡动脉入路"Y"形支架辅助基底动脉尖动脉瘤栓塞术手术过程

五、病例 5（右侧桡动脉入路右侧基底动脉血流导向装置辅助动脉瘤栓塞术）

男，52 岁，因体检发现"颅内动脉瘤 2 个月"入院。既往有高血压病史 20 多年，口服厄贝沙坦治疗。入院后神经查体：神志清，四肢肢体肌力正常。Hunt-Hess 分级：Ⅰ级。入院后行高分辨"MR+DSA"，提示基底动脉夹层

动脉瘤，大小约 8.3 mm × 4.6 mm，瘤颈约 3.1 mm。入院后口服阿司匹林、硫酸氢氯吡格雷 6 天，查血栓弹力图达标后行右侧桡动脉入路右侧基底动脉血流导向装置辅助动脉瘤栓塞术。术后患者无特殊不适，出院。

入院诊断：①基底动脉夹层动脉瘤；②高血压病；③糖尿病。

术中使用的高值耗材：6F 桡动脉鞘；6F Neuromax 长鞘、Phenom 27 微导管 5F VTK 导管（125 cm）、6F 远端通路导管（115 cm）、0.014 inch 微导丝（200 cm）、Echelon™ 10 栓塞微导管、Phenom 27 密网支架微导管、密网支架（4 mm × 16 mm）、弹簧圈（6 mm × 20 cm、5 mm × 15 cm、4 mm × 10 cm、4 mm × 8 cm、3 mm × 8 cm、3 mm × 6 cm、3 mm × 4 cm）。

手术经过：患者全身麻醉后，取仰卧位，常规消毒铺巾，经右侧桡动脉入路穿刺置入 6F 桡动脉鞘后置换 6F Neuromax 长鞘，通过三同轴系统超选右侧椎动脉，将 6F 远端通路导管上行到右侧椎动脉 V3 段。工作位置角度下，通过 0.014 inch 微导丝（200 cm）引入 Echelon™ 10 微导管至基底动脉夹层动脉瘤内，沿微导管依次填入 6 mm × 20 cm、5 mm × 15 cm、4 mm × 10 cm、4 mm × 8 cm、3 mm × 8 cm、3 mm × 6 cm、3 mm × 4 cm 的弹簧圈，造影可见动脉瘤致密栓塞。通过 0.014 inch 微导丝（200 cm）引入 Phenom 27 微导管至右侧大脑后动脉，置入密网支架（4 mm × 16 mm），并在基底动脉释放，使支架完全展开，近端未覆盖椎基底汇合处，交换导丝按摩支架后支架完全展开，贴壁良好。标准正侧位造影及 3D CT 未见异常，替罗非班 4 mL/h 持续泵入，撤出导管，手术结束。术中患者生命体征平稳，术毕外撤各类操作系统，给予穿刺处压迫止血、包扎。桡动脉入路基底动脉血流导向装置辅助动脉瘤栓塞术手术过程如图 14-5 所示。

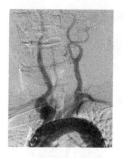

（a）主动脉弓可见右侧锁骨下动脉起始段迂曲

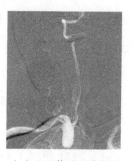

（b）右侧椎动脉造影可见基底动脉夹层动脉瘤

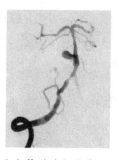

（c）椎动脉与锁骨下动脉成锐角，通过三同轴系统超选右侧椎动脉

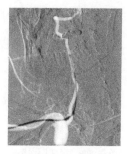

（d）同轴将长鞘置入右侧椎动脉，增加支撑系统的稳定性

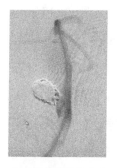

（e）微导管至基底动脉夹层动脉瘤内依次填入弹簧圈

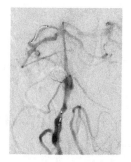

（f）通过支架导管沿基底动脉释放血流导向装置，近端至椎-基底动脉汇合处

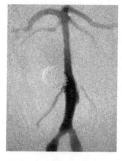

（g）工作角度下，行栓塞及血流导向装置置入术后的造影

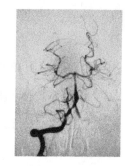

（h）术后标准正位造影

图14-5　桡动脉入路基底动脉血流导向装置辅助动脉瘤栓塞术手术过程

六、病例6（经桡动脉入路右侧椎动脉起始段球囊扩张支架置入术＋左侧 PICA 动脉瘤栓塞术）

男，63岁，因"突发剧烈头痛伴恶心呕吐6 h"急诊入院。既往有高血压病史22年，糖尿病史15年，吸烟史30余年。入院神经查体：嗜睡，刺痛睁眼，可发声，刺痛定位，颈强直，病理症阳性。Hunt-Hess 分级：Ⅲ级。在当地医院行"CT+CTA"，提示蛛网膜下腔出血，左侧 PICA 动脉瘤，左椎闭塞，右椎动脉瘤起始段狭窄，右椎迂曲。

入院诊断：①自发性蛛网膜下腔出血；②左侧小脑后下动脉动脉瘤；③右侧椎动脉开口重度狭窄；④左侧椎动脉闭塞；⑤左侧颈内动脉闭塞；⑥高血压病；⑦糖尿病。

术中使用的高值耗材：6F 桡动脉鞘；5F 远端通路导管（125 cm）；0.014 inch 微导丝（200 cm）、Headway-17 栓塞微导管、Headway-21 支架微导管、冠脉球囊支架（2.5 mm×15 mm）、冠脉支架（3.5 mm×15 mm）、弹簧圈（5 mm×10 cm、3 mm×6 cm、3 mm×4 cm、1.5 mm×2 cm）。

手术经过：患者全身麻醉后，取仰卧位，常规消毒铺巾，经右侧桡动脉入路穿刺置入 6F 桡动脉鞘，0.035 inch 泥鳅导丝配合 5F 远端通路导管（115 cm）至右侧椎动脉开口处。在工作位置角度下，冠脉球囊（2.5 mm×15 mm）在 0.014 inch 微导丝（200 cm）的配合下通过右侧椎动脉开口狭窄处，加压 6 ATM 行狭窄处球囊扩张，后将冠脉球囊沿微导丝上行至 V1 段，随后跟进 5F 远端通路导管（115 cm）上行到右侧椎动脉 V2 段，撤出冠脉球囊和 0.014 inch 微导丝（200 cm）。Headway-21 支架微导管在 0.014 inch 微导丝（200 cm）的配合下超选进入 V3 段，进一步跟进 5F 远端通路导管（115 cm）至椎动脉 V3 段，3D 旋转后找工作角度造影。在路径图的指引下，通过 0.014 inch 微导丝（200 cm）引入 Headway-17 栓塞微导管，翻山进入左侧小脑后下动脉瘤内，沿微导管依次填入 5 mm×10 cm、3 mm×6 cm、3 mm×4 cm、1.5 mm×2 cm 的弹簧圈，造影可见动脉瘤致密栓塞，载瘤动脉通畅，最后将 0.014 inch 微导丝（200 cm）置于右侧椎动脉 V2 段，5F 远端通路导管（115 cm）撤至右侧椎开口处，并在椎动脉起始段置入冠脉支架（3.5×15 mm）。造影可见右侧椎动脉起始段狭窄改善，血流通畅，3D CT 检查未见异常，替罗非班 6 mL/h 持续泵入，撤出导管。术中患者生命体征平稳，术毕外撤各种操作系统，给予穿刺处压迫止血、包扎。"经桡动脉入路右侧椎动脉起始段球囊扩张支架置入术 + 左侧 PICA 动脉瘤栓塞术"手术过程如图 14-6 所示。

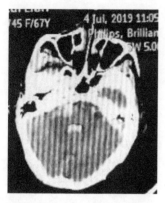

（a）CT提示蛛网膜下腔出血，四脑室出血

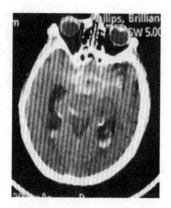

（b）可见出血位置偏低，考虑后循环动脉瘤破裂

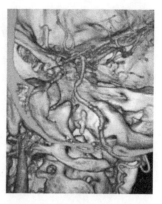

（c）CTA提示左侧PICA动脉瘤

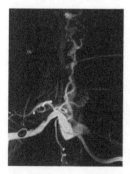

（d）造影可见右侧椎动脉迂曲，且椎开口处重度狭窄

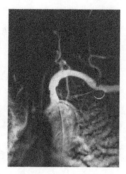

（e）造影可见左侧椎动脉闭塞

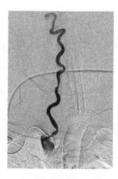

（f）右侧桡动脉入路，超选右侧椎动脉造影

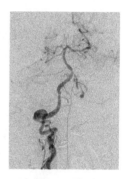

（g）造影可见左侧PICA动脉瘤

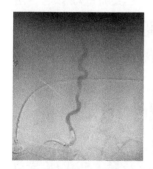

（h）置入球囊，在椎动脉起始段扩张

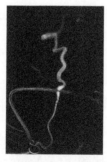

（i）将远端通路导管置入椎动脉V2段

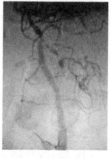

（j）将栓塞微导管置入动脉瘤内

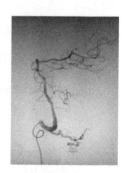

（k）术后工作位置可见动脉瘤致密栓塞

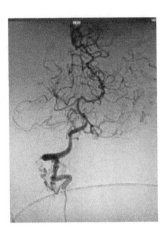
（l）术后正位造影

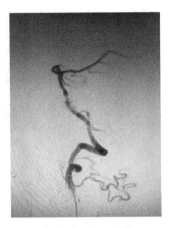
（m）术后侧位造影

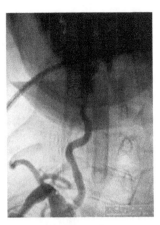
（n）置入支架后，造影可见右侧椎动脉起始段狭窄改善

图14-6　"经桡动脉入路右侧椎动脉起始段球囊扩张支架置入术＋左侧PICA动脉瘤栓塞术"手术过程

七、病例7（经桡动脉入路右侧床突上段血泡动脉瘤覆膜支架置入术）

女，36岁，因"突发意识不清6 h"入院。现病史：患者6 h前突发意识不清，呼之不应，家属发现后立即呼叫"120"急救电话接入至当地医院急诊，行头颅CT见少量蛛网膜下腔出血，进一步行头颅CTA证实为右侧颈内动脉床突上段前壁动脉瘤，全脑血管造影证实右侧颈内动脉床突上段前壁动脉瘤，进一步转入上级医院诊治。查体：血压156/95 mmHg，意识模糊，呼唤睁眼，查体配合欠佳，失语，双侧瞳孔直径3 mm，光反射敏感，颈亢，脑膜刺激征（＋）。Hunt-Hess分级：Ⅲ级。

入院诊断：①自发性蛛网膜下腔出血；②右侧颈内动脉床突上段前壁动脉瘤破裂。

术中使用的高值耗材：6F桡动脉鞘、6F Neuromax长鞘、5F VTK导管（125 cm）、6F远端通路导管（115 cm）、0.014 inch微导丝（200 cm）、XT 27支架微导管、覆膜支架（3.5 mm×13 mm）。

手术经过：患者全身麻醉后取仰卧位。常规消毒铺巾，经右侧桡动脉入路穿刺置入 6F 桡动脉鞘，置换 6F Neuromax 长鞘，通过三同轴系统超选右侧颈内动脉，3D 旋转后找工作角度造影。在路径图的指引下，通过 0.014 inch 微导丝（200 cm）引入 XT 27 支架微导管超选至右侧大脑中动脉后将 6F 远端通路导管（115 cm）跟进至右侧颈内动脉床突上段，撤除支架导管和微导丝，常规持续泵入替罗非班 6 mL/h 后选取的覆膜支架（3.5 mm × 13 mm），在 0.014 inch 微导丝（200 cm）的指引下，沿远端通路导管送至动脉瘤颈处，后撤远端通路导管，覆膜支架精准定位至瘤颈处，加压 5 ATM 扩张球囊。球囊泄压后造影，见动脉瘤不显影，支架贴壁良好，载瘤动脉通畅，3D 及 CT 检查未见异常。持续泵入替罗非班 6 mL/h，撤出导管，手术结束。术中患者生命体征平稳，术毕外撤各种操作系统，给予穿刺处压迫止血、包扎。桡动脉入路右侧床突上段血泡动脉瘤覆膜支架置入术手术过程如图 14-7 所示。

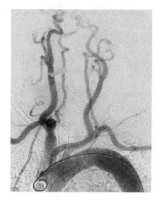 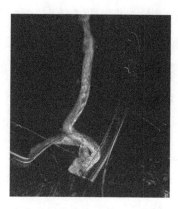 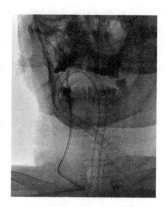

（a）主动脉弓造影可见 III 型弓，弓上血管迂曲　　（b）右侧桡动脉入路，通过三同轴系统超选右侧颈动脉　　（c）同轴将长鞘置入右侧颈内动脉，增加支持系统的稳定性

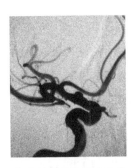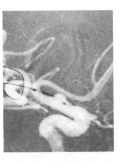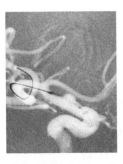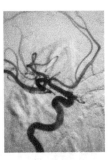

（d）造影可见床突上段 　（e）通过支架导管同轴 　（f）置入覆膜支架，并 　（g）造影可见动脉瘤

　血泡样动脉瘤 　　　　　将远端通路导管置入右 　　在床突上段释放 　　　未显影，载瘤动脉通

　　　　　　　　　　　　　侧大脑中动脉 　　　　　　　　　　　　　　　　　畅

图 14-7　桡动脉入路右侧床突上段血泡动脉瘤覆膜支架置入术手术过程

八、病例 8（左侧桡动脉入路前交通动脉瘤支架辅助栓塞术）

男，54 岁，因 "突发剧烈头痛 8 h" 入院。入院情况：患者 8 h 前在无明显诱因的情况下出现剧烈头痛、恶心、呕吐，在当地医院就诊。行头颅 CT，提示蛛网膜下腔出血，CTA 提示前交通动脉瘤，为进一步治疗转入我院，急诊以 "颅内动脉瘤破裂伴蛛网膜下腔出血" 为诊断收入我院。查体：神志清，精神差，双侧瞳孔等大等圆，直径约 3 mm，对光反射灵敏，四肢肌力、肌张力正常，共济运动正常，脑膜刺激征阳性（＋）。Hunt-Hess 分级：Ⅱ级。心肺查体未见异常。既往史：高血压病史 8 年，血压最高达 190/100 mmHg，既往未规律口服降压药物，血压控制差；否认糖尿病史、冠心病史、过敏史。

入院诊断：①自发性蛛网膜下腔出血；②前交通动脉瘤；③高血压病；④双侧股动脉闭塞；⑤右侧桡动脉闭塞。

术中使用的高值耗材：6F 桡动脉鞘、6F NeuronMAX、6F 远端通路导管；5F Simmons 2 导管（130 cm）、0.014 inch 微导丝（200 cm）、Headway-21 支架微导管、Headway-17 栓塞微导管、弹簧圈（4 mm×8 cm、4 mm×6 cm、2 mm×4 cm、1.5 mm×3 cm）。

手术经过：患者全身麻醉后取仰卧位。常规消毒铺巾，经左侧桡动脉入路，穿刺置入 6F 桡动脉鞘后置换 6F Neuromax 长鞘，通过三同轴系统超选右侧颈动脉，3D 旋转后找工作角度造影。在路径图的指引下，通过 0.014 inch 微导丝（200 cm）引入 Headway-21 支架微导管超选至同侧大脑前动脉，再在微导丝的配合下将塑形的 Headway-17 栓塞微导管头端引至瘤囊内，跨越瘤颈半释放支架（3.5×15mm），依据动脉瘤尺寸依次选择 4 mm×8 cm、4 mm×6 cm、2 mm×4 cm、1.5 mm×3 cm 弹簧圈栓塞。造影复查，提示动脉瘤未再显影后完全释放支架，工作位及正侧位造影显示支架打开及贴壁良好，动脉瘤未见显影，载瘤动脉及远端分支血管显影无异常。术中 CT 检查未见出血。左侧桡动脉入路前交通动脉瘤支架辅助栓塞术如图 14-8 所示。

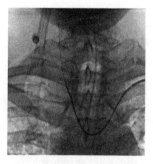

（a）左侧桡动脉入路，通过
三同轴系统超选右侧颈动脉

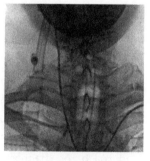

（b）同轴将长鞘及远端通路
导管置入颈内动脉

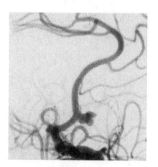

（c）前交通动脉瘤工作位置
造影

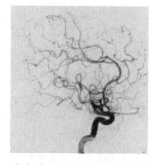

（d）术后造影，可见动脉瘤
致密栓塞，支架位置良好

图 14-8　左侧桡动脉入路前交通动脉瘤支架辅助栓塞术

参考文献

［1］刘锐，代成波，韩红星，等．经桡动脉或远端桡动脉入路行脑血管介入操作中国专家共识［J］．中国脑血管病杂志，2023，20（1）：63-73.

［2］Li H, Chen X, Sha S, et al. Correlation of a guidewire maximum insertion length with tortuous radial artery and the success rate during transradial coronary angiography［J］. BMC Cardiovasc Disord, 2022, 22（1）: 479.

［3］Elnaiem W, Alhussain WGA, Salih MA. Unilateral accessory brachial artery: A case report with embryological background and review of the literature［J］. Ann Med Surg （Lond）, 2022, 80: 104163.

［4］袁志荣，袁嘉杰，廖华，等．双侧尺动脉高位分支伴骨间总动脉及尺浅动脉变异1例［J］．中国临床解剖学杂志，2020，38（3）：253.

［5］蔡永莉，吴琴，邹暄潇，等．腋动脉和肱动脉及其分支变异［J］．解剖学杂志，2021，44（04）：370-373.

［6］Pons RB, Caamaño IR, Chirife OS, et al. Transradial access for diagnostic angiography and interventional neuroradiology procedures: A four-year single-center experience［J］. Interv Neuroradiol, 2020, 26（4）: 506-513.

［7］Chen SH, Snelling BM, Sur S, et al. Transradial versus transfemoral access for anterior circulation mechanical thrombectomy: Comparison of technical and clinical outcomes［J］. J Neurointerv Surg, 2019, 11（9）: 874-878.

［8］Zussman BM, Tonetti DA, Stone J, et al. A prospective study of the transradial approach for diagnostic cerebral arteriography［J］. J Neurointerv Surg, 2019, 11（10）: 1045-1049.

［9］Phillips TJ, Crockett MT, Selkirk GD, et al. Transradial versus transfemoral access for anterior circulation mechanical thrombectomy: Analysis of 375 consecutive cases［J］. Stroke Vasc Neurol, 2021, 6（2）: 207-213.

［10］Khan NR, Peterson J, Dornbos Iii D, et al. Predicting the degree of difficulty of the trans-radial approach in cerebral angiography［J］. J Neurointerv Surg, 2021, 13（6）: 552-558.

［11］Lee JW, Son JW, Go TH, et al. Reference diameter and characteristics of the distal radial artery based on ultrasonographic assessment［J］. Korean J Intern Med, 2022, 37（1）: 109-118.

［12］孙一琦，苗思萌，潘晨，等．对比剂肾病临床实践指南和专家共识质量评价［J］．中国药业，2021，30（24）：107-112.

［13］边静，杨金容，汤雯．预见性护理联合水化疗法在预防老年血管造影患者并发

对比剂肾病中的应用[J].齐鲁护理杂志，2019，25（12）：76-78.

[14] 杨亮，何争民.非离子型碘造影剂的不良反应及防治进展[J].海峡药学，2019，31（2）：284-286.

[15] 倪淑宇.不同水化疗法对预防造影剂肾病的效果观察.重庆市，重庆市黔江中心医院，2019-11-18.

[16] 武杰，杨金超，刘焱.心血管介入碘对比剂使用管理护理专家共识[J].中国循环杂志，2021，36（7）：625-633.

[17] 曾亚，徐斑.碘造影剂不良反应及防治措施研究进展[J].中国药业，2022，31（3）：128-133.

[18] Majmundar N, Patel P, Gadhiya A, et al.Left distal radial access in patients with arteria lusoria: Insights for cerebral angiography and interventions[J].J Neurointerv Surg, 2020, 12（12）：1231-1234.

[19] Roy S, Kabach M, Patel DB, et al.Radial Artery access complications: Prevention, diagnosis and management[J]. Cardiovasc Revasc Med, 2022, 40: 163-171.

[20] Dharma S, Kedev S, Patel T, et al.The Predictors of post-procedural arm pain after transradial Approach in 1706 patients Underwent Transradial Catheterization[J].Cardiovasc Revasc Med, 2019, 20（8）：674-677.

[21] Onishi H, Naganuma T, Hozawa K, et al. Periprocedural and Long-Term outcomes of stent implantation for de novo subclavian artery disease[J]. Vasc Endovascular Surg, 2019, 53（4）：284-291.

[22] Meijers TA, Aminian A, van Wely M, et al. Randomized Comparison Between radial and femoral large-bore access for complex percutaneous coronary Intervention[J]. JACC Cardiovasc Interv, 2021, 14（12）：1293-1303.

[23] Joshi KC, Beer-Furlan A, Crowley RW, et al. Transradial approach for neurointerventions: A systematic review of the literature[J]. J Neurointerv Surg, 2020, 12（9）：886-892.

[24] Sandoval Y, Bell MR, Gulati R. Transradial artery access complications[J]. Circ Cardiovasc Interv, 2019, 12（11）：e007386.

[25] Sweid A, Das S, Weinberg JH, et al. Transradial approach for diagnostic cerebral angiograms in the elderly: A comparative observational study[J]. J Neurointerv Surg, 2020 Dec, 12（12）：1235-1241.

[26] 刘亚军，王迪，赵卫东，等.锁骨下动脉闭塞复杂型病变腔内治疗的研究[J].河北医药，2020，42（21）：3261-3264.

[27] 孙勇，杨波，康开江，等 . 锁骨下动脉闭塞血管内再通治疗的可行性分析 [J].
中国卒中杂志，2021，16（9）：940-945.

[28] Almallouhi E, Leary J, Wessell J, et al. Fast-track incorporation of the
transradial approach in endovascular neurointervention[J]. J Neurointerv
Surg, 2020, 12（2）：176-180.

[29] 沈榆棋，常晗晓，张广见，等 . 桡动脉入路在脑血管介入诊疗中的应用体会 [J].
中国脑血管病杂志，2021，18（5）：320-323.

[30] 蒋雄京，邹玉宝 . 锁骨下 / 颅外椎动脉狭窄的处理：中国专家共识 [J]. 中国循
环杂志，2019，34（6）：523-532.

[31] 中华医学会神经病学分会，中华医学会神经病学分会脑血管病学组 . 中国缺血
性卒中和短暂性脑缺血发作二级预防指南 2022[J]. 中华神经科杂志，2022，
55（10）：1071-1110.

[32] 曹学兵，张兆辉，彭小祥 . 急性后循环缺血性卒中早期识别与评估专家共识 [J].
卒中与神经疾病，2021，28（2）：245-252.

[33] 孙瑄，杨明，余泽权，等 . 症状性颅内动脉粥样硬化性狭窄血管内治疗中国专
家共识 2022[J]. 中国卒中杂志，2022，17（8）：863-888.

[34] 任森，张广，田杨，等 . 基底动脉狭窄的支架成形术治疗 [J]. 中国临床神经外
科杂志，2020，25（5）：317-319.

[35] Nordmeyer H, Chapot R, Haage P. Endovascular Treatment of Intracranial
Atherosclerotic Stenosis. Endovaskuläre Behandlung intrakranieller
arteriosklerotischer Stenosen[J]. Rofo, 2019, 191（7）：643-652.

[36] Li Y, Li Z, Song L, et al. Medium- and long-term effects of endovascular
treatments for severely stenotic basilar arteries supported by multimodal
imaging[J]. BMC Neurol, 2020, 20（1）：289.

[37] Luther E, McCarthy D, Silva M, et al. Bilateral transradial access for
complex posterior circulation interventions[J]. World Neurosurg, 2020,
139：101-105.

[38] Sun L, Clarke R, Bennett D, et al. Causal associations of blood lipids with
risk of ischemic stroke and intracerebral hemorrhage in Chinese adults[J].
Nat Med, 2019, 25（4）：569-574.

[39] Yaghi S, de Havenon A, Rostanski S, et al. Carotid stenosis and recurrent
ischemic stroke: A Post-Hoc analysis of the POINT trial[J]. Stroke,
2021, 52（7）：2414-2417.

[40] Lau KK, Chua BJ, Ng A, et al. Low-Density lipoprotein cholesterol and risk
of recurrent vascular events in Chinese patients with ischemic stroke with

and without significant atherosclerosis[J]. J Am Heart Assoc, 2021, 10 (16) : e021855.

[41] Pan B, Jin X, Jun L, et al. The relationship between smoking and stroke: A meta-analysis[J]. Medicine (Baltimore) , 2019, 98 (12) : e14872.

[42] Chen J, Li S, Zheng K, et al. Impact of smoking status on stroke Recurrence[J]. J Am Heart Assoc, 2019, 8 (8) : e011696.

[43] Huang ZX, Lin XL, Lu HK, et al. Lifestyles correlate with stroke recurrence in Chinese inpatients with first-ever acute ischemic stroke[J]. J Neurol, 2019, 266 (5) : 1194-1202.

[44] Mendelsohn C. Optimal use of smoking cessation pharmacotherapy[J]. Aust Prescr, 2022, 45 (1) : 10-14.

[45] King A, Vena A, de Wit H, Grant JE, Cao D. Effect of combination treatment with varenicline and nicotine patch on smoking cessation among smokers who drink heavily: A randomized clinical trial[J]. JAMA Netw Open, 2022, 5 (3) : e220951.

[46] Thomas KH, Dalili MN, López-López JA, et al. Smoking cessation medicines and e-cigarettes: A systematic review, network meta-analysis and cost-effectiveness analysis[J]. Health Technol Assess, 2021, 25 (59) : 1-224.

[47] Seiler A, Camilo M, Korostovtseva L, et al. Prevalence of sleep-disordered breathing after stroke and TIA: A meta-analysis[J]. Neurology, 2019, 92 (7) : e648-e654.

[48] Boulos MI, Dharmakulaseelan L, Brown DL, et al. Trials in sleep apnea and stroke: Learning from the past to direct future approaches[J]. Stroke, 2021, 52 (1) : 366-372.

[49] Montorsi P, Cortese B, Cernetti C, et al. Transradial approach for carotid artery stenting: A position paper from the Italian Society of Interventional Cardiology (SICI-GISE) [J]. Catheter Cardiovasc Interv, 2021, 97 (7) : 1440-1451.

[50] Maciejewski DR, Tekieli Ł, Trystuła M, et al. Clinical situations requiring radial or brachial access during carotid artery stenting[J]. Postepy Kardiol Interwencyjnej, 2020, 16 (4) : 410-417.

[51] Erben Y, Meschia JF, Heck DV, et al. Safety of the transradial approach to carotid stenting[J]. Catheter Cardiovasc Interv, 2022, 99 (3) : 814-821.

[52] Wu S, Wu B, Liu M, et al. Stroke in China: Advances and challenges in epidemiology, prevention, and management[J]. Lancet Neurol,

2019, 18（4）：394-405.

[53] Sporns PB, Sträter R, minnerup J, et al. Feasibility, Safety, and Outcome of endovascular recanalization in childhood stroke: The Save ChildS Study[J]. JAMA Neurol, 2020, 77（1）：25-34.

[54] Liang J, Guo J, Liu D, et al. Application of High-Resolution CUBE sequence in exploring stroke mechanisms of atherosclerotic stenosis of middle cerebral artery[J]. J Stroke Cerebrovasc Dis, 2019, 28（1）：156-162.

[55] Cho H W, Jun HS. Can transradial Mechanical thrombectomy be an alternative in case of impossible transfemoral approach for mechanical thrombectomy？ A single center's experience[J]. J Korean Neurosurg Soc, 2021, 64（1）：60-68.

[56] Scoco AN, Addepalli A, Zhu S, et al. Trans-Carotid and Trans-Radial Access for mechanical thrombectomy for acute ischemic stroke: A systematic review and meta-Analysis[J]. cureus, 2020, 12（6）：e8875.

[57] Siddiqui AH, Waqas M, Neumaier J, et al. Radial first or patient first: A case series and meta-analysis of transradial versus transfemoral access for acute ischemic stroke intervention[J]. J Neurointerv Surg, 2021, 13（8）：687-692.

[58] Gao P, Wang T, Wang D, et al. Effect of stenting plus medical therapy vs medical therapy alone on risk of stroke and death in patients with symptomatic intracranial stenosis: The CASSISS randomized clinical trial[J]. JAMA, 2022, 328（6）：534-542.

[59] Zheng M, Song Y, Zhang J, et al. Endovascular recanalization of Non-acute symptomatic middle cerebral artery total occlusion and its short-Term outcomes[J]. Front Neurol, 2019, 10: 484.

[60] Ma L, Liu YH, Feng H, et al. Endovascular recanalization for symptomatic subacute and chronic intracranial large artery occlusion of the anterior circulation: Initial experience and technical considerations[J]. Neuroradiology, 2019, 61（7）：833-842.

[61] Gao F, Guo X, Han J, et al, Miao Z. Endovascular recanalization for symptomatic non-acute middle cerebral artery occlusion: Proposal of a new angiographic classification[J]. J Neurointerv Surg, 2021, 13（10）：900-905.

[62] Li W, Tang H, Chen Y, et al. Effect of risk management combined with precision care in interventional embolization of cerebral aneurysm in

elderly patients[J]. Am J Transl Res, 2021, 13（7）：7687-7694.

[63] Molenberg R, Aalbers MW, Appelman APA, et al. Intracranial aneurysm wall enhancement as an indicator of instability: A systematic review and meta-analysis[J]. Eur J Neurol, 28: 3837-3848.

[64] Khanna O, Sweid A, Mouchtouris N, et al. Radial artery catheterization for neuroendovascular procedures[J]. Stroke, 2019, 50（9）：2587-2590.

[65] Limaye K, Van de Walle Jones A, Shaban A, et al. Endovascular management of acute large vessel occlusion stroke in pregnancy is safe and feasible [J]. J Neurointerv Surg, 2020, 12（6）：552-556.

[66] Hussain Alkhars, Waqas Haq, Ahmed Al-tayeb, et al. Feasibility and safety of transradial aneurysm embolization: A systematic review and meta-analysis[J]. World Neurosurg, 2022, 165: e110-e127.

[67] Huang X, Xiong Y, Guo X, et al. Transradial versus transfemoral access for endovascular therapy of intracranial aneurysms: A systematic review and meta-analysis of cohort studies[J]. Neurosurg Rev, 2022, 45（6）：3489-3498.

[68] Kühn AL, Satti SR, Eden T, et al. Anatomic snuffbox（distal radial artery）and radial artery access for treatment of intracranial aneurysms with FDA-Approved flow diverters[J]. AJNR Am J Neuroradiol, 2021, 42（3）：487-492.

[69] Khandelwal P, Majmundar N, Rodriguez GJ, et al. Dual-center study comparing transradial and transfemoral approaches for flow diversion treatment of intracranial aneurysms[J]. Brain Circ, 2021, 7（2）：65-70.

[70] Adeeb N, Dibas M, Amireh A, et al. Comparison of transradial and transfemoral access for the Woven EndoBridge embolization of intracranial aneurysms: A single-center experience[J]. Interv Neuroradiol, 2022, 28（5）：531-537.

[71] Boeken T, Altayeb A, Shotar E, et al. Prohibitive radial artery occlusion rates following transradial access using a 6-french neuron MAX long sheath for intracranial aneurysm treatment[J]. Clin Neuroradiol, 2022, 32（4）：1031-1036.

[72] A novel approach to reduce radial artery occlusion after transradial catheterization: Postprocedural/prehemostasis intra-arterial nitroglycerin [J]. Catheter Cardiovasc Interv, 2019, 93（3）：565.

[73] 梁军利, 姚鑫, 陆梦如, 等. 经桡动脉入路右侧大脑中动脉支架成形术可行性分析[J]. 广西科学, 2023, 30（4）：813-820.